U0267143

岐黄学者**李义凯**教授

中医骨伤科
病案精选

脊柱分册

名誉主编　李义凯

主　　编　钟伟兴　蔺福辉

中国健康传媒集团

中国医药科技出版社

内 容 提 要

　　本书以中医骨伤科脊柱常见病种为基础，以影像资料判读为重点，突出专科查体和影像学检查，以疾病诊断为主，治疗为辅，结合国内外文献，综述疾病诊疗最新情况。书中病例主要涉及中医骨伤科领域的脊柱部分，主要来源于岐黄学者李义凯教授的微信公众号平台，团队从平台中撷取350余个脊柱相关病例及其影像资料，结合李教授多年临床经验、科研成果和国内外文献，加以梳理、总结。书中内容分为颈椎、胸椎、腰椎和骶尾椎4部分，每部分均按"畸形、创伤、炎症、肿瘤和退变"等5种病理变化进行阐述，以疾病影像诊断为核心，附有1500余张解剖图、影像图和示意图，表格120余个。本书资料丰富，文字简练，图片精美，表格简洁，适合临床骨伤科及影像科医师参阅。

图书在版编目（CIP）数据

　　岐黄学者李义凯教授中医骨伤科病案精选：脊柱分册 / 钟伟兴，蔺福辉主编. —北京：中国医药科技出版社，2023.8

　　ISBN 978-7-5214-3309-8

　　Ⅰ. ①岐… Ⅱ. ①钟… ②蔺… Ⅲ. ①中医伤科学－医案－汇编－中国－现代 Ⅳ. ①R274

　　中国版本图书馆CIP数据核字（2022）第131747号

美术编辑　陈君杞

版式设计　南博文化

出版　**中国健康传媒集团** | 中国医药科技出版社

地址　北京市海淀区文慧园北路甲22号

邮编　100082

电话　发行：010-62227427　邮购：010-62236938

网址　www.cmstp.com

规格　787×1092mm $\frac{1}{16}$

印张　29 $\frac{1}{4}$

字数　653千字

版次　2023年8月第1版

印次　2023年8月第1次印刷

印刷　三河市万龙印装有限公司

经销　全国各地新华书店

书号　ISBN 978-7-5214-3309-8

定价　**198.00元**

获取新书信息、投稿、为图书纠错，请扫码联系我们。

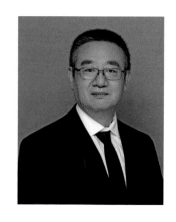

李义凯，二级教授，主任医师，博士生/博士后合作导师，首届中医药传承与创新"百千万"人才工程（岐黄工程）岐黄学者，第七批全国老中医药专家学术经验继承工作指导老师，广东省名中医，香港大学兼职教授，南方医科大学中医药学院中医骨伤科教研室主任、附属南方医院中医正骨科主任及第三附属医院中医骨伤科研究所所长，南方医科大学南方医院国家中医药管理局推拿重点专科负责人，中华中医药学会名医名家科普工作室负责人。李教授从事中西医结合临床工作30余年，擅长应用推拿正骨手法、针刀、中药等中西医结合手段治疗颈肩腰腿痛、运动系统退行性疾病、强直性脊柱炎和致密性髂骨炎等疾病。先后师承上海石氏伤科流派第四代嫡系石印玉教授、中国工程院资深院士钟世镇教授。发表相关学术论文540余篇，其中以第一作者/通讯作者发表SCI论文50余篇。先后主持国家自然科学基金8项，省部级课题10余项，主编全国高等中医药院校教材4部和医学专著7部。曾获中华医学科技奖二等奖1项，省部级科技进步奖二等奖2项、三等奖1项。历任中华中医药学会推拿分会副主任委员、中华中医药学会针刀医学分会副主任委员、中国康复医学会推拿技术与康复学会副主任委员、中国软组织疼痛学会副主任委员、中国民族医药学会推拿分会副会长、广东省中医药学会针刀医学专业委员会主任委员、广东省中西医结合学会疼痛专业委员会名誉主任委员等。担任《颈腰痛杂志》副主编、《中国临床解剖学杂志》编委等。

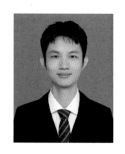

钟伟兴，男，广东五华人。博士在读，师从首届岐黄学者李义凯教授、黑龙江省中医药科学院党委书记兼院长陈宏教授。对脊柱、四肢关节的常见病、多发病的影像学诊断有较深认识，近年累计发表学术论文10余篇，参编医学专著2部。曾获得一等奖学金、优秀实习生、优秀规培生、优秀研究生、优秀毕业生、团干部标兵、南方医科大学优秀青年、领袖之星等称号。

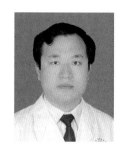

蔺福辉，男，副主任中医师，平乐郭氏正骨医术传承人，从事骨科专业临床工作近30年，擅长脊柱骨科常见疾患、颈肩腰腿痛的诊治，尤其在颈、腰椎间盘疾患的微创治疗方面积累了丰富的临床经验。曾先后在《中国骨伤》《中国骨与关节损伤》等国家级杂志发表论文数篇，在国际杂志发表SCI论文2篇，主持广东省厅局级课题2项，申请专利1项。任广东省中医药学会中医药非物质文化遗产传承保护专业委员会主任委员、广东省中西医结合学会骨科特色疗法专业委员会常务委员、广东省中西医结合学会脊柱康复专业委员会常务委员、广东省中医药学会疼痛专业委员会常务委员、广东省中西医结合学会骨科微创委员会常务委员、中华中医药学会精准医学分会委员等职务。

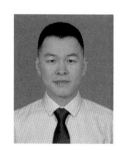

刘高峰，男，山西运城人。医学博士，主治医师，在站博士后，世界针灸学会联合会传承工作委员会委员兼副秘书长、张缙针刺手法学术流派代表性传承人、山西省非物质文化遗产"九针疗法"传承人。先后师从人类非物质文化遗产中医针灸代表性传承人张缙教授、中国针灸学会副会长冀来喜教授、首届岐黄学者李义凯教授。发表学术论文10余篇，参编著作4部。对针刺手法和针灸古典文献《针灸大成》有较深入研究，擅长运用针刺手法和针药结合治疗针灸科常见病、多发病。

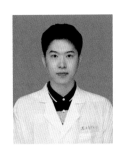

谌祖江，男，毕业于南方医科大学，师从岐黄学者李义凯教授、广东省名中医罗仁教授，医学博士，讲师，医师。从事中医骨伤科工作8年，擅长运用手法治疗腰椎间盘突出症、落枕、颈椎病、肌筋膜炎、肩周炎等疾病。担任中华中医药学会推拿按摩委员会委员、脊柱健康与疾病防治专业委员会委员、广东省中医药学会推拿按摩专业委员会委员。参与国家自然科学基金课题2项、广东省自然科学基金课题1项，主持广东省中医药管理局课题1项。发表核心及以上期刊论文10余篇，参编医学专著3部。

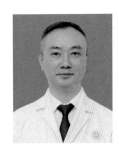

李伟，男，副主任中医师，毕业于河南中医学院（现河南中医药大学）骨伤系，曾先后于河南省人民医院、郑州市骨科医院、上海市瑞金医院、上海市第六人民医院进修学习。师从广东省名中医师杨泽晋先生，系平乐郭氏正骨医术传承人。在骨科创伤、腱囊性疾病及颈肩腰腿痛方面有丰富经验。擅长四肢骨折及脱位、手外伤、肩袖损伤、肩周炎、钙化性肌腱炎等的诊治。先后在《中华手外科》《中国骨与关节损伤杂志》《临床骨科杂志》《中医正骨》等医学专业期刊发表文章10余篇。主持广东省中医药管理局课题1项，参与广东省中医药管理局课题1项。任深圳市中医药学会正骨专业委员会委员、深圳市中医药学会骨科微创专业委员会委员等职务。

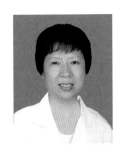

路敏，女，副主任中医师，平乐郭氏正骨医术第五代传人郭春园老先生的关门弟子，"平乐郭氏正骨医术"继承人。1981年起，跟随恩师郭春园老先生学习20余年，系统学习了平乐郭氏正骨的理论经验、常见骨折的整复手法及各类骨折的手术治疗方法。在深圳平乐骨伤科医院从事骨科临床工作30余年，熟悉临床常见的各类骨伤疾病的诊治，尤其擅长采取手法闭合复位、小夹板外固定的方法治疗四肢骨折。在国家级、省级杂志上发表论文多篇，获国家专利1项，担任广州中医药大学兼职副教授、南方医科大学兼职讲师等职务。

编委会

张　璇（南方医科大学第三附属医院）

张圣科（南方医科大学中医药学院）

张兆聪（南方医科大学中医药学院）

陈佩玲（南方医科大学中医药学院）

陈焱君（南方医科大学第三附属医院）

林思聪（南方医科大学中医药学院）

尚如国（广州市正骨医院）

郑　圣（南方医科大学中医药学院）

胡冠宇（南方医科大学中医药学院）

秦庆广（南方医科大学中医药学院）

黄小力（南方医科大学中医药学院）

黄思聪（佛山市第二人民医院）

彭伟杰（南方医科大学中医药学院）

覃国忠（深圳平乐骨伤科医院）

曾凡宇（深圳平乐骨伤科医院）

解　寅（南方医科大学中医药学院）

廖立青（南方医科大学中医药学院）

薛　凡（南方医科大学中医药学院）

霍青云（深圳平乐骨伤科医院）

在中医骨伤科的临床诊疗工作中，编者深深感受到解剖学与影像学的重要性。导师李义凯教授从事中医骨伤科临床工作30余年，有着极为丰富的疾病诊疗经验，尤其是影像学研判。因此，本研究团队尝试以导师李义凯教授临床工作经验及其创立的微信公众号平台——李义凯教授交流平台（以下简称平台）为基础，整理编撰本书。该平台由李教授自2013年末创立，至今已近10年。李教授坚持以科普中医骨伤科影像病例为宗旨，统计有8万余位粉丝，累计分享发布了3000余例相关病例，其中不少是粉丝分享的典型病例，累计上千万阅读量，读者大多为中医骨伤、推拿、针灸等领域从业者，在学科内有较大影响。为进一步挖掘、整理李义凯教授的临床经验，团队从平台中撷取350余个脊柱相关的病例和影像资料，结合李教授多年临床经验、科研成果和国内外文献，加以梳理、总结，最终形成本书，以飨读者。

本书病例主要涉及中医骨伤科领域的脊柱部分，主要来源于李义凯教授的微信公众号平台，故命名《岐黄学者李义凯教授中医骨伤科病案精选（脊柱分册）》。本书以中医骨伤科脊柱常见病种为基础，以影像资料判读为重点，突出专科查体和影像学检查，以疾病诊断为主，治疗为辅，结合国内外文献，综述疾病最新情况；分为颈椎、胸椎、腰椎和骶尾椎4个部分，每部分均按"畸形、创伤、炎症、肿瘤和退变"等5种病理变化进行阐述；以疾病影像诊断为核心，附有1500余张解剖图、影像图和示意图，表格120余个。

在此，特别感谢为"李义凯教授交流平台"提供了病例和影像图片资料的各位专家、教授、同仁！是你们的无私奉献让我们更加开阔了视野。

本书力求文字简练，图片精美，表格简洁，但由于水平有限，书中难免存在一些不足之处，敬请读者提出宝贵意见。

钟伟兴

2023年5月

目　录

第一章 颈 椎

第一节 正常表现

中医骨伤科涉及颈部的常见病种有变异与畸形（如寰枕融合、颅底凹陷、阻滞椎、脊髓空洞症、小脑疝、脊柱裂、蝴蝶椎等）、骨折和脱位（如寰枢椎骨折及脱位、下颈椎损伤与脱位等）、炎症（如化脓性脊柱炎、脊髓炎、结核等）、肿瘤（如神经鞘膜瘤、脊膜瘤、血管瘤、畸胎瘤、嗜酸性肉芽肿、脂肪瘤、转移瘤等）、软组织钙化（如弥漫性特发性骨肥厚、后纵韧带骨化症、黄韧带钙化、项韧带钙化等）及各类退行性改变（如颈椎间盘突出症、颈椎曲度异常等）。

常见颈部疾病包括：颈椎间盘突出症、颈椎管狭窄症、后纵韧带骨化症、项韧带钙化、黄韧带肥厚、颈项部肌筋膜炎、颈椎不稳、寰椎后膜挛缩、寰枢椎半脱位、弥漫性特发性骨肥厚、颅底凹陷、寰枕融合、阻滞椎、茎突舌骨综合征（Eagle综合征）等。其中，寰枕后膜挛缩、颈椎不稳、寰枢椎半脱位可单独诊断，但学科界仍有争议。

一、颈椎X线解剖与临床

（一）颈椎X线正位片（图1-1、图1-2）

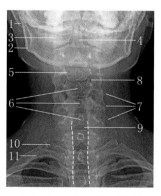
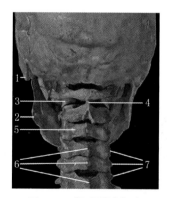

图1-1 颈椎X线正位片　　　　图1-2 颅颈骨骼标本
（后前位）

1.乳突　2.下颌角　3.寰椎侧块　4.枢椎齿状突　5.第3颈椎　6.棘突　7.横突　8.钩突　9.气管透明阴影
10.T$_1$横突　11.第1肋

颈椎X线正位片解剖与临床：C₃₋₇椎体上面前缘稍低，两侧缘斜向外上方的致密突起即椎体钩突。椎体钩突与上位椎体下面的两侧呈斜坡样的唇缘相接，构成钩椎关节，即Luschka关节。椎体两侧的附件投影重合。中央透过含气的气管透明阴影，可见棘突根部的圆形致密影及棘突末端较淡的分叉骨影。C_4平面因声门投影于椎体中央，呈纵行狭窄状透亮影。

（二）颈椎X线侧位片（图1-3至图1-7）

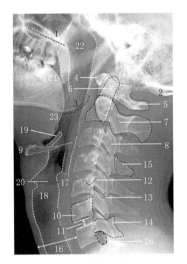

图1-3　颈椎侧位片

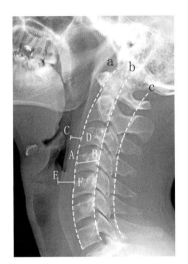

图1-4　颈椎侧位片

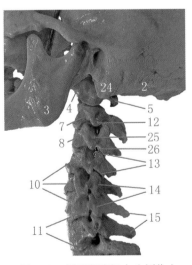

图1-5　颅颈骨骼标本（侧位）

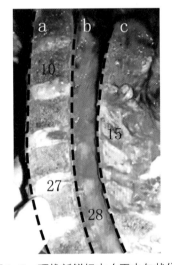

图1-6　颈椎新鲜标本（正中矢状位）

1.上颌硬腭　2.枕骨下缘　3.下颌角　4.寰椎前弓　5.寰椎后弓　6.枢椎齿状突　7.枢椎　8.第3颈椎　9.舌骨
10.椎体　11.椎间隙　12.横突　13.关节突关节　14.椎弓板　15.棘突　16.椎前软组织　17.食管　18.气管
19.会厌　20.喉室　21.口腔　22.鼻咽　23.口咽　24.乳突　25.横突孔　26.椎间孔　27.椎间盘　28.椎管
AB：C_4椎体正中前后径；　CD：咽后软组织，CD ≤ AB × 30%；　EF：喉室后软组织，EF ≤ AB × 70%
三条主要的轮廓线：a.沿椎体前缘（前线）；b.沿椎体后缘（后线）；c.沿棘突基底部

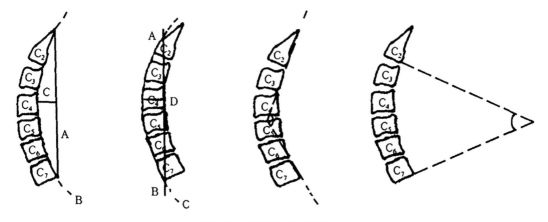

图1-7 4种颈椎曲度测量方法

颈椎X线侧位片解剖与临床：颈椎顺列呈缓和、连续的生理前凸弧线。

1.颈椎曲度测量方法有多种，包括：①Borden法；②改良Borden法；③夹角测量法1；④夹角测量法2。（图1-7）其中Borden法简单实用、相关性最高。弧顶大多位于C_4后缘，弧弦距（弧顶与齿状突后缘至C_7椎体后下角连线的垂直距离）正常范围为12±5mm（C值），可较准确地反映颈椎整体功能变化，在颈椎病、颈椎退行性变时可出现。大于17mm提示颈椎曲度变大，小于7mm提示颈椎曲度变直，负值则为反弓。改良Borden法可克服因X线投照不佳导致齿状突后上缘显示不佳的不足，即枢椎椎体前上缘为A点，C_7椎体前下缘为B点，AB两点相连为a线，连接各椎体前缘形成弧线，作a线到弧线最凸点垂线为D值，即为颈椎生理曲度的深度。

2.三条主要的轮廓线：①沿椎体前缘（前线）：C_1前结节后缘向下延续于颈椎椎体前缘，向上延伸可与枕骨大孔前缘相接；②沿椎体后缘（后线）：齿状突后缘下延于颈椎椎体后缘，向上延伸可与枕骨大孔后缘相接；③沿棘突基底部：C_1后结节前缘下延于颈椎棘突根部白线。此三条延线为假想的连续弧线，三条弧线相平行。若上述各连线的连续性中断（扭曲或阶梯状改变等），则提示颈椎脱位或半脱位。误区：第三条线有时在C_2水平有轻微的阶梯状改变，特别是儿童。注意：沿$C_3 \sim C_1$脊椎之间向上延续，这种阶梯状改变向后不应超过弧线后方2mm。

3.颈椎椎体侧位大致呈方形，前部略扁，多见于C_4、C_5椎体。椎体后上部可见"U"形致密影，为横突重叠投影。椎体较小，椎孔较大。椎间隙宽度为邻近椎体高度的1/4~1/2，椎间隙狭窄，常见于椎间盘突出。于椎间隙的后上方可见密度较低之丘状骨影，为钩突投影。

4.寰椎（C_1）呈环形，由前弓、后弓和两个侧块构成，没有椎体。C_1向上与头颅的枕骨相连（寰枕关节），C_7向下与T_1相连。C_1前弓后面正中有齿突凹，C_2椎体向上伸出一齿突，两者构成寰齿关节，两者形成的间隙称为寰齿前间隙，成人不超过3mm，儿童不超过5mm。

5. 多数侧位片都能显示齿突基底部有一个环形的白色投影，即哈里斯环，与C_2椎体部分重叠。若环的前缘或后缘出现不连续，可能是齿突基底部或C_2椎体出现骨折。

6. 颈椎关节突呈横椭圆形。相邻关节突，即上位椎骨的下关节突和下位椎骨的上关节突构成关节突关节，又称椎间关节。关节面呈从前上向后下的斜位，约倾斜45°。C_1没有关节突，连接其前弓、后弓的两侧的两块上面各有一椭圆形的关节面，与枕髁相关节；下面有圆形关节面与C_2上关节面相关节。单个"双凸征"或"双边征"示该椎体旋转；多个"双凸征"或"双边征"系投照位置所致，无临床意义。

7. C_2棘突最宽大，末端分叉，C_7棘突最长，末端不分叉，都可以作为临床计数椎骨序数和定位推拿的可靠骨性标志。

8. 一般喉部以上水平（$C_{1\sim4}$）椎前软组织厚度不超过7mm（咽后软组织），喉以下水平（$C_{5\sim7}$）不超过22mm（喉室后软组织）。创伤、炎症、脓肿及肿瘤时，椎前软组织明显增厚。注意：软组织没有肿胀并不能排除韧带或骨骼损伤。

（三）颈椎X线张口位片（图1-8至图1-11）

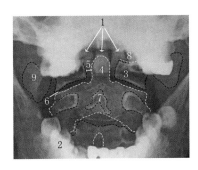

图1-8　颈椎张口位片

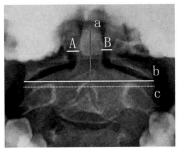

图1-9　颈椎张口位片

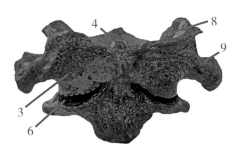

图1-10　寰枢椎骨骼标本

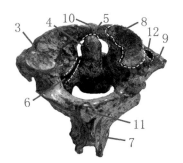

图1-11　寰枢椎骨骼标本

1.上颌牙　2.下颌牙　3.寰椎侧块　4.齿状突　5.寰齿关节　6.寰枢关节　7.枢椎棘突　8.寰椎上关节面　9.寰椎横突　10.寰椎前结节　11.寰椎后结节　12.横突孔

A、B：寰齿间隙；a线：齿状突中轴线与寰椎中轴线；b线：寰椎底线；c线：枢椎底线

颈椎X线张口位片解剖与临床：主要观察寰枢椎关节间隙、寰椎侧块和齿状突。

寰椎前后弓重叠于中央，为一横行狭窄骨影，与枢椎齿状突影重叠，连接两侧块。侧块上有上关节凹与枕骨髁构成寰枕关节，侧块下有下关节面与枢椎上关节面，构成关节突关节。

枢椎齿状突从椎体上方向上伸出，顶端圆隆，与寰椎两侧块之间的间隙相等（A=B）。齿状突中轴线应与寰椎中轴线重合（a线），该线又与寰椎底线（即寰椎两侧下关节面最外缘的连线，b线）相垂直。寰枢的关节突关节两侧对称，关节边界对应，间隙相等，关节面稍向外下倾斜约20°，称为外倾角。

若侧块不垂直排列，可能是由韧带撕裂引起半脱位、C_1椎体骨折、发育变异或正常的颈部简单旋转所致。①颈部轻微旋转：若C_1侧块和C_2保持正常排列，这种不对称可能是由旋转导致；②半脱位：C_1、C_2侧块相邻的边缘没有精确地排列成线，可能由半脱位引起；③发育变异：检查C_1、C_2侧块两侧排列情况，若一侧排列正常，很可能是发育不对称所致。

若齿状突出现"骨折线"，可能是由马赫效应、牙齿间隙所致。

（四）颈椎X线双斜位片（图1-12、图1-13、图1-14）

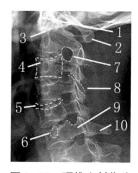
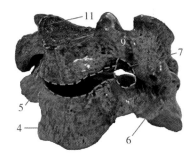
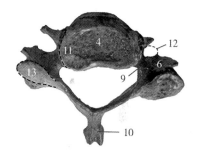

图1-12　颈椎左斜位片　　图1-13　颈椎骨骼标本（左斜面观）　　图1-14　颈椎骨骼标本（上面观）

1.寰椎前弓　2.寰椎后弓　3.齿状突　4.椎体　5.椎间隙　6.横突　7.椎间孔　8.关节突关节　9.椎弓根　10.棘突　11.钩突　12.横突孔　13.上关节突

【概述】

颈椎X线双斜位片解剖与临床：椎间孔是有一定纵深长度的骨性管道，由四壁两口组成。椎间孔的上下壁分别是上位椎弓根下缘和下位椎弓根上缘，前壁为椎体后面、椎间盘和钩椎关节，后壁为黄韧带、关节突关节，内口和外口是脊神经在椎间孔的入口和出口。左右斜位片采取立位前后位投照45°~60°，呈长卵圆形透亮区，纵径大于横径，只能观察到椎间孔外口情况。上颈椎偏转45°，下颈椎偏转60°，可较好观察到各椎间孔外口的情况，包括椎间孔的形态、大小，钩椎关节和关节突关节增生突入椎间孔的程度。颈椎间盘侧后方突出一般压迫位于椎间孔内口的神经根，因此斜位片所显示的椎间孔外口大小意义不大。

（五）颈椎X线功能位片（过伸过屈位、动力性侧位）（图1-15、图1-16）

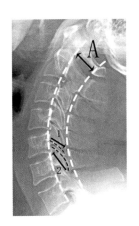

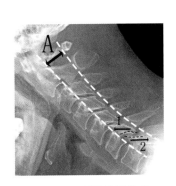

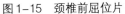

图1-15　颈椎前屈位片　　　　图1-16　颈椎后伸位片

A.椎管　1.下关节突　2.上关节突

颈椎X线功能位片解剖与临床：

颈椎前屈时，枕骨髁在寰椎侧块上向后上方旋转，上位椎体的下关节突在下位椎体的上关节突上向前方滑移，关节间隙有增大趋势，椎管横截面积明显增大。颈椎后伸时，与前屈相反，椎体关节突向后下方滑移，椎间孔上下径减小，关节囊和黄韧带皱缩，椎管前后径减小。因此，在进行颈椎手法操作时，一般建议在颈椎前屈体位下操作。

维持脊柱稳定的基本结构是脊柱的功能单位，包括相邻的两节椎体及其椎间盘、关节突关节和韧带复合体等。临床不稳是指脊柱在生理载荷下出现异常活动、变形和潜在的脊柱畸形。影像学表现为颈椎功能位椎间水平位移≥3.5mm，椎间成角位移≥11°（国内研究认为椎间成角位移≥10°或水平位移≥3.0mm）。

二、颈椎CT解剖与临床

（一）颈椎CT平扫（图1-17至图1-22）

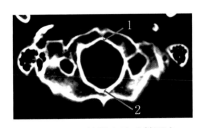

图1-17　枕骨大孔（枕髁）CT横断面

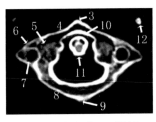

图1-18　寰枢椎CT横断面

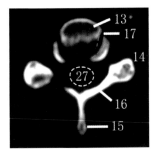

图1-19　C₃、C₄钩椎关节CT横断面

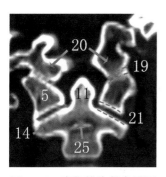 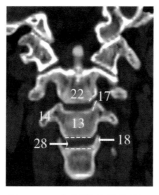 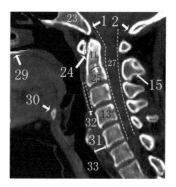

图1-20　寰枢椎齿状突层面　　图1-21　寰枢椎齿状突层面　　图1-22　寰枢椎正中层面
　　　　CT冠状面　　　　　　　　　CT冠状面　　　　　　　　CT矢状面

1.枕骨大孔前缘　2.枕骨大孔后缘　3.寰椎前结节　4.寰椎前弓　5.寰椎侧块　6.寰椎横突
7.横突孔　8.寰椎后弓　9.寰椎后结节　10.寰齿关节　11.齿状突　12.茎突　13.椎体　14.横突
15.棘突　16.椎弓板　17.钩椎关节　18.钩突　19.寰枕关节　20.枕髁　21.寰枢关节　22.枢椎
23.斜坡　24.寰齿前间隙　25.软骨联合　26.枢椎棘突　27.颈脊髓　28.颈椎间盘　29.上颌硬腭
30.舌骨　31.椎前软组织　32.食管　33.气管

颈椎CT解剖与临床：

1.椎体　经椎体中部层面，边缘的皮质骨形成高密度环，中央的松质骨呈均匀的低密度影，可清晰地显示椎体内的骨小梁结构，高约15mm。

2.钩突与钩椎关节　除C_1和C_2，$C_{3\sim7}$相似，椎体上面侧缘向上突起即钩突，断面多呈半椭圆形，矢状位，构成椎间孔的一部分。

3.椎管　颈段椎管近似三角形，由椎体、椎弓根和椎体围成，矢状径短、横径长。矢状径的正常范围：C_1是16~17mm，$C_{2\sim7}$是12~21mm，CT测量<12mm考虑椎管狭窄。

4.软组织　椎板内侧可见附着的黄韧带，呈软组织密度，在椎管内硬膜外和椎间孔内的脂肪衬托下更清晰；进入椎间孔的神经根走行于侧隐窝内。

5.侧隐窝　呈漏斗状，前方是椎管前缘外侧，后方是上关节突，侧方是椎弓根内侧壁，前后径≥3mm。

6.椎间盘　经椎间盘层面，椎间盘密度低于椎体，CT值为50~110Hu，难以区分髓核和纤维环，高度3~5mm。

7.横突　均较短小，除C_7因发育不良或缺如外，$C_{1\sim6}$可见横突孔，左右各一，椎动脉走行其中。

（二）颈椎CT三维重建（图1-23）

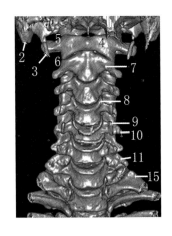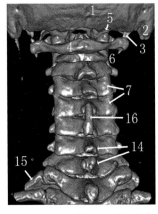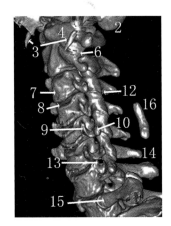

图1-23　颈椎CT三维重建

1.枕外隆凸　2.乳突　3.茎突　4.寰椎　5.寰枕关节　6.寰枢关节　7.椎体　8.椎间隙
9.横突前结节　10.横突后结节　11.横突孔　12.关节突关节　13.椎间孔　14.棘突　15.第1肋
16.项韧带钙化

颈椎CT三维重建解剖与临床：可清楚显示骨折的部位、类型、严重性和移位程度等情况，较X线平片有明显优势。

颈椎棘突偏歪和不对称很常见，属于正常现象，不可将其视为病变的特征性改变。而双侧的椎弓根一定是对称的，否则就有椎体的旋转或偏歪。

（三）颈部CTA（图1-24至图1-27）

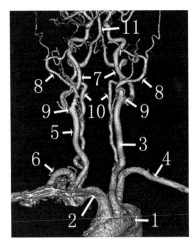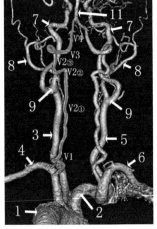

图1-24　颈部CTA
（前位）

图1-25　颈部CTA
（后位）

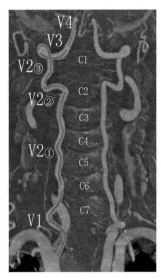
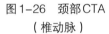
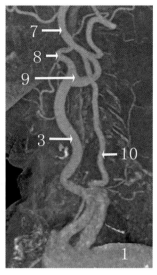

图1-26　颈部CTA	图1-27　颈部CTA
（椎动脉）	（左侧位）

1.主动脉弓　2.头臂干　3.左颈总动脉　4.左锁骨下动脉　5.右颈总动脉　6.右锁骨下动脉
7.颈内动脉　8.颈外动脉　9.颈动脉窦　10.椎动脉　11.基底动脉

【概述】

颈部CTA解剖与临床：

1.头臂干、双侧颈总动脉、颈内外动脉、双侧椎动脉走行正常，管壁光整，管腔未见狭窄、增宽。

2.椎动脉（vertebral artery，VA）起自锁骨下动脉的第一段，沿着斜角肌内侧上行至胸膜顶前面，而后上行，多进入C_6横突孔，少数也可经C_5、C_4、C_3或C_7横突孔进入。自寰椎横突孔穿出后，经寰椎侧块后方的椎动脉沟向上，穿过寰枕后膜，进入枕骨大孔入颅，与对侧的椎动脉汇合成基底动脉。根据椎动脉的行程和部位可分为四段，具体见表1-1。

表1-1　椎动脉分段

分段		走行
V1 段	颈根部 / 骨外段	自锁骨下动脉发出，在前斜角肌和颈长肌的裂隙内上行，进入C_6横突孔
V2 段	横突孔部 / 椎间孔段	从C_6横突孔至C_1横突孔，椎动脉位于颈神经前支的前方，包括： ①横突孔段：C_6至C_2横突孔内上升 ②横段：从C_2横突孔横行向外 ③寰椎段：C_2外端弯向上至C_1横突孔
V3 段	头下部 / 脊椎外段 / 枕骨大孔段	自C_1横突孔穿出后，椎动脉向后绕过寰椎的侧块，经C_1后弓上面的椎动脉沟，再转向前方，穿过寰枕后膜的外缘上行，经枕骨大孔入颅腔
V4 段	颅内部 / 硬膜内段	自枕骨大孔向上，在脑桥及脊髓交界处，两侧椎动脉汇合形成基底动脉

注意：V3段椎动脉较迂曲，容易因头颅过度转动而受牵拉；椎动脉的颅内分支供应大脑半球的后1/3、脑干和小脑。

3. 颈总动脉经胸锁关节后方上行，位于颈椎前外方、胸锁乳突肌前缘深面的颈动脉鞘内，在甲状软骨上缘高度分为颈内动脉和颈外动脉。

三、颈椎MRI解剖与临床（图1-28至图1-33）

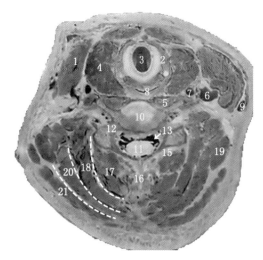

图1-28　颈部标本　　　　　　　　　图1-29　颈椎MRI横断面

1.胸锁乳突肌　2.环状软骨　3.声门下腔　4.甲状腺　5.颈长肌　6.颈内静脉　7.颈总动脉

8.食管　9.颈外静脉　10.第7颈椎　11.脊髓　12.神经根　13.蛛网膜下隙　14.硬脊膜　15.横突

16.棘突　17.多裂肌和颈半棘肌　18.头半棘肌　19.肩胛提肌　20.头夹肌　21.斜方肌

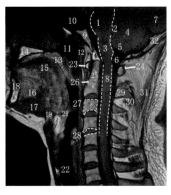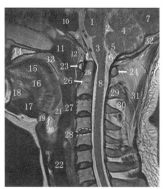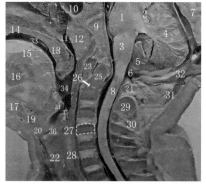

图1-30　颈椎MRI T₁矢状面　　　图1-31　颈椎MRI T₂矢状面　　　图1-32　颅颈防腐标本（正中矢状位）

1.脑桥基底部　2.第四脑室　3.延髓　4.小脑　5.小脑扁桃体　6.小脑延髓池　7.枕叶

8.脊髓　9.斜坡　10.蝶窦　11.鼻咽　12.咽壁　13.软腭　14.硬腭　15.舌体　16.颏舌肌

17.下颌舌骨肌　18.下颌骨体　19.舌骨　20.甲状软骨　21.会厌　22.气管　23.寰椎前结节

24.寰椎后结节　25.齿状突　26.软骨联合　27.椎体　28.椎间盘　29.棘突　30.棘间肌　31.头夹肌

32.枕骨　33.口腔　34.口咽　35.喉咽　36.声襞

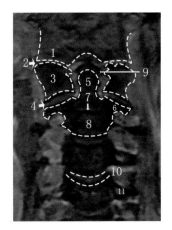

图1-33 颈椎MRI冠状面

1.枕髁 2.寰枕关节 3.寰椎侧块 4.寰枢关节 5.齿状突 6.寰椎横突 7.软骨联合
8.枢椎椎体 9.寰椎横韧带 10.椎间盘 11.横突

颈椎MRI解剖与临床：MRI诊断效果显著高于X线和CT，主要是由于颈部MRI可有效观察患者的颈椎间盘变性或突出，椎管狭窄程度，脊髓水肿、变性和坏死程度，黄韧带肥厚及钙化等，对肿瘤、外伤、感染、血管病变、退行性变、积水和先天性发育畸形等效果更佳。

正常颈椎MRI表现：

1.骨性颈椎 颈椎生理曲度前凸，呈弧形；寰椎只显示前后结节，齿状突与基底部结合处可见短横形低信号影，齿状突上方的高信号为脂肪影；椎体内信号较均一，骨小梁显示不清，骨皮质为低信号，骨松质为中等偏高信号；椎管前后径从C_1至C_3逐渐变细；前后纵韧带呈低信号影，与骨皮质难以区分；椎体后缘中间的短条状凹陷为椎基底静脉入口。

2.椎体附件 椎弓根骨皮质呈低信号，骨松质在T_1上呈略高信号，T_2呈中等信号；椎间孔在矢状面可较好显示。

3.关节突关节 关节软骨和关节液在T_1呈低信号，T_2上关节软骨呈低信号，关节液为高信号。

4.椎间盘 T_1呈中低信号，髓核和纤维环难以区分，T_2上椎间盘中央呈高信号，周围的低信号为Sharpey纤维，椎间盘中央水平走行的低信号为正常纤维。

5.脊髓和脑脊液 T_1上脊髓相比脑脊液呈较高信号，T_2上脊髓低信号，脑脊液高信号；横断面T_2上，中央"H"形高信号区为灰质，周边低信号区为白质。

6.椎管 硬脊膜外间隙位于骨性椎管和硬脊膜之间，前方两侧高信号影为脂肪组织，后方两侧中等信号为黄韧带，其中走行的静脉丛和神经为低信号；蛛网膜下腔在蛛网膜和软脊膜之间，T_1上脑脊液呈低信号，低于脊髓信号，T_2上脑脊液呈高信号，高于脊髓信号。

附：颈椎结构特征（表1-2）

表1-2　颈椎结构特征

颈椎节段	分部	特征
C_1（寰椎）		寰椎与枕骨形成寰枕关节，与枢椎形成寰枢关节
C_2（枢椎）	棘突	在颈椎棘突中最宽大，颈椎定位的最重要体表骨性标志，其准确性较C_7更高
	椎体	较小，横径较纵径大；上面凹陷，有椎体的钩突；下面凸起
	椎孔	大，呈三角形
C_3至C_7（隆椎）	横突	C_7的横突孔小或缺如；除C_7，横突孔内有椎动脉、伴行静脉和交感神经丛走行；C_7横突孔内只有小的副椎静脉；前后结节被脊神经沟分开
	关节突	上关节面向后上方，下关节面向前下方，颈区斜向的小关节面几乎呈水平位
	棘突	短（C_{3-5}）和分叉；C_6棘突很长，而C_7更长，称为隆椎

参考文献

［1］李军朋，李义凯，王志宏．四种颈椎曲度测量方法的可靠性研究［J］．颈腰痛杂志，2002，23（4）：278-280．

［2］张磊，周鑫，祁冀，等．C_7棘突的体表定位观测及其临床意义［J］．中国临床解剖学杂志，2016，34（6）：615-618．

［3］李仕，柴瑜，李义凯．寰椎侧块结节及枢椎齿突的解剖学形态观测及临床意义［J］．解剖学杂志，2014，37（2）：212-216．

第二节　变异和畸形

一、寰枕融合

见图1-34、图1-35。

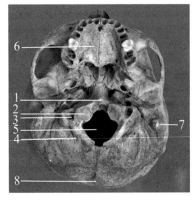 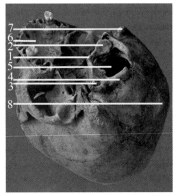

图1-34　寰枕融合骨骼标本（颅底）

1.寰椎前结节　2.寰椎下关节面　3.横突孔　4.寰枕融合处　5.枕骨大孔　6.上颌骨硬腭　7.乳突　8.枕外隆凸

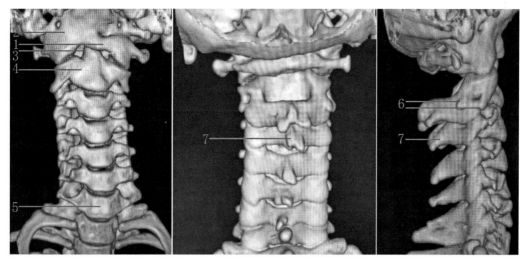

图1-35 寰枕融合CT三维重建

1.寰椎前弓 2.寰枕融合处 3.齿状突 4.枢椎 5.隆椎 6.横突前后结节 7.棘突

〔分析与讨论〕

（一）概述

枕骨-寰椎-枢椎是构成人体颅颈交界区的主要骨性结构，承载了大部分的头部运动功能。寰枕融合畸形（atlanto-occipital assimilation）也称寰椎枕骨化、寰椎同化、寰椎枕化，即寰椎和枕骨在胎儿发育过程中未能按期分离，进而导致寰椎前弓和后弓以及侧块部分或全部与枕骨骨性或纤维性融合，即寰椎枕骨化。常合并颅底凹陷、寰枢关节脱位、枕骨发育不良、Klippel-Feil综合征等畸形，为临床上常见的颅颈交界区畸形之一，发生率0.08%~2.79%。致残率高，可严重影响患者的生活质量，且颅颈交界区有延髓、延颈髓交界和上颈髓通过，手术难度及风险较高。门诊统计发现，男女患者比例约为1:2。根据寰椎与枕骨融合的程度可分为两型，具体见表1-3。

表1-3 寰枕融合分型

分型	表现
完全性寰枕融合	寰椎完全与枕骨大孔边缘融合
部分性寰枕融合	常为寰椎前弓融合、后弓分离，一侧枕骨髁与寰椎上关节面融合而另一侧不融合

研究发现，先天性寰枕融合可以导致枢椎齿状突高位，这可能是形成颅底凹陷的解剖基础；寰椎侧块楔形变及枢椎上关节面斜坡化可造成的寰枢关节结构性不稳：C_{0-1}和（或）C_{2-3}融合导致C_{1-2}之间的应力集中、寰枢关节的运动负荷增加，这可能是引发寰枢椎脱位的另一重要因素。有人通过CT血管造影检查观察了先天性寰枕融合患者椎动脉走行的解剖学特征。根据椎动脉分支和行程，将寰枕融合患者的椎动脉共分为5种类型，说明寰枕融合患者的椎动脉解剖走行变异较大。

（二）临床表现

临床上，患者往往有颈部疼痛不适、肩臂疼痛、头晕眼花等症状，颈项僵直，运动受限，尤其是前屈、后伸。此外，由于寰椎和枕骨融合，导致寰椎与枢椎棘突距离过宽。部分患者发际线低、短颈。查体触摸患者颈项后正中线时，容易产生"枢椎棘突缺失"的错觉。颈椎侧位片观察发现寰椎消失，仔细观察可以发现，寰椎的前弓或后弓或全部与枕骨融合。

（三）治疗

单纯寰枕融合多无临床表现，一般嘱患者避免头部剧烈运动或外伤，无须治疗。若出现脊髓、神经根、小脑、脑神经等压迫的症状和体征时，则应以尽早解除其压迫，恢复其稳定性为原则进行保守治疗或手术治疗。保守治疗多采用局部制动，如佩戴颈托、哈罗架外固定等，或采取头颅牵引、颌枕带牵引等方法，牵引重量大多为8~10kg，时间多为2~3周，同时配合非甾体类抗炎药、神经营养药物及物理治疗等进行对症治疗。手术治疗则是根据受压部位不同，采取针对性治疗：①经口寰枢椎松解术：寰枕融合合并C_{1-2}不可复性脱位；②经口颅椎区腹侧减压术：寰枕融合合并不可复性寰枢椎脱位、颅底凹陷等畸形，炎症、肿瘤等造成延髓、脊髓腹侧受压；③寰枢椎经关节螺钉固定术：寰枕融合合并可复性C_{1-2}脱位，不可复性C_{1-2}脱位经口前路松解，牵引后可复位患者；④寰枢椎后路经椎弓根螺钉固定术：寰枕融合合并难复性寰枢脱位。

需要注意的是：①寰枕融合的影像学重点观察寰枕后弓是否缺如以及寰椎后弓上缘与枕骨下缘的距离；②寰枕融合畸形常伴随着颅底凹陷和脊髓空洞症，因此本病患者建议进一步行CT三维重建、MRI等检查；③对于本病绝对禁止牵引、正骨和脊柱推拿，因为骨结构的畸形，多伴有脊髓和神经根的畸形，甚至是颅内的延髓以及小脑畸形。一旦牵引力和推拿力过大，有可能会伤及神经结构，造成医源性损害；④部分医生将寰枕融合诊断为寰枕过窄型颈椎病，这实际上是将颈椎病扩大化的不好倾向；⑤寰枕融合不仅对骨性结构有影响，对颅底及其神经结构、脊髓，以及枕后肌群的解剖形态均有影响。

参考文献

［1］王建华，尹庆水，章凯.先天性寰枕融合和/或C_{2-3}融合与颅底凹陷症发病机制的关系［J］.中国脊柱脊髓杂志，2012，22（7）：578-582.

［2］刘策，周定标，余新光.寰枕融合畸形患者寰枢侧块关节形态变化与寰枢椎脱位的三维特征［J］.中华神经医学杂志，2009，8（1）：57-60.

［3］王兴文，陈赞，菅凤增.寰枕融合患者椎动脉走行的CT血管成像研究及其临床意义［J］.中国现代神经疾病杂志，2011，11（5）：573-576.

［典型病例］

（一）寰枕融合

病例1.2.1.1

男，48岁，肩臂痛3月余。查体：颈部后伸稍受限，余正常。

颈椎X线侧位片（图1-36）：寰椎消失，寰枕完全融合（箭），考虑完全性寰枕融合。

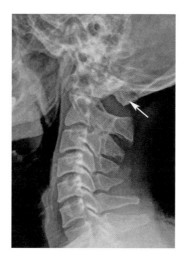

图 1-36 寰枕融合

病例1.2.1.2

女，13岁，母亲发现其有高低肩来就诊。曾于当地医院以胸椎小关节紊乱整脊几次，无果。查体：双肩略有高低肩，脊柱基本正常，无明显的侧弯和后凸等曲度异常。颈椎前屈活动略受限，后伸和左右旋转及侧屈活动正常，颈肩背部软组织无明显的压痛和叩击痛。胸腰椎的前屈、后伸、左右旋转及侧弯活动正常。前屈脊柱时，双侧背部基本等高，无异常隆起。4字试验和挤压分离试验正常。神经系统和肌力检查无明显异常。考虑颈椎问题。

颈椎X线侧位片（图1-37）：寰椎消失，部分寰椎可见，其余已与枕骨后缘融为一体（箭）。寰椎的前弓及前结节模糊，考虑完全性寰枕融合。齿状突可能进入枕骨大孔，建议进一步行颈枕部CT三维重建，以明确病变和畸形程度。

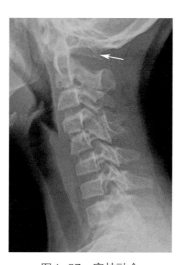

图 1-37 寰枕融合

病例1.2.1.3

女，65岁，颈痛伴头昏2个月。当地医院拍片诊断为颈椎病。查体：颈部后伸稍受限，余正常。

颈椎X线侧位片（图1-38）：寰椎消失，与枕骨融合，仅能看到寰椎后弓部分（箭），考虑寰枕融合，不排除颅底凹陷，建议进一步行CT三维重建。

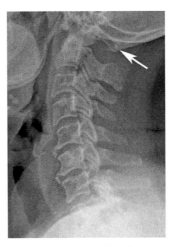

图1-38　寰枕融合

（二）合并疾病

1.寰枕融合+颅底凹陷（图1-39、图1-40）

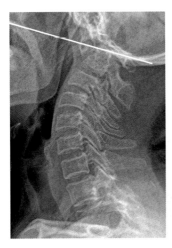

图1-39　颈椎X线侧位片

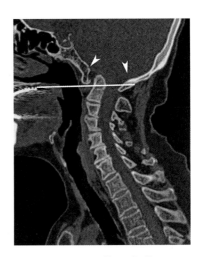

图1-40　颈椎CT矢状面

寰椎消失，与枕骨融合，仅能看到寰椎后弓部分，考虑完全性寰枕融合；齿状突超过腭枕线（白线），考虑颅底凹陷

寰椎前后弓与枕骨大孔前后缘融合（箭头），考虑完全性寰枕融合；齿状突超过腭枕线（白线），考虑颅底凹陷

2.寰枕融合+阻滞椎（图1-41至图1-45）

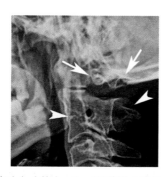

图1-41　寰枕融合（箭）+$C_{2\sim3}$阻滞椎（椎体、棘突，箭头）

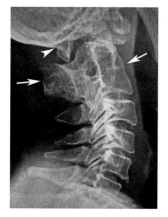 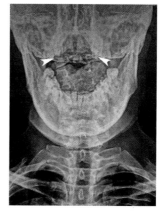

图1-42　寰枕融合（箭头）+$C_{2\sim3}$阻滞椎（椎体、棘突，箭）

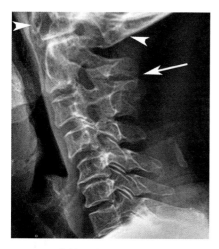 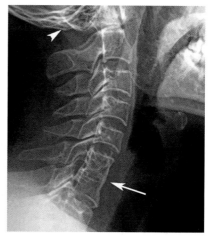

图1-43　寰枕融合（箭头）+$C_{2\sim3}$阻滞椎
（棘突，箭）

图1-44　寰枕融合（箭头）+$C_{6\sim7}$阻滞椎
（椎体，箭）

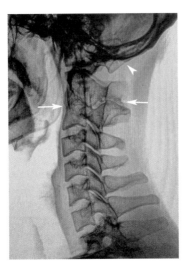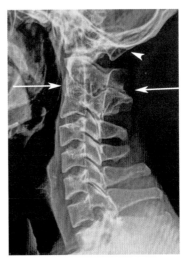

图1-45 寰枕融合（箭头）+C$_{2-3}$阻滞椎（椎体、棘突，箭）

3.寰枕融合＋颅底凹陷＋阻滞椎

病例1.2.1.4

男，38岁，枕颈部疼痛伴肩臂痛半年。查体：颈项僵直，活动受限。

颈椎X线侧位片（图1-46）：寰椎消失，与枕骨枕融合，仅见寰椎后弓部分（箭头），考虑寰枕融合；齿状突超过腭枕线，考虑颅底凹陷；C$_2$、C$_3$椎体、椎弓板和棘突融合（箭），考虑C$_{2-3}$阻滞椎。

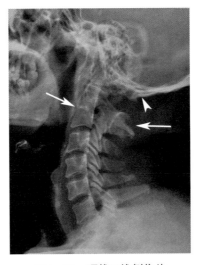

图1-46 颈椎X线侧位片

4.寰枕融合＋寰枢椎半脱位＋阻滞椎

颈椎X线侧位片（图1-47）：寰椎与枕骨距离过近，可能部分寰椎与枕骨融合（白箭头），考虑寰枕融合；齿状突前缘与寰椎前弓后缘间距大于4mm（双箭），考虑寰枢椎半脱位；C$_3$、C$_4$椎体和椎弓板融合（箭），考虑C$_{3-4}$阻滞椎；C$_2$椎弓（黑箭头）和棘突变异。

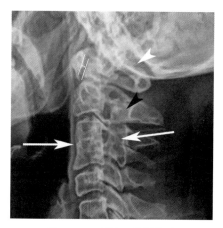

图1-47　颈椎X线侧位片

病例1.2.1.5

女，37岁，平素可无明显诱因出现头晕眼花。

颈椎X线侧位片（图1-48）：寰椎消失，见部分寰椎后弓（箭头），考虑寰枕融合；齿状突前缘与寰椎前弓后缘间距大于4mm（双箭），考虑寰枢椎半脱位；C_2、C_3椎体、椎弓板和棘突融合（箭），考虑$C_{2\sim3}$阻滞椎。

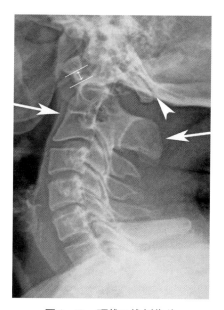

图1-48　颈椎X线侧位片

5.寰枕融合＋颈椎隐裂

病例1.2.1.6

男，63岁，斜颈多年，颈项部疼痛。查体：颈部活动稍受限。

颈椎X线正侧位片（图1-49）：寰椎消失，见部分寰椎后弓（箭头），考虑寰枕融合；C_5、C_6双侧椎弓板均未愈合形成棘突（箭），考虑隐性脊柱裂。

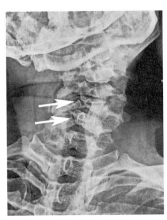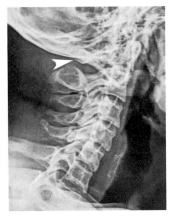

图1-49　颈椎X线正侧位片

6.寰枕融合+颅底凹陷+小脑扁桃体疝+寰枢椎半脱位

病例1.2.1.7

男，34岁，头颈痛多年，余无不适。查体：颈部活动稍受限。

颈椎X线侧位片（图1-50）：寰椎与枕骨距离过近（箭头），考虑不完全性寰枕融合；齿状突超过腭枕线，不排除颅底凹陷；齿状突前缘与寰椎前弓后缘间距大于4mm（双箭），考虑寰枢椎半脱位；C_2、C_3椎弓板疑似融合，不排除阻滞椎。

颈椎MRI T_2矢状面（图1-51）：小脑扁桃体下缘轻度变尖（箭），并下移至枕骨大孔平面以下，不排除小脑扁桃体疝。

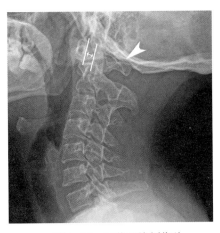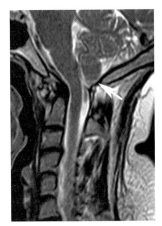

图1-50　颈椎X线侧位片　　　　图1-51　颈椎MRI T_2矢状面

7.寰枕融合+颅底凹陷+寰枢椎脱位+颈椎反弓

病例1.2.1.8

女，25岁，头颈部不适数月。查体：颈部活动明显受限。

颈椎X线侧位片+张口位片（图1-52）：颈椎曲度以C_{2-3}为顶点向后反张（长箭），齿状突前缘与寰椎前弓后缘的距离明显增宽（短箭），考虑寰枢椎脱位；寰椎后弓上缘与枕骨下缘的间隙消失（白箭头），考虑寰枕融合；C_2、C_3 棘突形态异常（黑箭头），待排骨折、变异等；齿状突后方的环形骨性结构待排（黑箭）。

分析：该患者颈部畸形较特殊，不排除存在脊髓问题，建议进一步行 CT 三维重建和 MRI。

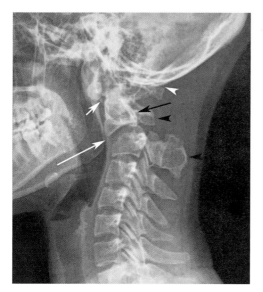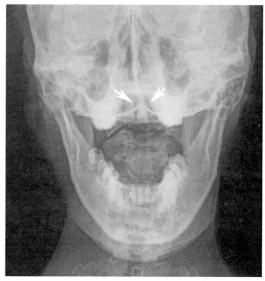

图 1-52　颈椎 X 线侧位片 + 张口位片

二、颅底凹陷（BI）

见图 1-53 至图 1-57。

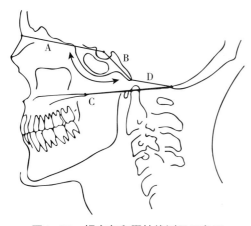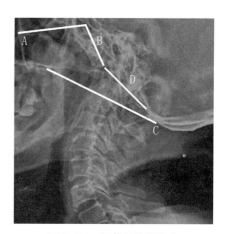

图 1-53　颅底角和腭枕线测量示意图　　　　图 1-54　颈椎 X 线侧位片

A：鼻根至蝶鞍中心连线；B：蝶鞍中心向枕骨大孔前缘连线，A、B 两线所形成的夹角为颅底角（Martin 基底角）；C：自硬腭后缘至枕骨大孔后缘的连线，即腭枕线；D：枕骨大孔前后缘连线，即 Mc Rae 线

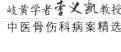
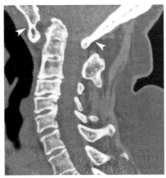
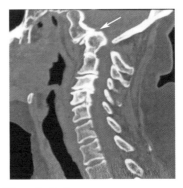

图1-55　颈椎CT矢状面

齿状突超过Mc Rae线3mm，考虑颅底凹陷；寰椎前弓与枕骨大孔前缘融合（箭头），寰椎后弓与枕骨大
孔后缘融合（箭头）；齿状突前缘与寰椎前弓的后缘似有骨化（箭）

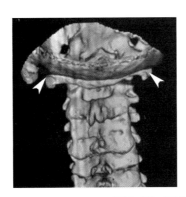
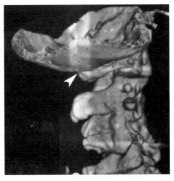

图1-56　颈椎CT三维重建

寰椎后弓与枕骨后下缘的间距基本消失（箭头），不排除颅底凹陷

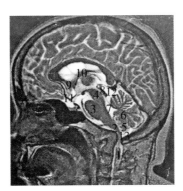
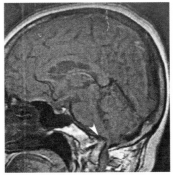

图1-57　颈椎MRI矢状面

齿状突尖端超过Mc Rae线11.27mm；齿状突压迫颈延髓交界（箭头）

1.颈脊髓　2.延髓　3.脑桥　4.中脑　5.小脑扁桃体　6.小脑半球　7.第四脑室　8.中脑导水管
9.第三脑室　10.侧脑室　11.鞍上池　12.小脑上池　13.枕大池

[分析与讨论]

（一）概述

颅底凹陷（basilar invagination，BI）是临床常见神经系统发育异常性疾病，是以枕骨大孔为中心的颅底骨组织、C_1 及 C_2 骨质发育畸形，寰椎向颅腔内陷入，枢椎齿状突高出正常水平进入枕骨大孔，使枕骨大孔狭窄，后颅窝变小，从而压迫延髓、小脑及牵拉神经根产生一系列症状，同时可有椎动脉受压，出现供血不足表现。继发性的颅底凹陷可见于成骨不全、甲状旁腺功能减退症、黏多糖贮积症和Paget病等，或因肿瘤、炎症及外伤引起的骨质破坏而形成。颅底凹陷可伴有扁平颅底（platybasia）的发生，后者表现为基底角增大，超过143°，一般不引起症状，故临床意义不大。

（二）诊断

颅颈侧位、张口正位X线片上测量枢椎齿状突的位置是确诊本病的重要依据。相关测量指标定义及诊断标准见表1-4。

表1-4　颅底凹陷相关测量指标定义及诊断标准

测量指标	定义	诊断标准
Mc Rae 线	枕骨大孔前后缘连线	齿状突高出此处线即可确诊
腭枕线（Chamberlain line）	自硬腭后缘至枕骨大孔后缘的连线	齿状突高出此线 3mm 即可确诊，高出 0~3mm 为可疑（有文献提示超过5mm方确诊颅底凹陷）
基底线（Mc Gregor line）	硬腭后缘至枕骨最低点（枕鳞外板最下缘）连线	齿状突高出处此线 7mm 即可确诊
Martin 基底角（颅底角）	鼻根（鼻额缝）、蝶鞍中心和枕骨大孔前缘三点间形成的夹角	一般为 125°~143°，增大者提示扁平颅底

这种畸形极少单独存在，常合并枕骨大孔区其他畸形，头颅CT可发现寰枕融合、枕骨大孔狭窄和齿状突发育畸形、脑室扩大、脑积水等异常。MRI可清楚地显示中脑水管、第四脑室及脑干的改变，能够发现小脑扁桃体下疝、中脑导水管狭窄及延髓、脊髓空洞症等畸形。最新研究表明，齿状突高出腭枕线3mm这一指标具有不准确性，最新的CT指标应是斜坡齿突角小于一定角度，才可诊断为颅底凹陷。

（三）临床表现与治疗

本病患儿常表现为短颈、发际低、活动受限、斜颈等，可出现肌肉无力、颈部疼痛、功能障碍和感觉异常。但该病常在中年以后逐渐出现神经系统症状，常因轻微创伤、跌倒，造成脑干或脊髓受损。这是由于随着年龄的增长，椎间关节退变及韧带松弛，逐渐发展而引起症状。颅底凹陷易累及小脑、脑干和前庭功能。不仅表现为四肢运动及感觉障碍、共济失调，还可能出现眩晕、眼震和第五、九、十、十二对脑神经受损的症状与体征，以及性功能障碍、括约肌功能异常等。无症状的颅底凹陷不需要治疗，但应定期随诊。有神经压迫症状的患者则需手术治疗，如枕下减压术。

需要注意的是：①不能自作主张将其命名为颈椎病的寰枕过窄型；②颈椎旋转手法和扳

法要慎用；③颅颈X线考虑颅底凹陷时，建议进一步做CT和MRI，以观察骨性结构和颈延髓。

参考文献

［1］汪敬群.颅底凹陷症相关径线和角度MRI测量及其临床意义［D］.青岛：青岛大学，2003.

［2］袁慧敏，武春明，刘佳欢，等.颅底凹陷症的临床研究进展［J］.中医正骨，2016，28（12）：42-45.

［3］张宝成，蔡贤华，黄卫兵，等.颅底凹陷症的分型及治疗进展［J］.中国脊柱脊髓杂志，2014，24（7）：660-663.

［典型病例］

（一）颅底凹陷

病例1.2.2.1

女，48岁，颈部疼痛多年。

颈椎X线侧位片（图1-58）：寰椎后弓与枕骨下缘距离过近（箭），齿状突进入枕骨大孔水平，考虑颅底凹陷。

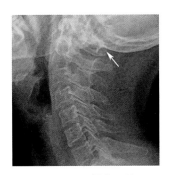

图1-58　颅底凹陷

病例1.2.2.2

男，41岁，身高145cm。诉前屈躯干时，背部牵拉感明显，并伴有轻度疼痛，偶有双手麻木。外院颈椎X线侧位片仅提示颈椎退行性变。查体：双侧霍夫曼征强阳性。肱二头肌腱和肱三头肌腱反射明显减弱，髌腱反射和跟腱反射亢进。

颈椎X线侧位片（图1-59）：寰椎后弓与枕骨后下缘的间距基本消失（箭），齿状突进入枕骨大孔内，考虑颅底凹陷。

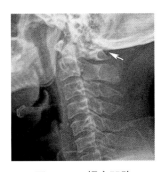

图1-59　颅底凹陷

病例1.2.2.3

男，48岁，头痛、手麻多年。长期非手术治疗，如药物、针灸、理疗和手法等无显效。

颈椎MRI矢状面（图1-60）：齿状突（左箭）、枕骨大孔后缘（右箭）、齿状突基底部（数字1）、腭枕线（虚线），齿状突高出腭枕线超过3mm，考虑颅底凹陷；C₂水平颈脊髓内高信号影待排。

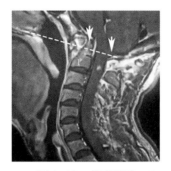

图1-60　颅底凹陷

（二）合并疾病

1.颅底凹陷+脊髓空洞症+Chiari畸形（图1-61）

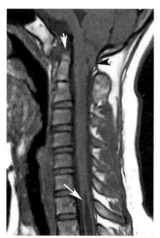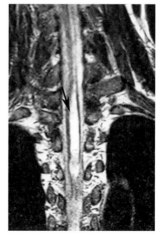

图1-61　颈胸部MRI矢状面T₁+冠状面T₂

齿状突高出腭枕线超过3mm（短箭），考虑颅底凹陷；小脑扁桃体下缘变尖（箭头），并下移至枕骨大孔平面以下，考虑小脑扁桃体疝；C₇~T₅节段颈脊髓中央见纵行高信号影（长箭），提示中央管扩大、积水，考虑脊髓空洞症

病例1.2.2.4

男，52岁。慢性起病，平素多久坐。颈项部困重、疼痛伴头痛、头晕25年，加重7天。长期从事文案工作，每遇久坐、熬夜劳累后可致颈项部困重、疼痛伴头痛明显，自行口服"布洛芬"可改善症状。

颈椎X线侧位片（图1-62）：颈椎曲度变直，齿状突高出腭枕线（箭），考虑颅底凹陷。

颈椎MRI矢状面+横断面（图1-63）：小脑扁桃体下移（箭头），考虑Chiari Ⅱ畸形改变；C_7~T_1水平脊髓条状高信号影（箭），横断面见脊髓中央高信号影，考虑脊髓空洞症。

体会：本例患者诊断困难之处在于患者没有典型的临床表现，多数被诊断为颈椎病或肌肉劳损而进行推拿或牵引等治疗，进而有可能造成潜在性的医源性损害或事故。另一个困难之处是其颈椎X线片检查大致正常，特别是侧位片看起来也基本正常。但我们仔细观察能发现其齿状突高度已经超过腭枕线，对此最好建议进一步行MRI检查，以排除颅底和脊髓内的病变，主要是颅底凹陷和脊髓空洞症等疾病。

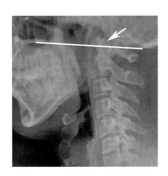
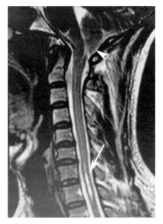
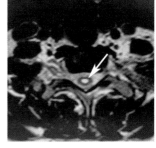

图1-62　颈椎X线侧位片　　　　　　　图1-63　颈椎MRI矢状面+横断面

2.颅底凹陷+阻滞椎（图1-64）

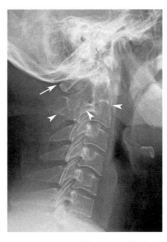

图1-64　颈椎X线侧位片

寰椎后弓与枕骨后下缘的间距基本消失（箭），齿状突进入枕骨大孔内，考虑颅底凹陷；C_2、C_3椎体、椎弓板和棘突融合（箭头），考虑C_{2-3}阻滞椎

病例1.2.2.5

男，45岁，2周前在工作时被从高处坠落的砖头砸伤头皮。经清创缝合，目前伤口已愈合，并经神经外科会诊及颅脑CT和颈椎X线检查排除颈椎和颅骨骨折、脑震荡和颅内出血。但患者自诉伤后经常性出现头昏、头痛和颈部不适。要求出具诊断证明，证明这些头痛、头昏和颈部不适等症状是由工作时的头外伤所致。

体会：仔细观察其颈椎X线侧位片后，发现患者还存在颈椎的先天性病变，即阻滞椎和颅底凹陷。那么他的症状是这次外伤所致，还是以前就有？或是在以往病变的基础上由于这次头外伤所诱发？难以判断。

颈椎X线侧位片＋张口位片（图1-65）：寰椎后弓与枕骨后下缘的间距基本消失（箭），齿状突进入枕骨大孔内，考虑颅底凹陷；C$_2$、C$_3$椎体、椎弓板和棘突融合（箭头），考虑C$_{2-3}$阻滞椎。

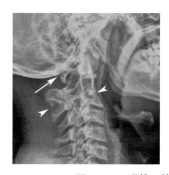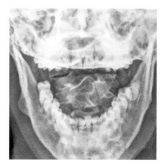

图1-65　颈椎X线侧位片＋张口位片

3.颅底凹陷＋阻滞椎＋扁平胸（图1-66）

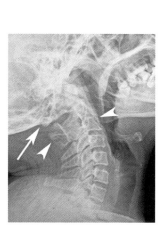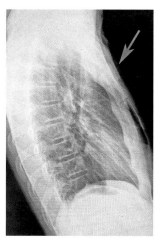

图1-66　颈椎＋胸部X线侧位片

寰椎后弓与枕骨后下缘的间距基本消失（箭），齿状突进入枕骨大孔内，考虑颅底凹陷；C$_2$、C$_3$椎体、椎弓板和棘突融合（箭头），考虑C$_{2-3}$阻滞椎；胸廓呈扁平状（箭），其前后径不及左右径的一半，考虑扁平胸

三、小脑扁桃体下疝畸形（Chiari畸形，CM）

见图1-67、图1-68。

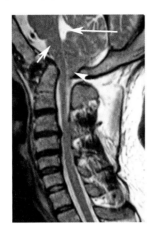

图1-67　颅颈MRI T₂矢状面

小脑扁桃体下缘轻度变尖（箭头），并下移至枕骨大孔平面以下超过5mm，延髓（短箭）和第四脑室（长箭）形态、位置正常，提示Chiari I型畸形

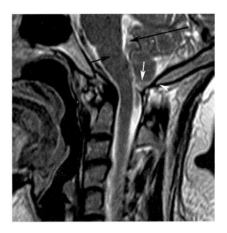

图1-68　颈椎MRI T₂矢状面

小脑扁桃体下缘呈舌状（白箭），并下移至枕骨大孔平面以下超过5mm（箭头），延髓（短黑箭）和第四脑室（长黑箭）形态、位置正常，提示Chiari I型畸形

〔分析与讨论〕

（一）概述

小脑扁桃体下疝畸形又称Chiari畸形（Chiari malformation，CM）、小脑扁桃体延髓联合畸形（Arnold–Chiari malformation，ACM），是一组涉及脑干、小脑和上段脊髓的先天性畸形，小脑扁桃体由枕骨大孔疝至椎管内超过5mm，多数疝至C₁水平，甚至可达C₃。分为I~IV型，常见于年轻人和儿童（表1-5）。

表1-5　Chiari畸形分型

分型	表现
Chiari I型畸形	小脑扁桃体及蚓部变形，向下疝入枕骨大孔，低于其前后缘连线水平5mm，延髓及第四脑室位置正常，不伴有其他脑畸形，但常合并有脊髓空洞症，多见于儿童和成人
Chiari II型畸形	在I型基础上，伴有延髓及第四脑室变长、部分下移，颈髓明显变形，有时伴有脑脊膜膨出；几乎所有病例均伴有脑积水和脊髓空洞症，可合并颅内各种发育畸形
Chiari III型畸形	在II型基础上，伴有枕部或上颈部的脑或脊膜膨出，常合并脑积水，多见于婴幼儿，因存活期短而罕见
Chiari IV型畸形	罕见，伴有严重的小脑发育不全或缺如

（二）发病机制

Chiari I型畸形（CM I）在临床上最常见，且20%~40%合并脊髓空洞症（SM）。临床上，也将伴有SM者归为A型，不伴有SM者归为B型。近年来随着MRI的普及，有症状或无症状的CM患者检出率明显增加。在男性、女性和儿童中的发病率分别为1%、2%和3%。CM I的发病机制尚不清楚，外科治疗仍未达成共识。

目前公认的引起Chiari畸形的学说为由Badie提出的中胚层发育不良学说。Nishikawa等人对后颅窝参数进行测量并推测，中胚层发育异常致使颅底头骨发育不全，导致后颅窝容积缩小，且仍要容纳成年人正常发育的小脑，导致后颅窝过度拥挤，小脑进行性变形，疝至枕骨大孔以下，并合并有SM。

研究发现，2/3的CM病例观察到小后颅窝和短斜坡，且后颅窝越小，小脑扁桃体下降率越高。①Gardner和Angel提出了"水锤理论"，认为在胚胎期第四室脑流出道延迟开放或开放不全导致中脑导水管和第四脑室脑脊液（CSF）潴留，阻塞CSF从枕大池流出进入蛛网膜下腔，CSF收缩波对脊髓中央管壁水动力冲击，从而导致管腔扩张和脊髓空洞的形成。②Williams的"泼溅理论"认为颅内及椎管内的压力差导致CSF被在Valsalva样动作下"吸"入脊髓中央管，形成脊髓空洞。③Oldfield发现下疝的小脑扁桃体闭塞枕骨大孔区部分蛛网膜下腔，并形成活瓣，致使颈部蛛网膜下腔CSF压力明显增大，使CSF向脊髓中央管内流动，形成脊髓空洞。④Grietz提出"髓内脉压理论"，认为脊髓空洞内积液不是CSF而是细胞外液，中央管内快速流动的液体致使管内压力降低，促进了细胞外液的生成，反而形成了脊髓空洞。CM也可继发于与后颅窝发育不全无关的疾病，颅颈交界区韧带的生物力学异常导致颅颈交界区不稳定，可能也与CM的发病机制有关。Chiari I畸形合并SM的发病机制目前还未完全阐明，但对神经外科医师最具指导意义的理论当推"水锤理论"和"泼溅理论"，根据这两种学说治疗Chiari畸形合并SM的目的是解除小脑扁桃体下疝和脊髓空洞内液体对脊髓组织的压迫，恢复正常的脑脊液动力学。

（三）临床表现

CM I临床表现复杂多样且没有特异性，但无论是儿童或成年人，最典型的症状即颈痛和头痛，尤其是枕下部疼痛，Valsalva样动作触发或加重。临床症状主要包括：延髓和颈髓受压症状、小脑受压症状、脊髓中央受损综合征、颅内高压症状等。如中央管损伤相关症状：肢体或身体分离感觉障碍，以及手部和上肢的肌肉萎缩，神经根刺激症状，颈、肩、背、上肢等处的灼伤感。后组颅神经和小脑损伤相关症状：步态不稳、呛咳、吞咽困难、声音嘶哑等。锥体束损伤相关症状：肌张力增高、反射亢进和肌肉无力等；颅内压升高相关的症状；齿状突压迫腹侧脑干引起中枢型睡眠呼吸暂停综合征、打鼾、吞咽困难等；4岁以下儿童患者可出现口部运动性失用症状，部分患者合并脊柱侧弯。成人有14%~30%的患者无症状，儿童在最初诊断CM I时约37%~57%的患者无症状。

（四）诊断

CM I解剖学和影像学定义为小脑扁桃体下缘疝入枕骨大孔水平以下超过5mm者。正常界限认为下疝<3mm，边界界限在3~5mm之间，病理界限大于5mm。研究认为，如果伴有以下情况，轻微异位（3~5mm）被认为也有意义：下疝的小脑扁桃体使枕骨大孔区变得拥挤，影响脑与脊髓的CSF循环，导致脊髓中央管扩张或脊髓空洞、脑积水、脊髓脊膜膨出、脊柱侧弯等。

Chiari 畸形合并情况：①小脑扁桃体延长；②脊髓空洞症；③异常变长的第四脑室；④后脑压迫相关性神经系统症状或体征。

（五）治疗

Chiari I 畸形合并脊髓空洞症的根本原因是枕骨大孔区解剖结构的异常和小脑扁桃体下疝，因此治疗原则应该为矫正枕骨大孔区结构异常，解除扁桃体对延髓和颈髓的压迫及畅通脑脊液颅颈循环通路。目前主要治疗方式为手术治疗。手术治疗方式较多，尚无统一标准，但以单纯后颅窝减压术和后颅窝减压术+硬脑膜成形术较为常见。这两种手术方式在疗效上存在较大争议。

需要注意的是：①诊断上不要先入为主（特别是所谓的颈椎病诊断），要进行细致的体格检查，加上必要的影像学检查，这样才能避免误诊；②脊髓空洞症多伴有颅底的骨性改变，临床需要注意；③部分颅底骨性畸形是否与北方人，特别是东北人给婴儿睡扁头有关？扁头造成颅后窝变小，从而影响枕骨大孔的形状？值得研究。

参考文献

[1] 张永，代垠，侯小红，等. Chiari I型畸形并脊髓空洞症的诊疗进展［J］. 贵州医药，2020，44（2）：202-204.

[**典型病例**]

（一）Chiari畸形+脊髓空洞症（图1-69、图1-70、图1-71）

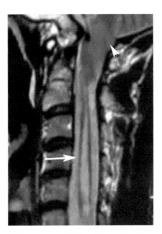 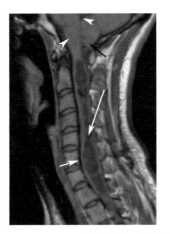 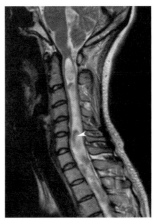

图1-69　颅颈MRI矢状面　　　　　　　图1-70　颅颈MRI T$_1$+T$_2$矢状面

小脑扁桃体呈舌状（箭头），并下移至枕骨大孔平面以下超过5mm，考虑Chiari畸形；C$_{2~7}$节段颈脊髓中央见纵行高信号影（箭），提示中央管扩大、积水，考虑脊髓空洞症

T$_1$WI可见小脑扁桃体下缘轻度变尖（黑箭），并下移至枕骨大孔平面以下超过5mm，延髓（左箭头）和第四脑室（右箭头）形态、位置正常，提示Chiari I型畸形；C$_{6~7}$节段颈脊髓膨胀增粗（白短箭），C$_{2~}$T$_1$节段颈脊髓中央见纵行不规则低信号影（白长箭）。T$_2$WI可见C$_{2~7}$节段颈脊髓中央见纵行粗细不一高信号影（箭头），提示中央管扩大、积水，考虑脊髓空洞症

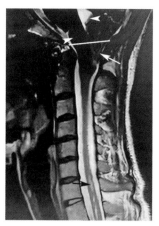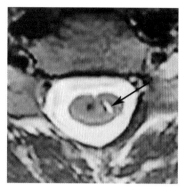

图1-71 颅颈MRI T₂矢状面+横断面

矢状面可见小脑扁桃体下缘轻度变尖（白箭），并下移至枕骨大孔平面（白线）以下超过5mm，延髓（左箭头）和第四脑室（右箭头）形态、位置正常，提示Chiari I型畸形；C₇~T₁节段颈脊髓中央见纵行粗细不一高信号影（黑箭）。横断面T₂WI可见脊髓中央高信号影（箭），提示中央管扩大、积水，考虑脊髓空洞症

病例1.2.3.1

女，46岁，颈背酸痛多年，均按胸背筋膜炎、劳损或颈椎病等加以按摩、服药或牵引治疗等，效果一般。

颅颈MRI矢状面（图1-72）：小脑扁桃体呈舌状（长箭），并下移至枕骨大孔平面以下超过5mm，提示Chiari畸形；C₅~T₃节段颈脊髓中央见纵行低信号影（短箭），C₄₋₇节段颈脊髓中央见纵行高信号影（短箭），提示中央管扩大、积水，考虑脊髓空洞症。

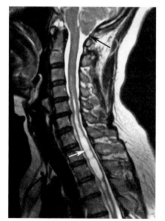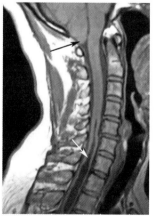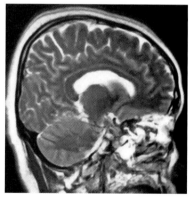

图1-72 颅颈MRI矢状面

病例1.2.3.2

男，15岁，头痛1天。查体：脊柱侧弯，余无阳性体征。

颅颈MRI矢状面+横断面（图1-73）：小脑扁桃体下端疝出枕骨大孔平面8mm（长箭），颈胸髓长节段增粗，内可见脊髓空洞形成（短箭），呈T₁WI低信号、T₂WI及STIR压脂高信号改变。颈椎生理曲度尚可，椎列连续；各椎体骨质无明显异常信号影，无明显增生或破坏征象；各椎间盘信号未见明显异常，无明显膨出或突出征象；间隙无明显狭窄。考虑Chiari畸形（Ⅰ型）合并脊髓空洞形成。

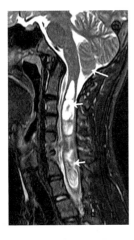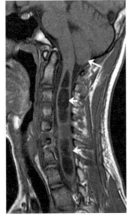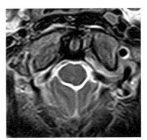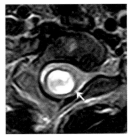

图1-73　颅颈MRI矢状面＋横断面

（二）Chiari畸形

病例1.2.3.3

女，29岁，头疼多年，查体无明显阳性体征。

颅颈MRI（图1-74）：小脑扁桃体下段变尖，位置下移，超过枕骨大孔水平23mm（白线）；延髓稍受压前移（箭头），颈段脊髓增粗，未见明显脊髓空洞征象；脑室系统扩张，以第四脑室为著（箭）。考虑小脑扁桃体下疝畸形（Chiari Ⅱ型）；脑积水。

头部CE-MRA：椎基底动脉，双侧大脑前、中、后动脉走行如常，管壁光滑，未见明确狭窄及血管瘤征象；双侧后交通动脉开放。未见异常。

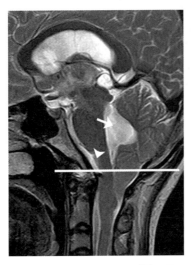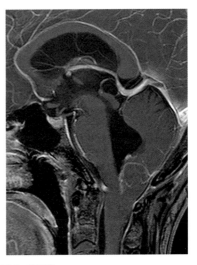

图1-74　Chiari畸形

四、脊髓空洞症（SM）

见图1-75、图1-76。

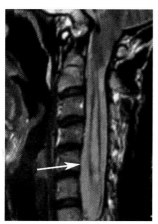

图1-75　颅颈MRI T$_2$矢状面

C$_{2\sim6}$节段脊髓膨胀增粗（箭），髓内可见间连续性、粗细不一的条状长T$_2$信号影，呈"腊肠"样，提示中央管扩大、积水，考虑脊髓空洞症

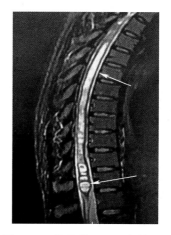

图1-76　胸腰椎MRI T$_2$矢状面

胸腰节段颈脊髓中央见纵行高信号影（箭），提示中央管扩大、积水，考虑脊髓空洞症

［分析与讨论］

（一）概述

脊髓空洞症（syringomyelia，SM）包括中央管扩张积水和脊髓空洞形成两种，但二者难以鉴别。SM可分为先天性和后天性（表1-6）。先天性SM常合并Chiari畸形、脊髓脊膜膨出、脊髓纵裂等畸形，约90%SM伴有Chiari畸形；后天性SM多伴有外伤、肿瘤、蛛网膜炎等。

表1-6　脊髓空洞症的分类

分类	表现
SM	脊髓内单个或多个呈"串珠状"相连的长T$_1$、长T$_2$信号，横断面上空洞呈圆形或椭圆形，边界清楚光滑
先天性SM	多为多个囊腔呈"串珠状"相连，范围广，甚则累及全脊髓。空洞处相应节段脊髓可正常、膨大或萎缩
后天性SM	多为单个囊腔，外伤后空洞多呈偏心性，一般不与蛛网膜下腔相通，T$_1$和压脂像呈局灶性低信号，T$_2$呈局灶性高信号

（二）临床表现

SM好发于中青年，发病率为8.4/10万，临床上主要表现为受损节段的感觉、运动和自主神经功能障碍，以分离性感觉障碍为特点。通常由中央管背侧横向发展，可逐渐累及脊髓后角的腹侧及前角底部。大多数空洞在脊髓颈段，并可向上、下延伸至脑干或胸段，少数位于腰段。

（三）治疗

SM患者应及时采取手术治疗，尤其是症状、体征进行性加重者，防止脊髓发生不可逆损害。具体而言，对合并Chiari畸形和颅底畸形患者行颅颈部交界区减压，切除部分枕骨，打开枕骨大孔，必要时切除C_{1-3}椎板，减压范围视具体而定；对单纯脊髓空洞症患者行空洞–蛛网膜下腔分流术。保守治疗以营养神经为主，但效果不理想。

参考文献

［1］李洪珂，王文军. 脊髓空洞症的外科治疗进展［J］. 中国脊柱脊髓杂志，2008，18（1）：77-80.

［2］李鹏强，邱会斌，仇振巍，等. 脊髓空洞症的发病机制和外科治疗［J］. 中国医学工程，2013，21（6）：23-24.

［3］王丽华，王倩，吴新彦，等. 脊髓空洞症的临床及MRI诊断［J］. 中国中西医结合影像学杂志，2010，8（4）：355-357.

［典型病例］

病例1.2.4.1

女，47岁，一侧尺神经受损。

颅颈MRI T_1+T_2矢状面（图1–77）：T_1WI可见C_6节段颈脊髓中央见纵行低信号影（箭）。T_2WI可见C_{5-6}节段颈脊髓中央见纵行高信号影（箭），提示中央管扩大、积水，考虑脊髓空洞症。

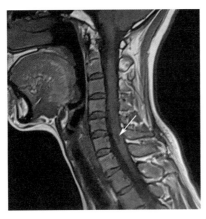 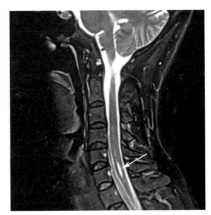

图1–77　脊髓空洞症

病例1.2.4.2

男，23岁，颈肩部和胸部疼痛不适，伴手麻痛7年余，近2年加重。偶有肌肉跳动。

颅颈MRI矢状面（图1–78）：T_1WI可见C_{4-6}节段颈脊髓中央见纵行低信号影（箭）。T_2WI可见C_{4-7}节段颈脊髓中央见纵行高信号影（箭），脊髓中央圆形高信号影（箭），提示中央管扩大、积水，考虑脊髓空洞症。

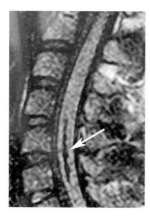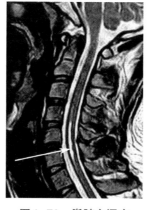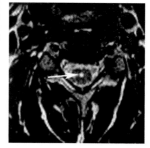

图1-78　脊髓空洞症

五、阻滞椎（BV）

[分析与讨论]

椎体分节异常多见于以下畸形和综合征：①点状软骨发育异常（Conradi disease）；②脊髓纵裂；③Klippel-Feil综合征；④脊髓脊膜膨出（myelomeningocele）。

阻滞椎（block vertebrae，BV）是脊柱的先天性骨性融合，常累及2个或2个以上椎骨，受累部位2个椎体往往显示完全性骨融合，也可以仅限于椎体、椎弓、棘突的部分融合。发病率较低，无性别偏向。最常见于颈椎和腰椎，而胸椎少见。常表现为单节段融合，$C_{2-3} > C_{5-6} >$颅颈和胸腰联合处，椎体及附件同时融合比单纯椎体融合多见，且常伴有邻近节段的退行性改变及颅底凹陷等。主要依靠影像学确诊，X线是首选方法。

颈椎融合有先天和后天因素。先天性颈椎融合又称为Klippel-Feil综合征，以短颈、后发际线低和颈部活动受限为主要特征。后天性阻滞椎通常与外伤、结核病、青少年类风湿关节炎或其他感染性疾病有关，上述因素导致椎间盘破坏、脱水、纤维化，加之脊柱下沉的压力使椎体间隙逐渐变窄，最后导致骨性联合。

颈椎阻滞椎影像学特征：①2个或2个以上椎体间的融合；②椎体融合节段显示全部或部分的骨性融合；③受累的2个椎体部分可表现为彻底的骨性联合而无椎间盘；或在受累椎体间有残留的椎间盘，而显示椎间隙呈线性透亮影；④阻滞椎的高度与2个正常椎体和1个椎间隙的高度相等；⑤受累椎体之间前后径变短且前面凹陷，融合椎前缘多平滑呈弧形凹陷，在骨性融合的两个椎体间相当于椎体间隙部位变细，如"蜂腰状"；⑥与其他椎体相比，阻滞椎具有较小的矢状径和较高的高度；⑦椎弓根频繁融合，棘突完全融合或部分融合，椎管短小，多合并椎管和附件及椎间孔畸形。

临床上寰椎与枢椎的融合并不常见。在人类的早期阶段，枢椎的齿状突就是寰椎的椎体。在人类漫长的进化过程中，寰椎的这部分椎体逐渐分化为枢椎的齿状突。齿状突的前方与寰椎前弓后面的齿突凹形成寰齿前关节，齿状突的后方与寰椎横韧带形成寰齿后关节。此外，有人认为阻滞椎常见于腰椎，次为颈椎，而胸椎少见。但李义凯教授经多年临床观察发现，阻滞椎多见于颈椎，并非文献所指多见于腰椎。

需要注意的是：①阻滞椎属正常解剖学变异，以C_{2-3}阻滞椎多见，值得研究；②阻滞椎的上、下椎间盘易突出，阻滞椎下位椎间隙代偿其活动度不足，更易劳损，进而出现退行性改变；③阻滞椎患者多合并椎管、附件和椎间孔发育异常或畸形，部分患者可能伴有脊髓发育异常或畸形，需要进一步检查，禁止用颈椎斜扳，使用颈椎推拿手法和侵入性治疗时需要特别注意；④部分患者由于两个棘突融为一体，只有6个颈椎棘突，触摸计数时需要注意，以免混淆；⑤阻滞椎融合在一起的椎体总高度与正常相近，不同于其他病理性椎体融合；⑥我们应树立这样的概念：有阻滞椎或脊椎骨畸形和变异，就应考虑到患者的椎管、脊髓、硬膜囊等相应的解剖结构会有改变，甚至是病理性改变，如脊髓栓系综合征（tethered cord syndrome，TCS）常伴有脊柱裂、脊髓纵裂、脊膜膨出和腰骶部皮肤的改变等。

参考文献

［1］李俊桦，王志宏，李义凯．颈椎阻滞椎X线表现及特征［J］．中国临床解剖学杂志，2018，36（6）：611-614.

［2］张晓林，马信龙，杨阳．阻滞椎的研究进展［J］．北京医学，2012，34（5）：377-379.

［典型病例］

（一）阻滞椎

1. C_{1-2}阻滞椎

病例1.2.5.1

女，36岁，头颈部活动不适数年。查体：颈椎活动度降低。

颈椎X线侧位片（图1-79）：寰椎与枢椎的椎体融合（箭），形成阻滞椎，难以区分寰椎前弓和齿状突。

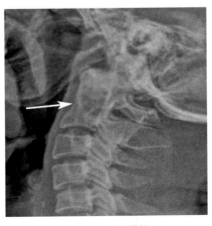

图1-79　阻滞椎

病例1.2.5.2

女，49岁，头晕、失眠伴双手麻木1年余。

颈椎X线正侧位片（图1-80）：齿状突与寰椎前弓骨性融合（箭），寰椎侧块与枢椎关节间隙消失，寰齿关节消失，考虑寰枢融合，不排除颅底凹陷及脊髓病变，建议行CT及MRI检查以进一步明确。

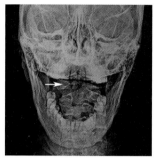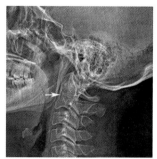

图1-80　阻滞椎

2. C_{2~3}阻滞椎（图1-81至图1-84）

$2. C_{2\sim3}$阻滞椎（图1-81至图1-84）

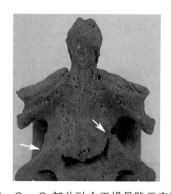

图1-81　C_2、C_3部分融合干燥骨骼示意图（箭）

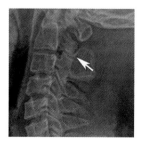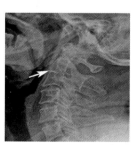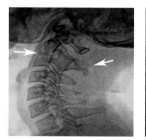

图1-82　颈椎X线侧位片　　图1-83　颈椎X线侧位片　　图1-84　颈椎X线侧位片＋负片

C_2、C_3棘突部分融合（箭），考虑阻滞椎　　　C_2、C_3椎体、椎板、棘突融合（箭），棘突末端分叉，考虑阻滞椎　　　C_2、C_3椎体、椎板、棘突融合（箭），考虑阻滞椎

病例1.2.5.3

女，42岁，头颈部僵硬。

颈椎X线侧位片（图1-85）：C_2、C_3椎体、椎板和棘突融合（箭），考虑阻滞椎。

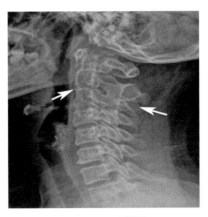

图1-85　阻滞椎

病例1.2.5.4

男，22岁，自觉颈椎活动度差。查体：颈椎前屈、后伸活动稍受限。

颈椎X线侧位片（图1-86）：C_2、C_3关节突关节部分融合（箭），考虑阻滞椎。

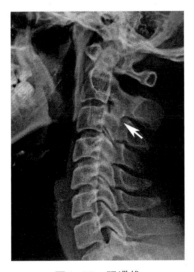

图1-86　阻滞椎

病例1.2.5.5

男，34岁，头颈部僵硬。

颈椎X线侧位片（图1-87）：C_2、C_3椎体前缘基本融合（箭），椎间隙未完全融合，附件融为一体，形成一个棘突（箭头），考虑阻滞椎。此外，寰椎靠近枕骨，需要排除齿状突是否进入枕骨大孔。

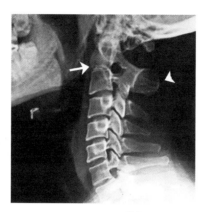

图1-87　阻滞椎

3. C_{3~4}阻滞椎（图1-88、图1-89）

$3.\ C_{3\sim4}$阻滞椎（图1-88、图1-89）

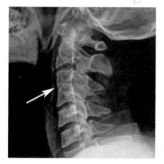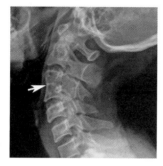

图1-88　颈椎X线侧位片

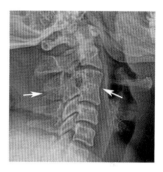

图1-89　颈椎X线侧位片

C_2、C_3椎体、椎板和棘突融合（箭），考虑阻滞椎；椎间孔不明显

C_2、C_3椎体、椎板和棘突融合（箭），考虑阻滞椎；椎间孔明显

病例1.2.5.6

男，20岁，头颈部僵硬不适。查体：颈椎前屈、后伸活动受限。

颈椎X线侧位片（图1-90）：C_3、C_4椎体、椎弓根、椎板和棘突几乎完全融合（箭），考虑阻滞椎，椎间隙前部约1/3仍有残留椎间盘（箭头）。

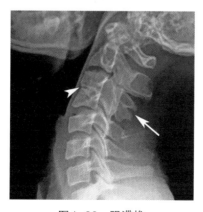

图1-90　阻滞椎

4. C~4~5 阻滞椎（图1-91、图1-92）

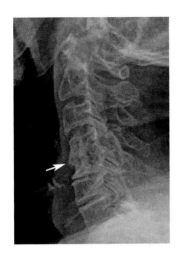

图1-91　颈椎X线侧位片

C₄、C₅椎体、椎板和棘突融合（箭），考虑阻滞椎

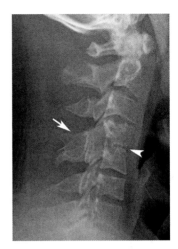

图1-92　颈椎X线侧位片

C₄、C₅椎体、椎板、关节突关节和棘突融合（箭），考虑阻滞椎，椎间隙前部有残留椎间盘（箭头）

病例1.2.5.7

男，33岁，头颈部活动较差。查体：颈椎前屈、后伸活动稍受限。

颈椎X线侧位片（图1-93）：C₄、C₅椎体部分融合（箭），考虑阻滞椎，椎间隙中部有残留椎间盘（箭头）。

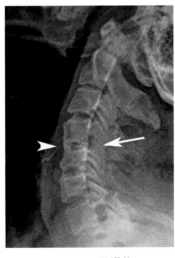

图1-93　阻滞椎

5. $C_{5\sim6}$ 阻滞椎（图1-94、图1-95）

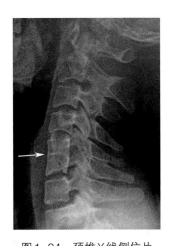

图1-94 颈椎X线侧位片

C_5、C_6椎体完全融合（箭），考虑阻滞椎

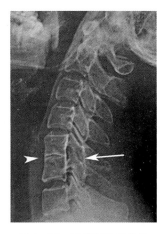

图1-95 颈椎X线侧位片

C_5、C_6椎体、关节突关节部分融合（箭），考虑阻滞椎，椎间隙前部有残留椎间盘（箭头），椎间孔变窄

病例1.2.5.8

女，41岁，头颈部僵硬不适。查体：颈椎前屈、后伸受限。

颈椎X线正侧位片（图1-96）：C_5、C_6椎体、椎板、关节突关节和棘突融合（箭），考虑阻滞椎，椎间隙前部有残留椎间盘（左箭头），椎间孔明显变窄（右箭头）。

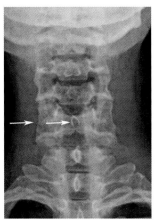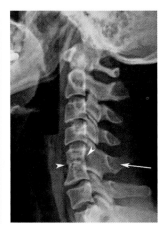

图1-96 阻滞椎

病例1.2.5.9

男，56岁，因$C_{4\sim5}$椎间盘突出行椎间盘融合术。

颈椎X线侧位片（图1-97）：C_5、C_6椎体融合（箭），考虑阻滞椎，椎间孔明显变窄；$C_{6\sim7}$椎间隙前缘骨赘形成（箭头）。

分析：该患者$C_{5\sim6}$阻滞椎，其上$C_{4\sim5}$椎间盘节段和其下$C_{6\sim7}$椎间盘因$C_{5\sim6}$阻滞椎而代偿性活动增加，使得$C_{4~5}$椎间盘突出，$C_{6~7}$节段骨赘形成。注意，代偿意味着负荷的增加。

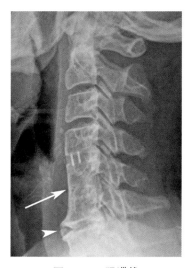

图1-97　阻滞椎

6. $C_{6~7}$阻滞椎（图1-98）

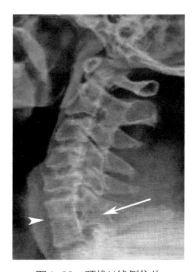

图1-98　颈椎X线侧位片

C_6、C_7椎体、关节突关节和棘突融合（箭），考虑阻滞椎，椎间隙前部有残留椎间盘（箭头），椎间孔明显变窄

病例1.2.5.10

女，26岁，颈项部酸胀1月余，僵硬不适。查体：颈椎前屈、后伸活动稍受限。

颈椎X线侧位片（图1-99）：C_6、C_7椎体、关节突关节和部分棘突融合（箭），考虑阻滞椎，椎间孔变圆变窄（箭头）。

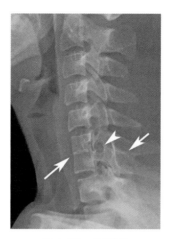

图1-99　阻滞椎

7. C$_{2\sim4}$阻滞椎

病例1.2.5.11

女，43岁，自觉头颈部活动受限。

颈椎X线侧位片（图1-100）：C$_2$、C$_3$、C$_4$椎体和部分棘突融合（箭），3个棘突发育为2个，考虑阻滞椎，椎间孔变窄（箭头）。

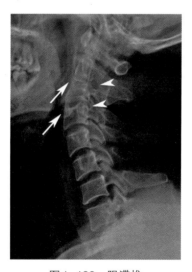

图1-100　阻滞椎

8. C$_{3\sim5}$阻滞椎

病例1.2.5.12

女，73岁，头颈部活动较差。查体：颈椎前屈和后伸活动稍受限。

颈椎X线侧位片（图1-101）：C$_3$、C$_4$、C$_5$椎体和部分棘突融合（箭），3个棘突发育为2个，考虑阻滞椎，椎间孔变窄（箭头）。

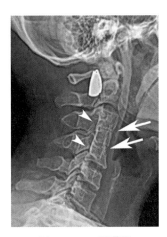

图1-101　阻滞椎

9. C$_{4~6}$阻滞椎

病例1.2.5.13

男，47岁，颈痛、眩晕1年余。

颈椎CT矢状面（图1-102）：C$_4$、C$_5$、C$_6$椎体、棘突融合（箭），考虑阻滞椎。

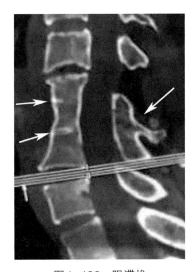

图1-102　阻滞椎

10. C$_{5~7}$阻滞椎

病例1.2.5.14

男，62岁，头颈部僵硬不适。查体：颈椎前屈和后伸活动稍受限。

颈椎X线侧位片（图1-103）：C$_5$、C$_6$、C$_7$椎体、椎板、关节突关节和部分棘突融合（箭），3个棘突发育为2个，椎间孔明显变窄变圆（箭头），考虑阻滞椎。

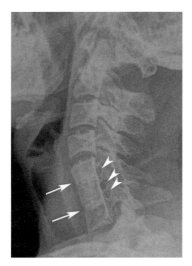

图1-103 阻滞椎

11. C$_{2\sim3}$+C$_{5\sim6}$阻滞椎

病例1.2.5.15

女，38岁。颈部僵硬酸困，伴左上肢抽痛近2个月。

颈椎X线侧位片（图1-104）：C$_2$、C$_3$及C$_5$、C$_6$椎体，关节突关节和棘突融合（箭），考虑阻滞椎。此外，前纵韧带钙化、骨质增生严重。

颈椎MRI矢状面（图1-105）：C$_2$、C$_3$及C$_5$、C$_6$椎体部分融合，椎间隙可见残留椎间盘（箭头）；C$_{3\sim4}$和C$_{4\sim5}$椎间盘突出（箭）。

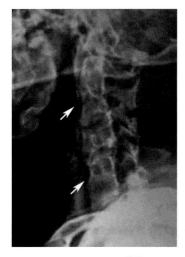

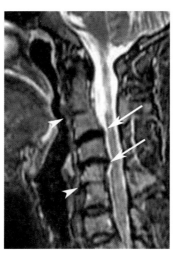

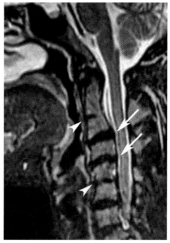

图1-104 阻滞椎　　　　　　　　　　　　图1-105 阻滞椎

12. $C_{3~4}+C_{5~6}$阻滞椎（图1-106）

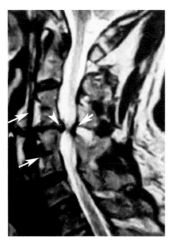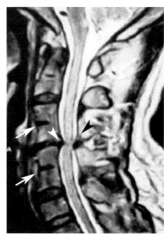

图1-106　颈部MRI T_2矢状面

C_3、C_4及C_5、C_6部分椎体融合（箭），考虑阻滞椎；$C_{4~5}$椎间盘突出（箭头），压迫脊髓

分析：$C_{3~4}$和$C_{5~6}$两个阻滞椎间的异常应力活动造成椎间盘向后突出，从前向后压迫脊髓，而黄韧带等从后向前压迫脊髓，形成"钳夹"征。

病例1.2.5.16

女，68岁，头颈部活动差。查体：颈椎前屈和后伸活动受限。

颈椎X线侧位片（图1-107）：C_3、C_4椎体、关节突关节和棘突融合（长箭），2个棘突发育为1个，C_5、C_6椎体融合（箭头），椎间孔明显变窄变圆，考虑阻滞椎；$C_{4~5}$水平见项韧带钙化（短箭）。

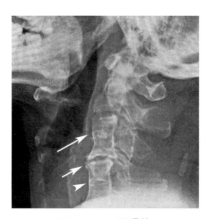

图1-107　阻滞椎

13. $C_{3~4}+C_{6~7}$阻滞椎

病例1.2.5.17

女，77岁，头颈部活动差。查体：颈椎前屈和后伸活动受限。

颈椎X线动力位片（图1-108）：C_3、C_4及C_6、C_7椎体、椎板、关节突关节和部分棘突融合（箭），椎间孔明显变窄变圆，考虑阻滞椎；C_5椎体压缩，骨赘形成（箭头），考虑退行性变，不排除病理改变。

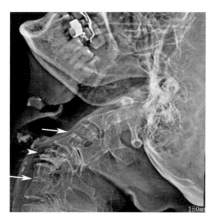
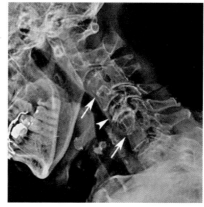

图1-108　阻滞椎

14. C_{2-5}阻滞椎（图1-109）

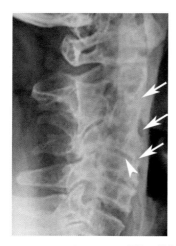
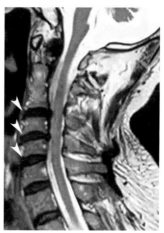

图1-109　颈椎X线侧位片+MRI T_2矢状面

C_2、C_5椎体和关节突关节融合（箭），可见残留椎间隙（箭头），考虑阻滞椎；MRI可见残存的椎间盘（箭头）

病例1.2.5.18

男，68岁，无明显的症状。查体：颈椎活动正常。

颈椎X线侧位片（图1-110）：颈椎反弓，以C_{2-3}为顶点（箭头），呈"S"形；C_{2-5}椎体和关节突关节融合（箭），考虑阻滞椎。

分析：由于C_{2-5}椎体的阻滞椎，导致C_1与C_2之间颈椎曲度反张，对此最好不要使用扳动或旋转手法。

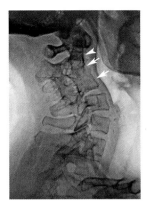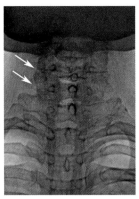

图1-110　阻滞椎

15. $C_{2~3}$+$C_{4~6}$阻滞椎（图1-111）

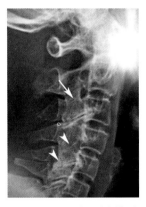

图1-111　颈椎X线侧位片

C_2、C_3关节突关节融合（箭），$C_{4~6}$关节突关节融合（箭头），椎间孔明显狭窄、变圆，考虑阻滞椎

16. C_4~T_1阻滞椎

病例1.2.5.19

男，78岁，颈椎活动受限明显。

颈椎X线侧位片（图1-112）：C_4~T_1椎体、关节突关节融合（箭），椎间孔狭窄，考虑阻滞椎。

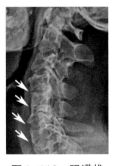

图1-112　阻滞椎

17. $C_{1\sim2}$+$C_{4\sim7}$阻滞椎

病例1.2.5.20

女，34岁，头颈部活动差。查体：颈椎前屈和后伸活动明显受限。

颈椎X线侧位片+斜位片（图1-113）：C_1、C_2椎体、附件融合（上箭），考虑阻滞椎；C_3独立，但椎体形状明显变异（下箭），$C_{3\sim4}$椎间盘薄；$C_{4\sim7}$椎体、椎板、关节突关节和部分棘突融合（箭头），考虑阻滞椎。$C_{1\sim7}$棘突均基本独立存在。

颈椎MRI矢状面（图1-114）：$C_{2\sim3}$、$C_{3\sim4}$椎间盘明显突出（箭），压迫脊髓；$C_{4\sim7}$椎体融合，融合部位变细呈"蜂腰状"（箭头），椎管矢状径各异，两侧狭窄，中间增宽。

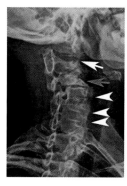 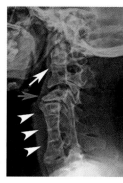 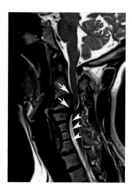

图1-113　阻滞椎　　　　　　图1-114　阻滞椎

18. $C_{1\sim7}$阻滞椎（图1-115）

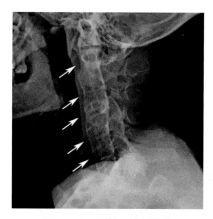

图1-115　颈椎X线侧位片

$C_{1\sim7}$椎体、椎板和部分棘突融合（箭），考虑阻滞椎

（二）合并疾病

1. 阻滞椎+DISH

病例1.2.5.21

女，70岁，平素喜爱运动，无特殊不适。

颈椎X线侧位片（图1-116）：连续性前纵韧带钙化（箭头），考虑DISH；C₅、C₆部分椎体和关节突关节融合（箭），考虑阻滞椎。

分析：临床需要留意，变异与畸形往往是多发的。

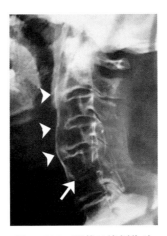

图1-116　颈椎X线侧位片

2.阻滞椎+腰骶移行椎

病例1.2.5.22

男，46岁，颈部活动受限，腰背部未诉不适。

颈椎X线侧位片（图1-117）：C₃、C₄椎体、椎板、关节突关节和部分棘突融合（箭），椎间孔明显变窄，考虑阻滞椎。

腰椎X线正位片（图1-118）：考虑腰骶移行椎（箭）。

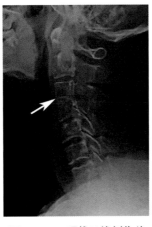　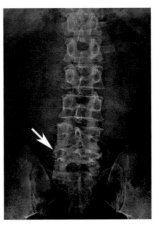

图1-117　颈椎X线侧位片　　图1-118　腰椎X线正位片

3.阻滞椎+寰枢椎半脱位（图1-119）

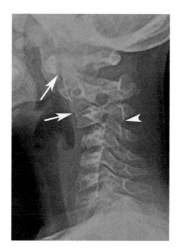

图1-119 颈椎X线侧位片

齿突前缘与寰椎前弓的后缘间距大于4mm（上箭），考虑寰枢椎半脱位；C_2、C_3椎体、关节突关节部分融合（下箭），椎间孔变圆，考虑阻滞椎；C_3、C_4成角反张（箭头），颈椎反弓

4.阻滞椎+胸椎畸形+隐性脊柱裂（图1-120、图1-121）

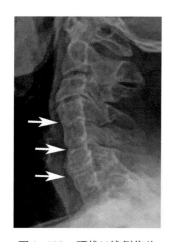

图1-120 颈椎X线侧位片

C_4、C_5、C_6、C_7椎体、关节突关节融合（箭），椎间孔变窄，考虑阻滞椎

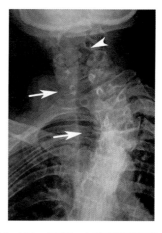

图1-121 颈部+上胸部X线正位片

C_6棘突正中裂（箭头），考虑隐裂；上胸椎和下颈椎解剖学畸形（箭），导致脊柱侧弯

5.阻滞椎+隐性脊柱裂（图1-122）

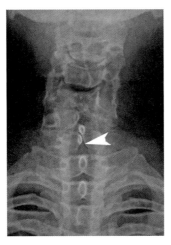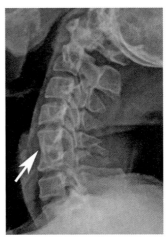

图1-122　颈椎X线正侧位片

C$_6$、C$_7$椎板发育不全（箭头），隐裂；C$_5$、C$_6$椎体和关节突关节融合（箭），椎间孔变圆，考虑阻滞椎

6.阻滞椎+蝴蝶椎（图1-123）

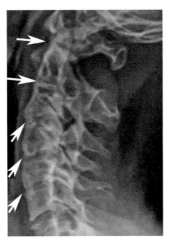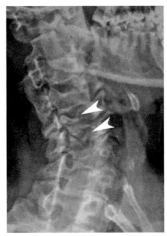

图1-123　颈椎X线侧位片+斜位片

C$_{1-6}$椎体、关节突关节部分融合（箭），椎间孔变窄，考虑阻滞椎；C$_{5-7}$椎体呈蝴蝶形（箭头），考虑蝴蝶椎

7.阻滞椎+颈肋（图1-124）

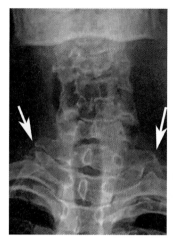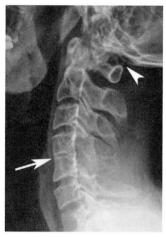

图1-124　颈椎X线正侧位片

C_4、C_5椎体和关节突关节部分融合（箭），椎间孔变窄，考虑阻滞椎；C_7双侧见颈肋（箭）；寰椎后弓见
椎动脉沟环（箭头）

8.阻滞椎+项韧带钙化（图1-125、图1-126）

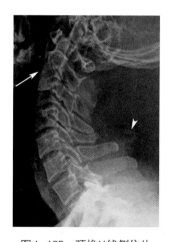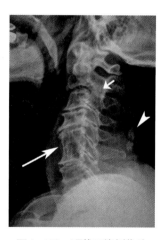

图1-125　颈椎X线侧位片　　　　　　　　　　图1-126　颈椎X线侧位片

C_2、C_3椎体融合（箭），椎间孔变窄，考虑阻滞椎；　　C_5、C_6椎体融合（长箭），椎间孔变窄，C_2、C_3椎
C_5处项韧带钙化（箭头）　　　　　　　　　板融合（短箭），考虑阻滞椎；C_{4-5}水平处项韧带
　　　　　　　　　　　　　　　　　　　　　　钙化分节（箭头）

六、脊柱裂

见图1-127至图1-130。

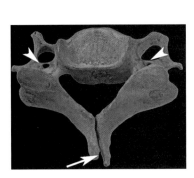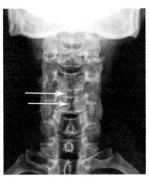

图1-127　颈椎骨骼标本+颈椎X线正位片

本例干燥的颈椎骨骼标本是颈椎椎弓板闭合不全而形成的脊柱裂，棘突一分为二（箭）；双侧横突孔中有骨赘形成（箭头），将横突孔一分为二。在X线片上经常看到的腰椎、骶椎或颈椎隐裂（箭），实际上为骨骼的改变，将两者排在一起，可以提供一个更加直观的印象

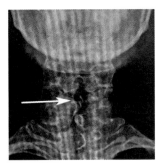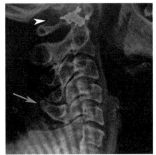

图1-128　颈椎X线正侧位片

C$_7$棘突正中裂（箭），考虑脊柱裂；C$_{3-5}$棘突间距狭窄，C$_5$棘突上翘（箭），寰椎椎动脉沟环（箭头）。侧位片未见脊柱裂相关征象

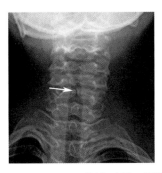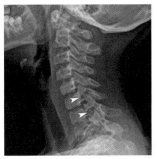

图1-129　颈椎X线正侧位片

C$_6$椎板未愈合形成棘突（箭），不排除脊柱裂。侧位片提示椎板未愈合（箭头）

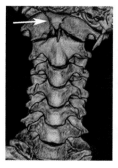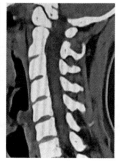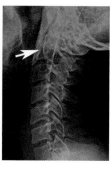

图1-130　颈椎CT三维重建＋矢状面＋X线侧位片

寰椎前弓未愈合（箭），考虑脊柱裂（腹侧）

［分析与讨论］

脊柱裂（spinal bifida）又称先天性椎管闭合不全、脊柱神经管闭合不全（spinal dysrhaphism）、椎弓裂或椎板裂，是胎儿在胚胎发育过程中，椎管闭合不全而引起的一种常见的先天性解剖学变异和畸形。脊柱裂多发生于脊柱背侧，侧方的脊柱裂发生率非常低，且多表现为单纯脊膜膨出，而脊柱旁脂肪脊髓脊膜膨出则非常少见。详见第三章第二节"三、脊柱裂"。

［典型病例］

病例1.2.6.1

男，8岁，未诉不适。

颈椎X线正位片（图1-131）：双侧椎弓板均未愈合形成棘突（箭），考虑隐性脊柱裂。

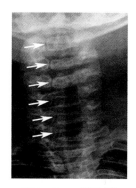

图1-131　脊柱裂

病例1.2.6.2

男，47岁，颈部隐痛3月余，无明显的神经根受累症状。

颈椎CT横断面（图1-132）：椎弓板未愈合形成棘突（箭），相应节段的椎管较宽大，考虑隐性脊柱裂。

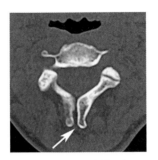

图1-132　脊柱裂

病例1.2.6.3

男，20岁，颈痛1月余，低头时明显。

颈椎X线正侧位片（图1-133）：C_5棘突明显分为两部分（箭），考虑脊柱裂，不排除棘突变异。侧位片未见脊柱裂相关征象。

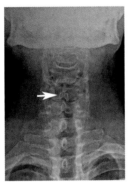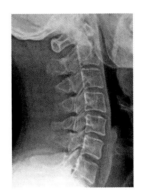

图1-133　脊柱裂

病例1.2.6.4

男，49岁。双手掌指部酸痛不适2年余。

颈椎CT横断面（图1-134）：颈椎椎弓板未愈合（箭），考虑脊柱裂。

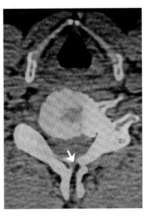

图1-134　脊柱裂

七、颈肋

见图1-135至图1-138。

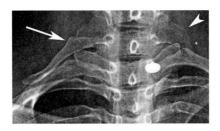

图1-135 颈椎X线正位片

C7右侧不完全型颈肋（箭），左侧横突正常（箭头）

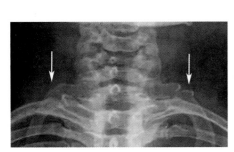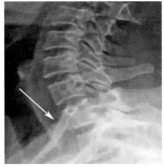

图1-136 颈椎X线正侧位片

C7双侧不完全型颈肋（箭）

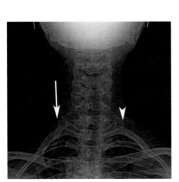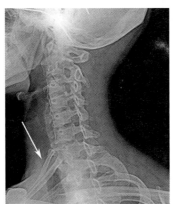

图1-137 颈椎X线正侧位片

C7右侧形成颈肋（箭），左侧横突稍长（箭头），考虑不完全型颈肋

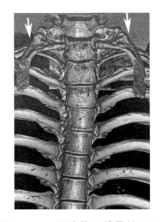

图1-138 颈胸椎、肋骨的CT三维重建

白箭所示为第一肋骨可能性大，肋横突关节处向后的凸起过大

[分析与讨论]

(一) 概述

颈肋（cervical rib）为先天畸形，临床少见，约0.056%~0.17%，多数发生在第七颈椎的一侧或两侧，两侧者占70%~80%，大多在发育过程中与横突融合。根据颈肋的形态学差异，将其分为4型（表1-7）。

表1-7　颈肋分型

分型	表现
I型	颈肋短小，刚超过横突，一般无压迫症状
II型	颈肋超出横突较多，末端游离且能直接抵触或压迫臂丛；有时有纤维束与第一肋相连，压迫臂丛神经
III型	颈肋几乎完整，以纤维束与第一肋软骨相连，常压迫臂丛神经和锁骨下动静脉
IV型	颈肋完整，以肋软骨与第一肋软骨连接，常压迫臂丛神经和锁骨下动静脉

(二) 颈肋综合征

由于颈肋可引起颈部解剖异常，如肩胛带下倾、前斜角肌肥厚等病理情况，可致胸廓出口狭窄，并导致臂丛神经及锁骨下血管受卡压，即出现颈肋综合征。具体来说，颈肋将臂丛神经和锁骨下动脉顶起，使胸廓出口缩小，增加了对血管、神经的牵张。出生后因局部软组织的弹性较强，可以不出现任何临床症状。但随着年龄的增长，软组织逐渐发生退行性改变，加上斜角肌痉挛及胸廓出口通道后壁高隆而使通道变窄，产生神经、血管束的卡压症状。而臂丛神经的压迫刺激反射性引起前斜角肌进一步紧张收缩，使第一肋骨抬高，锁肋间隙狭窄，进一步加重了神经、血管束的卡压症状。

事实上，不足10%的颈肋患者有颈肋综合征。颈肋综合征最早于1860年由Willshire详细描述，1958年Rob和Standeuen将颈肋综合征归类于胸廓出口综合征（thoracic outlet syndrome，TOS）的一种，其发生率为0.03%~0.12%，好发于40岁左右的青壮年女性，以右侧颈肋发病多见。表现为臂丛神经下干支配区的感觉和运动障碍以及锁骨下动脉受压，可出现上肢疼痛、麻木、肌肉萎缩或血运障碍等症状，严重者上肢疼痛剧烈、麻木，甚至出现上肢功能障碍。颈肋综合征的另一临床特点是形成下颈部肿块。完整颈肋患者裸露的下颈部可见肿块，不完整颈肋患者触诊可发现肿块，但第七颈椎横突增长的患者则无明显肿块。下颈部肿块特点是固定，质硬如骨，叩击时Tinel征阳性。

(三) 诊断

结合病史、专科检查和影像学检查进行诊断。因为颈肋的形成可造成胸廓出口狭窄，可能由后向前挤压臂丛神经和锁骨下动脉，使患者出现类似神经根型颈椎病的一侧或双侧上肢疼痛、麻木等症状。对此，要区分是来自颈椎，还是来自胸廓出口所致的压迫症状，专科检查非常重要，如臂外展试验。而临床上不典型病例常常被误诊为神经根型颈椎病、胸小肌综合征、肘管综合征、平山病以及臂丛神经运动损伤等。

（四）治疗

对有颈肋畸形但无任何症状者，不予特殊处理；症状较轻者以保守治疗为主，注意尽量减少上肢过度外展的动作，辅以理疗、止痛等，以及锻炼前斜角肌和肩胛提肌的肌力等运动疗法，避免行颈椎牵引、手提重物；对于症状持续、严重影响工作而保守治疗无效者，多需手术切除颈肋或过长的横突，并应切除纤维束带和颈肋的骨膜，解除其对神经和血管的压迫，绝大多数患者可以获得满意疗效，有报道优良率达80%。但神经受压时间过长且骨间肌、鱼际肌等小肌群发生明显萎缩后，即使解除了压迫也不容易完全恢复。因此，避免误诊、早期手术是提高此类患者疗效的关键。

需要注意的是：①本病常被本学科所忽略，而被笼统地诊断为胸廓出口综合征、神经根型颈椎病或斜角肌综合征等，这是一个独立的疾病，不要将本病列入胸廓出口综合征；②临床需要注意此处病变所引起上肢症状；③上肢麻痛要考虑有无颈肋。

［典型病例］

病例1.2.7.1

女，32岁，右手麻多年。

颈椎X线正位片（图1–139）：右侧不完全型颈肋（箭）。

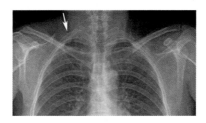

图1–139　颈肋

病例1.2.7.2

女，40岁，双上肢胀痛、麻木1年余。

颈椎X线正位片（图1–140）：双侧颈肋超出横突，末端游离，考虑Ⅱ型颈肋（箭）。

分析：3~6个月保守治疗无效，且疼痛严重，压迫锁骨下动脉及交感神经症状明显，可行手术切除。

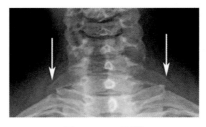

图1–140　颈肋

病例1.2.7.3

女，44岁，右上肢酸痛及麻木1月余，夜间明显，活动后缓解。查体：颈肩关节活动正常，双侧臂外展试验阳性。考虑胸廓出口综合征，颈肋可能性大。

颈椎X线正位片（图1-141）：双侧颈肋超出横突，末端游离，考虑Ⅱ型颈肋（箭）。

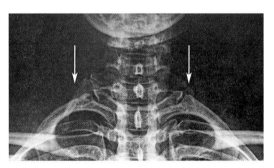

图1-141　颈肋

八、寰椎椎动脉沟环

见图1-142、图1-143。

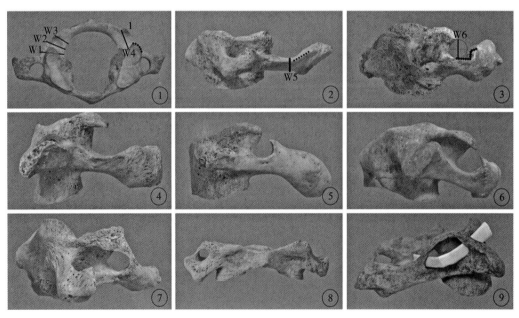

图1-142　各类型寰椎骨骼标本

①~⑨分别为寰椎上面观、浅沟型、深沟型、上突型、下突型、吻突型、后环型、侧环形、侧后环型

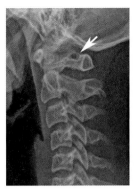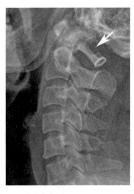

图1-143　颈椎X线侧位片

寰椎椎动脉沟上骨桥形成（箭），呈后环型、吻突型

〔分析与讨论〕

寰椎椎动脉沟环（vertebral artery groove）由寰椎侧块、椎弓根和后弓共同构成，偶有骨桥或沟环横跨其上。椎动脉沟内包含椎动脉、椎静脉、第1颈神经、枕下神经和交感神经。在1930年Kimmerle首先描述了寰椎椎动脉沟环，现多视为正常解剖变异。

以往学科界有人认为，椎动脉沟的解剖学变异很可能会卡压或激惹在此水平向内行走的神经、血管，造成脑供血不足，引起眩晕、突然摔倒等临床症状。因此建议对此椎动脉沟环或桥进行手术切除，以解除对椎动脉的卡压。但随着对所谓椎动脉型颈椎病认识的不断加深，以及对颈椎和脑供血的解剖生理认识的不断深入，发现此沟环和桥不大可能卡压椎动脉而造成脑供血不足；相反，椎动脉会压迫骨骼。存在沟环的人群中，大多数并没有相应的症状、体征，以致"沟环综合征"的诊断存在争议。因此，目前学科界很少对此再进行手术治疗。

需要注意的是：①椎动脉沟桥/沟环，属正常解剖学结构，不应视为病变或畸形，无须对此进行任何治疗。②此类患者行颈椎旋转复位手法没有影响，是安全的。③颈椎屈伸功能不会受限。

参考文献

［1］廖立青，李义凯，赵德强，等．寰椎椎动脉沟的解剖学观测［J］．解剖学杂志，2018，41（5）：567-570.

〔典型病例〕

病例1.2.8.1

男，48岁，经常性头枕部疼痛。

颈椎X线侧位片（图1-144）：寰椎后弓上有骨桥与枕骨后下缘相连（箭）。

分析：考虑是先天性的解剖学变异所致，临床罕见。其颈椎前凸曲度增大，是否与之有关？

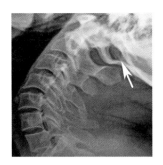

图1-144　颈椎X线侧位片

九、先天性短颈综合征

见图1-145至图1-147。

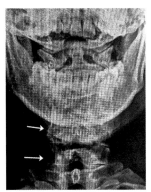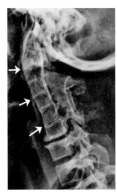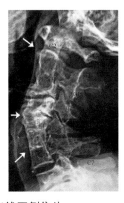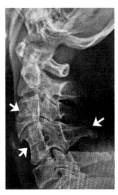

图1-145　颈椎X线正侧位片

严重的颈椎分节不全畸形（箭），属于颅颈交界处畸形，为罕见畸形

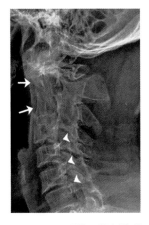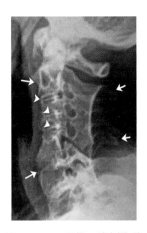

图1-146　颈椎X线侧位片　　　　　图1-147　颈椎X线侧位片

C$_{1-3}$为阻滞椎（箭），C$_{3-7}$椎体后缘骨质增生严重　　C$_{2-7}$椎体、椎板和棘突融合（箭），C$_{2-5}$仍有残留椎
（箭头），接近融合，初步考虑颈椎先天融合畸形　　　间盘（箭头），考虑颈椎先天融合畸形

[分析与讨论]

(一)概述

颅颈交界区畸形(craniovertebral junctionabnor-realities)是指枕骨、寰椎和枢椎骨质、软组织和(或)神经系统的异常病理改变,包括寰椎枕化(occipitalization of the atlas)、颅底凹陷(basilar invagination)、颅底压迹(basilar impression)、颅骨沉降(cranial settling)、寰枢椎脱位、扁平颅底(platybasia)、寰枢椎发育畸形、颈椎分节不全(Klippel-Feil综合征)、Chiari畸形和脊髓空洞症等。颅颈交界区畸形致残率高,可危及生命,是颈部脊柱推拿,如旋转手法和扳法,及牵引的相对禁忌证。

先天性分节不全型脊柱畸形是胚胎时期形成的一种脊柱发育异常,分为阻滞椎(block vertebrae,BV)和单侧骨桥(unilateral unsegmentedbar,UUB)。分节不全型脊柱侧弯在先天性脊柱侧弯中占18%~42%,仅次于先天性半椎体畸形。但在导致脊柱畸形进展的因素中,分节不全型椎体畸形比半椎体畸形的危害性更大,单侧骨桥形成患者畸形发生早,进展较快,且呈僵硬性。

颈椎分节不全(Klippel-Feil综合征)又称颈椎融合综合征、先天性短颈综合征、先天性骨性斜颈、短颈畸形等,以短颈、后发际低、颈部活动受限等三联症为特征,是以两个以上颈椎融合为特征的先天性脊柱发育异常,由Klippel和Feil首次报道。可能同时存在脑和脊髓的先天性病变,最常见的有Aronold-Chiari畸形、脊髓空洞症。主要表现为神经根受损的症状及体征,类似神经根型颈椎病。少数还可能合并脊柱侧弯、胸廓畸形、单侧肾脏发育不全及先天性心脏病等其他脏器的先天异常。一般认为Klippel-Feil综合征是由于胎儿发育第3~7周时,中胚层的体节不能正常分节,导致椎体发育障碍并融合。有学者认为此征是阻滞椎的特殊类型。

寰枢关节是椎体中活动度最大的关节,也是最不稳定的关节,头部旋转运动50%发生于此关节。其作为枕颈复合体与下位椎体的连接部分系应力集中的部位。C_2、C_3椎体分节不全导致两椎体间活动度消失,使应力更加集中于寰枢关节而容易出现该部位的创伤,而此节段的阻滞椎最常见,发生率最高。

(二)临床表现与诊断

由于寰枕部畸形的临床表现常不典型,影响诊断。测量研究认为,患者短颈、低后发际的参数值对临床和研究工作有重要意义,并提出3个参数值:①可疑患者在直立位时,发际至C_7棘突间距≤4.5cm,或枕外粗隆至C_7棘突间距≤10.5cm,如还伴有左或右转颈角度≤60°,颅底凹陷诊断可成立;②极少数颅底凹陷患者虽可以缺少短颈、低后发际的外部特征,但其转颈角度一定<60°;③如患者发际至C_7棘突≤4.5cm,即可称为低发际,枕外粗隆至C_7棘突≤10.5cm,即为短颈。具体测定方法:①后发际及短颈的测量:令患者端坐,头部备皮,使枕外粗隆与脊柱在一垂直线上,应用软尺分别测定直立位枕外粗隆至C_7棘突和后发际至C_7棘突的距离;令患者头部尽力前倾,使下颏部贴胸,以同样方法测量上述

两参数的前倾位值；②左、右转颈角度的测量：嘱患者坐姿，两臂下垂，头颈平直面对正前方的检查者，嘱患者最大限度向左或右肩方向转动头部，用角度尺测量其转颈角度。

单纯颈椎畸形不用治疗，或保守治疗，畸形严重、颈椎不稳或疼痛显著时可酌情行矫形手术或脊柱融合。

对颅底畸形和分节不全等畸形需要格外注意，贸然牵引或扳动头部和颈椎有可能会伤及脊髓和神经根。

参考文献

［1］中华医学会神经外科学分会，中国医师协会神经外科医师分会.中国颅颈交界区畸形诊疗专家共识［J］.中华神经外科杂志，2016，32（7）：659-665.

［2］尹稳，李超，付青松，等.青少年先天性分节不全型脊柱侧凸治疗探讨［J］.中国骨与关节外科，2013，6（2）：131-136.

［3］尹稳，李超.先天性分节不全型脊柱畸形的诊断和治疗进展［J］.中国脊柱脊髓杂志，2012，22（3）：283-286.

［典型病例］

病例1.2.9.1

女，26岁，未诉特殊不适。查体：短颈、低发际特征（图1-148）。

颈椎X线正侧位片（图1-149）：$C_{1～7}$椎体、椎弓根和椎板分节不清（箭），考虑颈椎分节不全；C_4椎弓根未融合（箭头），考虑脊柱隐裂。

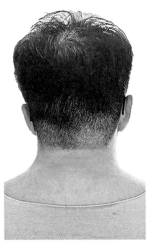

图1-148　短颈、低发际

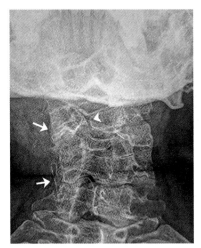
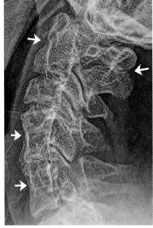

图1-149　先天性短颈综合征

病例1.2.9.2

男，34岁，自觉高低肩。

颈椎X线侧位片＋全脊柱X线正位片（图1-150）：$C_{2～3}$阻滞椎（箭），$C_{4～7}$融合（箭头），颈椎侧弯旋转（虚线），考虑颈椎分节不全。

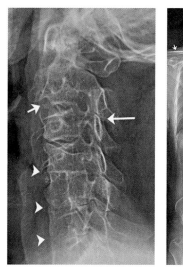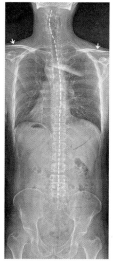

图 1-150　先天性短颈综合征

病例1.2.9.3

男，36岁，头晕半年余。既往因腰痛做过治疗，无晨僵病史；高中时因"左胸部多一块骨头"行手术。查体：手指只能屈至90°。

颈椎X线正侧位片（图1-151）：整个颈椎多处畸形，寰椎后弓与枕骨融合（箭头），分界不清，考虑寰枕融合；C_{3-6}椎体、椎弓根、椎板和棘突大部融合（箭），考虑先天性颈椎融合，并考虑伴有脊髓和神经根畸形。

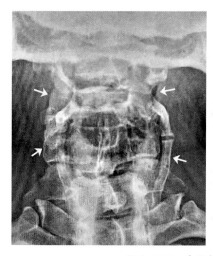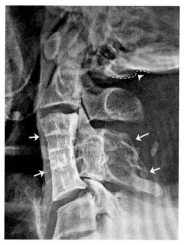

图 1-151　先天性短颈综合征

病例1.2.9.4

男，70余岁，头晕1月余。

颈椎X线正侧位片（图1-152）：严重的颈椎发育畸形，C_3、C_4及C_5、C_6椎体、椎弓根、椎板和棘突大部融合（箭），考虑先天性颈椎融合；C_7棘突正中裂（箭头），考虑脊柱裂。

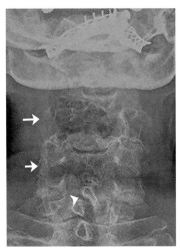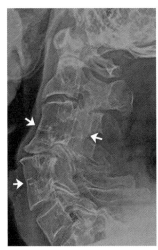

图1-152　先天性短颈综合征

病例1.2.9.5

女，73岁，既往有颈部外伤史。查体：双手指活动障碍、肌力下降及桡神经损伤表现。

颈椎X线正侧位片（图1-153）：无法清楚地观察出各个颈椎的具体形态，$C_{1\sim7}$椎体、椎弓根、椎板和棘突大部融合（箭），考虑先天性颈椎融合；C_7棘突正中裂（箭头），考虑脊柱裂。

分析：患者多年前有颈部的外伤史，但一般外伤不会出现如此严重的颈部骨性结构的畸形，考虑发育所致。

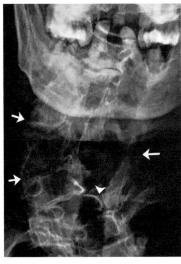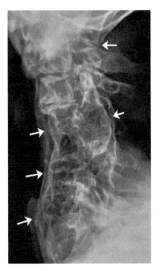

图1-153　先天性短颈综合征

病例1.2.9.6

男，54岁，颈部疼痛不适多年。

颈椎X线侧位片（图1-154）：$C_{5\sim7}$椎体融合（短箭），考虑先天性颈椎融合；余颈椎椎间隙狭窄（长箭），寰椎后弓发育不良、畸形（箭头），靠近C_2棘突；齿状突超过基底线，考虑颅底凹陷，建议进一步行CT三维重建和MRI检查。

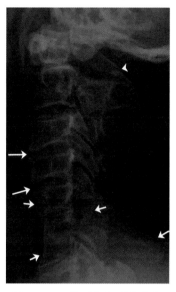

图1-154　先天性短颈综合征

病例1.2.9.7

女，38岁，颈部肌肉酸痛，余无不适。查体：颈椎前屈、后伸及左右旋转活动受限。

颈椎X线正侧位片（图1-155）：多处棘突未愈合（箭头），考虑脊柱裂；C_{2-7}椎体、关节突关节融合（箭），椎间孔变窄，考虑颈椎分节不全。

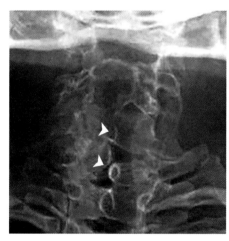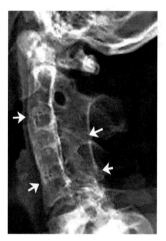

图1-155　先天性短颈综合征

十、脊柱侧弯

见图1-156。

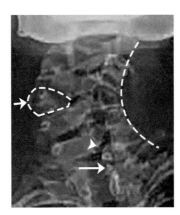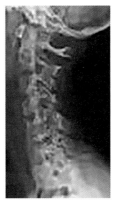

图1-156　颈椎X线正侧位片

颈椎向右侧弯曲，C_2、C_3椎体不稳；C_5椎体半椎体畸形（短箭），C_7脊柱隐裂（箭头），T_1椎体蝴蝶椎可能（长箭），建议行CT检查

［分析与讨论］

先天性椎体畸形（congenital vertebral malformations，CVM）系指胚胎发育过程中体节发育异常导致的脊椎结构异常，可导致脊柱侧弯、后凸等畸形，进而引起一系列症状。发病率为0.5‰~1.0‰。其分型见表1-8。

表1-8　先天性椎体畸形分型

分型	分类	疾病
Ⅰ型	形成障碍	半椎体、蝴蝶椎、楔形椎、寰椎发育畸形、齿状突畸形、腰/骶/尾椎发育不全、脊柱裂、先天性椎管狭窄
Ⅱ型	分节障碍	骨桥、阻滞椎、移行椎、短颈畸形
Ⅲ型	混合型	兼有形成障碍和分节障碍

胚胎发育过程中，椎体和椎弓分别由两个左右对称的骨化中心组成，若其中一个发育不全，则形成半椎体畸形。两个大小、形态相似，尖端相对的半椎体形似蝴蝶，又称蝴蝶椎。半椎体和蝴蝶椎是先天性脊柱侧弯的常见病因。详见第二章第二节"二、蝴蝶椎"与"三、半椎体（HV）"。

需要注意的是：①脊柱侧弯与肋骨发育畸形需要关注是否存在半椎体；②应进一步检查全脊柱正侧位X线片，以估计矫正角度，若有神经症状，行MRI检查，以排除脊髓纵裂或脊髓栓系综合征。

［典型病例］

病例1.2.10.1

男，6岁，突发斜颈2天。

颈椎CT三维重建+矢状面（图1-157）：颈胸椎呈S形弯曲，向左侧凸出，C_6为半椎体。

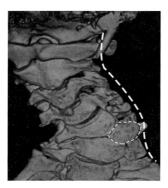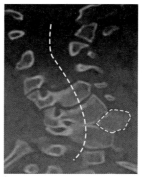

图1-157　脊柱侧弯

十一、寰椎畸形

见图1-158至图1-164。

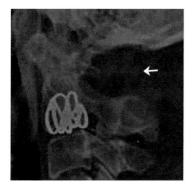

图1-158　颈椎X线侧位片

寰椎后弓几乎消失（箭），前结节和齿状突结构尚存，考虑寰椎后弓发育不全

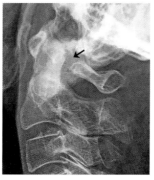

图1-159　颈椎X线侧位片

寰椎侧块部分缺如（箭），建议行CT三维重建明确诊断

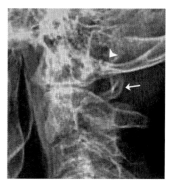

图1-160　颈椎X线侧位片

寰椎后弓明显斜行畸形（箭），考虑寰椎后弓发育不全；此外可见畸形的枕骨大孔（箭头）

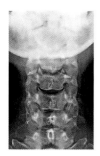

图1-161　颈椎X线正侧位片

寰椎后弓部分骨不连（箭），寰椎前结节、枢椎齿状突结构尚存（箭头），考虑寰椎后弓发育不全

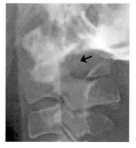

图1-162　颈椎X线侧位片＋张口位片

寰椎后弓缺如（箭），后结节处有骨质存在，寰椎前弓、侧块及枢椎齿状突尚存，但可见齿状突基底部一透亮阴影线（箭头），考虑寰椎后弓缺如，不排除齿状突骨折

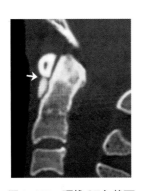

图1-163　颈椎CT矢状面

齿状突与寰椎前结节处形态异常（箭），考虑解剖学变异

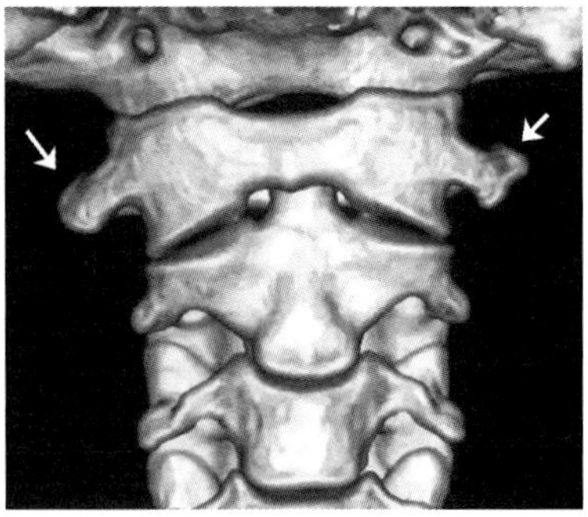

图1-164　颈椎CT三维重建

寰椎横突过长（箭），考虑解剖学变异

[分析与讨论]

（一）概述

寰椎发育畸形（congenital hypoplasia of the atla）是一种较为少见的上颈椎畸形。寰椎发育畸形是由于胚胎发生和发育过程中受到遗传因素（基因突变、染色体异常等）和环境因素（毒物、射线及药物等）引起的一种发育性畸形。寰椎发育畸形包括后弓、前弓、侧块发育不良。临床上寰椎后弓（PAA）畸形相对多见，从中线未融合型到完全缺失型。研究表明，后弓缺损的发生率为0.69%。后中线未融合是所有后弓异常中最常见的缺陷，占所有后弓缺损的90%以上。而前弓发育不良较少见，可伴发正中腭裂、Pierre-Robin综合征等。

（二）临床表现

早期可无任何临床表现或症状轻微，随着发育和劳动强度增大，寰枕和寰枢间距离增大，局部力学结构不稳，而逐渐对脊髓产生压迫症状。此类疾病的早期诊断困难，因为此类患者的齿状突及寰椎横韧带一般完好，寰枢椎屈伸及旋转功能正常，在早期多数患者无明显临床症状。文献显示，寰椎发育不良致椎管狭窄及脊髓型颈椎病的病例极少见。几乎1/3的PAA畸形患者无症状。而在有症状的患者中，其先天性颈椎管狭窄导致的症状也不尽相同，表现从颈部疼痛和枕部疼痛，到感觉异常和脊髓型颈椎病，甚至严重四肢瘫痪与呼吸窘迫。

（三）治疗

虽缺乏外伤史，但创伤在神经系统并发症的发病机制中起着重要的作用。PAA畸形受到轻微的外伤后发生骨膜反应和软骨融合，被认为是造成PAA进行性肥大的原因。寰椎先天性畸形的后弓是一个异常复杂的解剖结构，具有异常的弓状形态，中线裂隙肥大和弓形融合缺损。虽然很少有症状，但也可以表现为脊髓型颈椎病。后路椎板切除术对于脊髓减压有效，且可在具有潜在的术后不稳定性或存在其他先天性缺陷的情况下融合。

需要注意的是：部分患者主要表现为头晕，一般整脊医生认为头晕是由于寰椎横向移动或存在其他偏位所导致，因此会对此区域进行整复手法操作。然而上颈段不稳，颈椎在椎间盘平面上产生异常活动或离断可能才是引起头晕的一个不容忽视的因素。这也是部分人需要拍摄颈椎动力位片的一个原因，但对大部分人而言，不需要追加这一类的检查，不要因为总是有这种上颈段不稳的发生就常规做颈椎动力位片，增加患者的经济负担。

参考文献

［1］赵光辉，代宇轩，范学峰，等.寰椎后弓先天性发育畸形1例报告［J］.中国实验诊断学，2019，23（9）：1560-1561.

［2］杨森，姜为民.寰椎后路单开门椎管扩大成形术治疗寰椎发育畸形1例报告［J］.实用骨科杂志，2019，25（2）：184-186.

［3］陶春生，倪斌.先天性寰椎发育不全3例报告及诊治探讨［J］.中国矫形外科杂志，2005，13（3）：235-236.

〔典型病例〕

病例1.2.11.1

男，35岁，颈部酸痛1周。

颈椎X线侧位片＋张口位片（图1-165）：寰椎后弓全部缺失（箭），寰椎前结节仍存在，枢椎棘突异常增大（箭头），不排除缺失的寰椎后弓与其融合在一起。

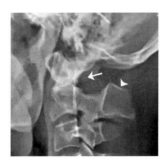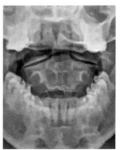

图1-165　寰椎畸形

十二、齿状突畸形

分类见图1-166。

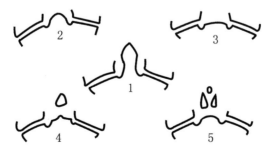

图1-166　齿状突畸形分类示意图

1.正常　2.齿状突发育不良　3.齿状突缺如　4.齿骨　5.齿骨裂

[分析与讨论]

齿状突畸形（odontoid deformity）是颅颈区较常见的畸形，由于齿状突的正常解剖功能降低或丧失，使寰椎处于潜在性的失稳状态，易引起寰椎前脱位。头颈部屈伸、旋转都会使寰枢椎水平的脊髓处于摩擦、挤压、牵拉中，是慢性进行性颈脊髓病的重要致病因素。早期无症状，直至青壮年或劳动强度增大时才出现症状，多见于40岁以上，主要表现为寰枢椎不稳，如颈项疼痛、头枕部疼痛、项肌紧张无力感、上肢麻木无力等，轻微头部外伤可导致寰椎前脱位压迫颈脊髓而发生四肢瘫痪。颈椎活动受限、颈曲线平直、枢椎棘突隆起并有压痛等。

齿状突畸形包括发育不良、齿状突缺如、齿状突分离（齿骨）三种，其中齿状突缺如较少见。齿骨是指发育过程中，齿状突成骨中心与枢椎椎体成骨中心不相融合，呈分离状态。有时易将齿骨与齿状突骨折不连相混淆（表1-9）。一般建议预防性手术，治疗寰枢椎不稳以减压及稳定为主，手术分枕颈融合术和寰枢融合术。

表1-9　齿骨与齿状突骨折不连鉴别

分类	鉴别特征
齿状突分离（齿骨）	发育较小而光滑，位于寰枢关节间隙上方
齿状突骨折不连	有骨折线，发育正常，多在寰枢关节水平位

需要注意的是：①治疗上不用旋转类和扳动类手法；②平时加强颈部保护，外出戴颈围，乘车防止急刹车等。

[典型病例]

病例1.2.12.1

男，50岁，右上肢疼痛麻木，下肢无力。

颈椎X线张口位片+侧位片（图1-167）：齿状突缺如，基底呈稍凸的圆钝弧线（箭）。

颈椎MRI矢状位：齿状突影不清楚（箭头），考虑齿状突发育不全或缺如。

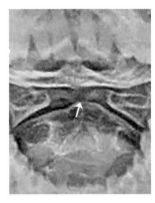
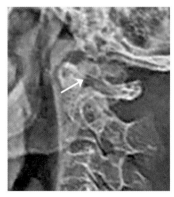
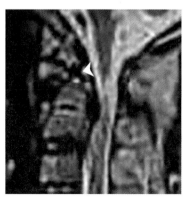

图1-167　齿状突畸形　　　　　图1-168　齿状突畸形

病例1.2.12.2

女，32岁，无任何颈部不适，在某三甲医院行健康体检，颈椎X线检查发现枢椎齿状突不连征象，加做CT检查显示齿状突先天性不连，但不能反映脊髓是否受压，进一步行MRI检查，发现脊髓高位受压，患者病理征阴性，骨科会诊建议手术治疗，围绕是否手术前来征求意见。

颈椎X线侧位片+CT、MRI矢状面（图1-169）：枢椎齿状突不连（箭），考虑齿状突分离（齿骨）。

体会：①骨科专家意见，从治未病角度，不管有无症状，宜尽早手术，一旦出现意外后果非常严重；②寰枢椎手术属高风险手术，且目前无症状，一旦手术失败，属医源性事故。既然32年无任何不适症状，暂且不介入任何处理，以观察为先。齿骨属于先天变异，在无症状情况下任何介入治疗都是徒劳的，且可能增加风险。目前应对措施，注意观察，有颈部不适或神经系统症状出现，及时就诊。加强颈部保护，外出戴颈围，乘车防止急刹车等。

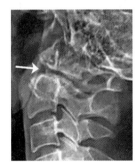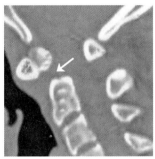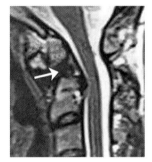

图1-169 齿状突畸形

病例1.2.12.3

女，29岁，颈部疼痛伴双上肢麻木，无外伤史。

颈椎MRI T_2矢状面（图1-170）：见游离齿状突，上缘光滑圆钝（箭），无组织水肿、信号变化，考虑齿骨。

颈椎CT矢状面（图1-171）：C_1前弓肥厚（箭头），齿状突上缘光滑圆钝（上箭），后方寰齿间距增加（7mm，下箭），位于寰枢关节间隙上方，考虑齿骨。

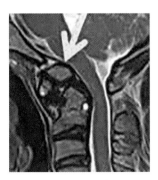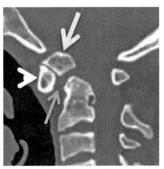

图1-170 齿状突畸形　　　图1-171 齿状突畸形

十三、棘突变异与畸形

见图1-172至图1-175。

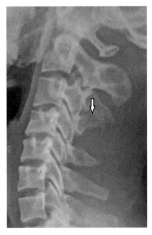 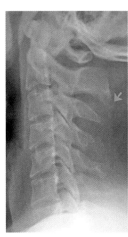 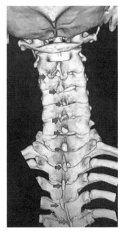 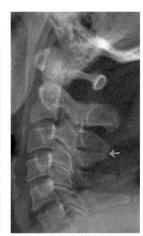

图1-172　颈椎X线　　图1-173　颈椎X线　　图1-174　颈胸椎CT　　图1-175　颈椎X线
　　　侧位片　　　　　　　侧位片　　　　　　三维重建　　　　　　　侧位片

C_4棘突上翘（箭），考虑解剖学变异，不排除骨折　　C_2棘突过大（箭），考虑解剖学变异　　颈胸椎棘突偏歪明显（箭）　　C_3、C_4棘突尖部相互抵触，形成吻合棘（箭）

[分析与讨论]

　　研究显示，除C_7外，C_{2-6}的棘突多呈分叉状，其中C_2棘突分叉出现率最高（94.4%），C_7几乎所有标本均无分叉。C_{2-7}棘突的分叉率呈逐渐下降的趋势。在颈部推拿治疗时，多数颈椎旋转手法的目的是要将医生自己触摸到的偏歪棘突通过旋转手法矫正，即所谓的"复位"。但从文献研究来看，由于颈椎分叉，左右两侧分叉棘突在形态和长度上都不尽相同，有些分叉棘突左右两侧明显不对称，使得较长侧的分叉棘突摸起来有棘突偏歪的感觉，可能会误导推拿医师的判断。

　　在临床触诊的定位诊断中，颈部的分叉棘突是一个非常有用的骨性标志。但对于颈椎棘突分叉的临床意义，应进一步明确，是由先天性颈椎棘突分叉所致棘突偏歪还是由颈椎偏移所引起的棘突偏歪。这样才不至于扩大化应用颈部旋转手法，并可降低颈部旋转的危险性。

　　颈椎棘突偏歪与手法复位的关系值得探讨。一直以来，棘突偏歪在推拿的诊断和治疗中具有重要的临床意义，但对此研究得还远远不足，如手法复位前后的棘突偏歪改变情况以及与临床疗效的关系等方面，都值得进一步探讨。

参考文献

[1] 李义凯，叶淦湖，刘晓华，等. 颈椎棘突的形态学特征及在颈部推拿中的临床意义 [J]. 中国

临床解剖学杂志，2003，21（1）：25-26.

［典型病例］

病例1.2.13.1

男，31岁，颈后伸活动受限。查体：C₂棘突明显凸起。

颈椎X线侧位片（图1-176）：枢椎棘突向下发育肥大（箭），与C₃棘突抵触，考虑解剖学变异。

分析：此变异很少见，可通过手术处理。该患者症状不明显，暂无需处理。

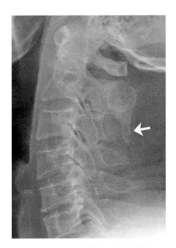

图1-176　颈椎X线侧位片

病例1.2.13.2

男，43岁，项部酸痛。

颈椎X线侧位片（图1-177）：C₇棘突后缘见光滑骨块，C₇棘突未见明显骨折线，考虑C₇棘突永存骨骺（箭）。

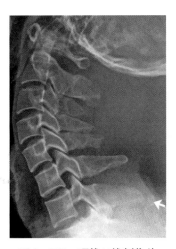

图1-177　颈椎X线侧位片

十四、儿童钙化性椎间盘病（CDC）

见图1-178。

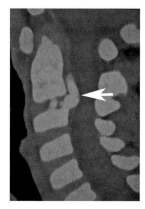

图1-178 颈部CT矢状面

$C_{2\sim3}$椎间隙及后缘见高密度钙化影（箭），考虑$C_{2\sim3}$椎间盘突出、椎间盘钙化

〔分析与讨论〕

（一）概述

儿童钙化性椎间盘病（calcifying discopathy in children，CDC）又称儿童椎间盘钙化病（intervertebral disc calcification，IDC），系一种主要表现为髓核钙化的良性自限性疾病，可累及终板和纤维环，可向周围脱出或移位。临床较少见，自1924年Baron首次报道以来，国内外约有400多例报道，其中有数篇报道儿童椎间盘钙化合并后纵韧带钙化。本病病因尚不明确，可能与外伤后椎间盘局部血肿、细菌感染进入椎间盘、维生素D或钙代谢障碍等有关。

（二）临床表现

该病常偶然发现，好发于5~10岁，男女比例约13：6，绝大部分发生在颈椎（最常见于$C_{5\sim6}$和$C_{6\sim7}$），胸椎次之，腰椎很少受累，且多为单个椎间盘受累。多为急性发病，表现为颈部疼痛、活动受限，伴或不伴有斜颈或发热、顽固性神经根痛、局限性无力。感觉丧失及脊髓变性等神经损伤不常见。临床可将其分为三型（表1-10）。

表1-10 儿童钙化性椎间盘病临床分型（Rechtman）

临床分型	临床表现
消失型	急性发病，X线提示椎间盘钙化，数月至数年内钙化消失
潜伏型	X线发现椎间盘钙化，后出现临床症状
静止型	X线发现椎间盘钙化，后从未出现临床症状

（三）影像学表现

主要表现为椎间盘钙化、髓核脱出移位、椎体改变和椎体曲度异常等。髓核钙化可向纤维环或前后纵韧带移位，可分为三种类型（表1-11）。椎体变扁或楔形变、前缘变尖或假骨赘形成、终板区骨质吸收呈"钳口征"等改变，椎间隙无明显改变。

表1-11　儿童钙化性椎间盘病影像学分型

髓核钙化分型	描　述
团块/斑片状钙化	髓核整体或部分钙化
盘状钙化	髓核钙化和扁平化
碎裂状钙化	团块状钙化处于吸收、消散过程，或髓核破裂

注意：有报道指出，椎间盘在发病时出现斑片状钙化。随访期间，碎裂状钙化变为砂砾状，最终消失。

（四）预后与治疗

本病是自限性疾病，预后良好，以对症治疗为主，包括休息、非甾体类抗炎药、颈托制动等。大多数文献报道，对症治疗数天或数周后疼痛症状消失，随访数月或数年后椎间盘钙化消失。只有少数神经功能严重恶化、进展迅速、有瘫痪危险的儿童需要手术。

附：椎间盘弥漫性钙化

可见于以下全身性疾病：①黑尿酸症（alkaptonuria）；②血色素沉着症（hemochromatosis）；③甲状旁腺功能亢进症（hyperparathyroidism）；④脊髓灰质炎（poliomyelitis）；⑤肢端肥大症；⑥淀粉样变性（amyloidosis）；⑦假痛风。成人孤立性椎间盘钙化多为退变所致，可位于纤维环、髓核和椎体软骨终板。

参考文献

［1］侯会敏，于进超. 儿童颈椎间盘钙化1例并文献复习［J］. 中国临床医学影像杂志，2020，31（3）：227-228.

［2］邱传亚，蒋涛. 儿童钙化性椎间盘病的临床及影像学特征分析［J］. 实用放射学杂志，2007，23（2）：218-219，287.

［典型病例］

病例1.2.14.1

女，9岁，突发性颈痛（图1-179）。查体：头颈部活动受限。

颈椎X线侧位片（图1-180）：C_{6-7}节段椎间隙钙化影（箭），考虑椎间盘钙化。

颈椎CT横断面+矢状面（图1-181）：C_{6-7}椎间盘钙化（箭），且钙化的椎间盘突入椎管内（箭），侵占椎管的空间，压迫右侧硬膜囊。

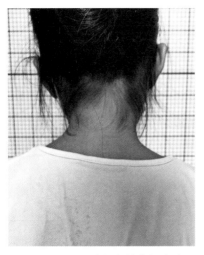

图1-179　儿童钙化性椎间盘病

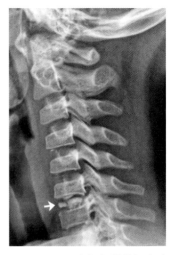

图1-180　儿童钙化性椎间盘病

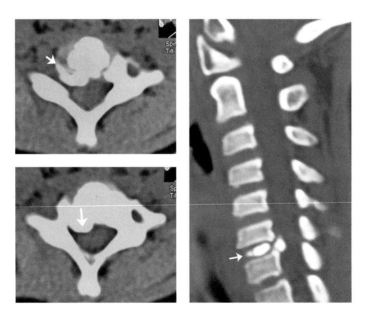

图1-181　儿童钙化性椎间盘病

病例1.2.14.2

男，6岁，颈部疼痛、活动受限20天。

颈椎X线正侧位片+CT矢状面+冠状面+横断面+三维重建（图1-182）：颈椎骨质完整，未见明显骨质破坏及骨折征象，$C_{6\sim7}$椎间隙可见高密度影（箭），考虑$C_{6\sim7}$颈椎间盘钙化。

颈椎MRI矢状面（图1-183）：$C_{6\sim7}$椎间隙见低信号影（箭），结合CT结果，考虑$C_{6\sim7}$颈椎间盘钙化。

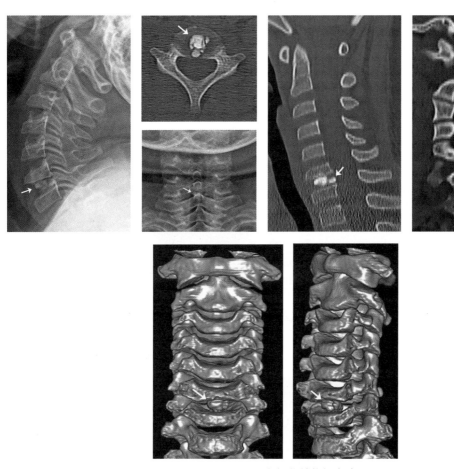

图1-182　儿童钙化性椎间盘病

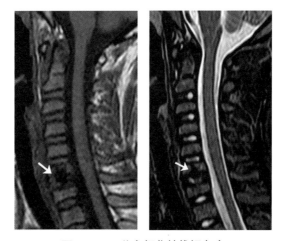

图1-183　儿童钙化性椎间盘病

病例1.2.14.3

女，4岁6个月，颈痛并旋转障碍1天。查体：颈部活动受限。

颈椎X线斜位片+正位片+CT矢状面+冠状面+横断面+三维重建（图1-184）：颈椎椎体前后缘连线连续，各椎体未见骨质破坏性改变，寰枢椎前方间隙未见异常，侧方间隙不对称，左侧间隙增宽，C_{2-3}、C_{4-5}、$C_7\sim T_1$椎间隙内可见斑点状及斑块状高密度影，边界清晰；各小关节间隙清晰，无融合倾向。考虑：①寰枢椎侧方间隙不对称；②C_{2-3}、C_{4-5}、$C_7\sim T_1$椎间盘钙化。

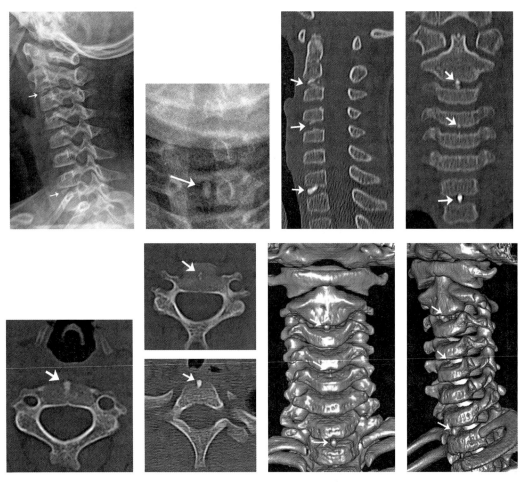

图1-184　儿童钙化性椎间盘病

十五、椎体永存骨骺

[分析与讨论]

（一）概述

永存骨骺（persistent epiphysis）又称生理性骨块游离，是临床常见的生理变异。在骺板发育过程中，骺板因某些因素未能骨化，发生融合障碍而形成永存骨骺。临床上对椎体前缘的游离骨块的发生机制说法不一，较为公认的是，椎体永存骨骺是椎缘环状骨骺在发育过程中，未能与椎体发生骨性愈合而形成，常见于椎体前上缘。临床上最重要的是鉴别永存骨骺与撕脱骨折，二者的处理原则完全不同。详见第三章第二节"十一、椎体边缘软骨结节（AMCN）"。

（二）影像诊断与鉴别诊断

见表1-12。

表1-12　永存骨骺与撕脱骨折影像鉴别

永存骨骺	撕脱骨折
形状固定，多呈三角形	完全游离或部分游离，形状大小不固定，多不规则状，后移方向不固定
内斜面与主体斜面相对立，呈直线平行，间隙均匀一致	骨折线多为横行或斜行
与相对立的椎体斜面均有完整连续的骨皮质硬化边	多为典型好发部位，多为肌腱附着处
MRI显示主体骨与永存骨骺的信号均一致	撕脱骨块与受损骨的骨皮质均不连续或缺损，间隙宽窄不一
CT提示周围软组织无异常密度改变，无肿胀，MRI提示周围软组织无出血、无异常信号影	MRI提示受损骨骨髓水肿信号，局部软组织肿胀，CT提示密度不均匀、增厚
经影像学动态观察，骨块及软组织无变化，病程长，多无急性病史	病程较短，起病急，多有急性病史

［典型病例］

病例1.2.15.1

女，25岁，头颈部活动不适。

颈椎X线侧位片（图1-185）：C_5、C_6椎体前下缘见三角形游离钙化影（箭），与椎体的间隙呈直线且均匀，考虑永存骨骺。

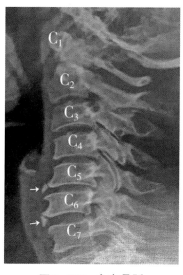

图1-185　永存骨骺

十六、椎动脉变异

见图1-186。

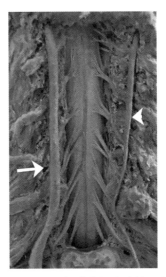

图1-186　颈部防腐标本（前后观）

椎动脉变异，左侧椎动脉外径（箭头）明显较右侧（箭）小，血流量较少，导致右侧椎动脉直径代偿性增大，以保证足够的血流量到达基底动脉

［分析与讨论］

　　椎动脉变异并不少见，超过半数的左侧椎动脉外径大于右侧椎动脉。正常情况下，左右椎动脉相同者约30%，相差悬殊者约6.7%。当椎动脉两侧周径相近时，尤其是椎动脉内压力相近时，可以保证基底动脉分布区血供的稳定，来自两侧椎动脉的血流相对独立；而当两侧椎动脉周径差异很大时，会使得基底动脉的血供不稳定，突然转头时，直径较窄的椎动脉可能会产生一过性的血流减少，出现椎基底动脉系统缺血症状。

参考文献

　　[1]杨志勇，杜斌，范红斌，等．椎动脉变异1例［J］.局解手术学杂志，2007，16（3）：209-209.
　　[2]李义凯，刘莉，李忠华，等.老年人椎动脉的解剖学观测及意义［J］.解剖与临床，1998，3（3）：122-124.

十七、颈椎严重畸形

见图1-187至图1-190。

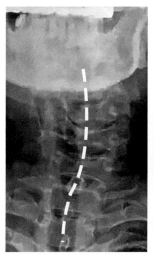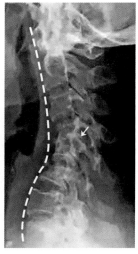

图1-187　颈椎X线正侧位片

颈椎曲度呈"S"形（虚线），C_4、C_5椎体融合（箭），考虑阻滞椎

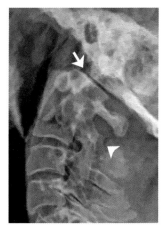

图1-188　颈椎X线侧位片

寰枕关节骨结构异常（箭：枕髁和寰椎上关节面均呈水平状），C_2棘突变异（箭头）及颈椎曲度过大

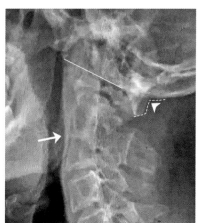

图1-189　颈椎X线侧位片

C_2、C_3椎体、附件融合（箭），考虑阻滞椎；寰椎与枕骨后下缘的距离过近（箭头），齿状突进入枕骨大孔

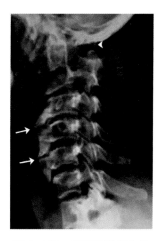

图1-190　颈椎X线侧位片

颈椎曲度消失，伴有严重的颈椎骨关节畸形和病变。寰椎完全消失（箭头），考虑寰枕融合；齿状突超过腭枕线，考虑颅底凹陷；C_{3-6}椎体前缘大块骨赘形成（箭）

[典型病例]

病例1.2.17.1

男，48岁，未诉特殊不适。

颈椎X线正侧位片（图1-191）：$C_{6\sim7}$阻滞椎（长箭）；$C_7\sim T_1$半椎体畸形（短箭）；左右两侧第一肋骨分别由C_7、T_1发出。C_2齿状突进入枕骨大孔内（箭头），考虑为颅底凹陷。

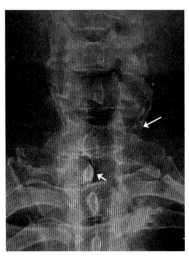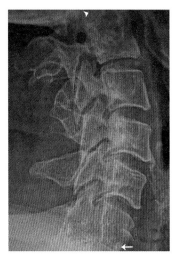

图1-191　颈椎严重畸形

第三节　骨折、半脱位和脱位

脊柱骨折（fracture of the spine）临床常见，约占全身骨折的6.4%，其中胸腰段最多见。脊柱骨折可并发脊髓或马尾神经损伤，尤其是颈椎骨折脱位型合并脊髓损伤。其中，颈椎骨折主要由创伤引起，车祸、坠落伤、潜泳伤是主要原因，其他原因包括颈椎骨关节病、转移瘤、类风湿性关节炎、感染等。由于颈椎的特殊结构，将颈椎分为上位颈椎和下位颈椎，前者包括寰椎和枢椎，后者包括$C_{3\sim7}$。

1983年Denis提出脊柱损伤的三柱概念，认为脊柱的稳定性取决于中柱的完整，而非后方韧带复合结构；1984年Ferguson完善了三柱分类法，认为凡中柱损伤者为不稳定性骨折。McAfee和Magerl根据三柱分类法，将脊柱骨折分为六型，包括压缩性骨折、不完全爆裂骨折、完全爆裂骨折、Chance骨折、屈曲-分离损伤和传输骨折。

1.上位颈椎骨折　由于结构特殊，受伤机制具有特殊性。寰椎骨折分为三种类型：①后弓骨折；②侧块骨折；③Jefferson骨折（寰椎双侧性前后弓骨折）。枢椎骨折主要分为两种类型：①椎弓骨折（Hangman骨折）；②齿状突骨折（Ⅰ型、Ⅱ型、Ⅲ型）。

2.下位颈椎骨折　根据解剖结构和损伤特点可分为以下类型：

（1）前柱骨折：椎体压缩性骨折、椎体前缘撕脱骨折（伸展型泪滴骨折）、稳定和不稳定爆裂骨折。

（2）中柱骨折：屈曲型泪滴骨折（常伴有脊髓损伤）。

（3）后柱骨折：棘突、椎弓根、关节突关节、椎板、横突骨折。

根据患者受伤时颈椎所处位置（前屈、直立、后伸和侧屈）大体可分为以下类型：

（1）屈曲型损伤：压缩性骨折（楔形骨折）、Chance骨折（安全带型骨折）、骨折脱位型（传输骨折）、屈曲-分离损伤。

（2）垂直型损伤：Jefferson骨折（C_1）、爆裂骨折。

（3）过伸型损伤：Hangman骨折（C_2）、挥鞭样损伤、椎体前缘撕脱骨折。

（4）侧屈型损伤：侧方压缩性骨折、受累侧横突骨折。

根据脊椎骨折的病因可分为5种类型，见表1-13。

表1-13　脊椎骨折病因

病　因	描　述
外伤性骨折	暴力外伤导致正常骨骼骨折
骨质疏松性骨折	骨骼骨质疏松，轻微外伤或日常活动即可造成骨折
恶性骨折	原发或继发性恶性肿瘤使脊柱稳定性降低，正常活动即可骨折
病理性骨折	一般负荷即引起骨折
不全性骨折	异常骨结构的骨折

脊椎骨折危险因素分类见表1-14。

表1-14　脊椎骨折危险因素分类

低危患者	高危患者
无低危因素（年龄＞50岁，高风险外伤，四肢感觉异常）	严重外伤史（速度＞50km/h，从3m以上高空坠落）
低危因素（轻微碰撞，背部中间无疼痛，坐位）	＞50岁
头颈可向两侧旋转＞45°	神志不清

影像学检查主要目的是确定椎骨的完整性，观察骨折块和软组织肿胀引起的椎管狭窄和脊髓损伤。脊柱外伤后首选X线拍摄，有助于全面评估损伤部位。若损伤部位较明确，可选用CT检查，可详细观测椎骨的骨折类型、累及范围及骨折三维情况，并可以观察骨折块是否压迫脊髓。当CT提示椎管内损伤，如硬脊膜外血肿、脊髓损伤或截断、骨折块嵌入等，及脊柱相关韧带损伤时，应进一步行MRI检查，明确脊髓、韧带等软组织损伤情况。

治疗主要目的是稳定脊柱，解除脊髓压迫，防止损伤进展。无神经系统症状者可保守治疗，其他情况应手术治疗。

颈椎骨折分类示意图见图1-192、图1-193。

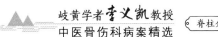
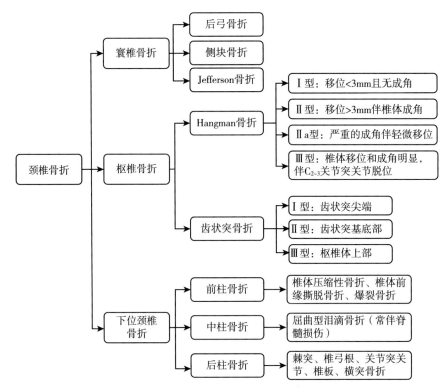

图1-192 颈椎骨折分类示意图（1）

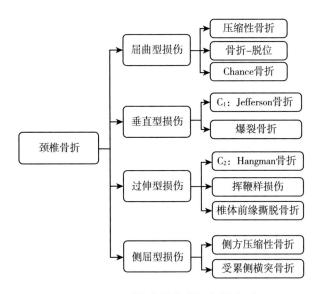

图1-193 颈椎骨折分类示意图（2）

一、寰椎骨折

见图1-194、图1-195、图1-196。

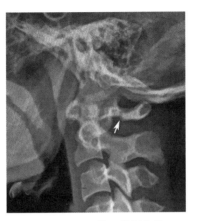

图1-194　颈椎X线侧位片

寰椎后弓骨质不连续（箭），考虑寰椎后弓骨折

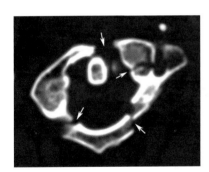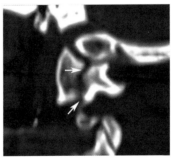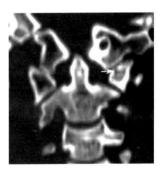

图1-195　颈椎CT横断面＋矢状面＋冠状面

寰椎见多发骨质断裂，断端分离，部分错位（箭），相应脊髓尚未见明显受压，余颈椎未见明显骨折，考虑Jefferson骨折合并寰椎侧块骨折

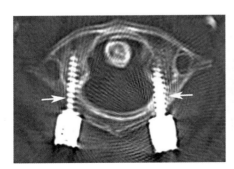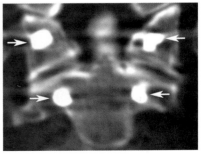

图1-196　颈椎CT横断面＋冠状面

C_{1-2}呈术后改变，可见内固定物（箭），余诸骨骨质未见明显异常

〔分析与讨论〕

寰椎骨折主要见于高处坠落和车祸伤，多由于颈部收到垂直暴力所致。可分为三种类型，包括后弓骨折、侧块骨折和Jefferson骨折（寰椎双侧性前后弓骨折）。

研究表明，多数上颈椎损伤若无明显寰椎侧块分离的Jefferson骨折、枢椎齿状突Ⅲ型骨折、Ⅰ型Hangman骨折等可以通过规范的非手术疗法获得治愈，且能保留上颈椎的活动功能。单纯寰椎后弓骨折可采用矫形支具固定6~8周，若颈椎不稳，可行后融合术、前路椎体间植骨融合或AO钢板螺钉内固定；对寰椎侧块骨折，寰枢椎稳定者多采用保守治疗，头颈胸石膏固定或头环背心（Halo-Vest），不稳定者行Magerl侧块螺钉固定、后路寰枢椎融合术等；Jefferson骨折一般治疗为保守治疗，先行颅骨牵引，后改用头环背心固定8~12周，骨愈合后改用轻质支架固定3个月。若不稳定，建议行后路枕颈融合术或内固定。

参考文献

［1］雷玉凯. 头环背心（Halo-Vest）治疗上颈椎损伤［J］. 中外医学研究，2011，9（5）：44-45.

［2］谭明生，董亮. 对上颈椎损伤治疗原则的探讨［J］. 中国脊柱脊髓杂志，2013，23（5）：387-388.

〔典型病例〕

病例1.3.1.1

男，16岁，寰椎后弓外伤性骨折1年余。

颈椎X线侧位片（图1-197）：寰椎后弓上缘骨质不连续（箭），骨折线模糊，结合病史，考虑寰椎后弓陈旧性骨折。

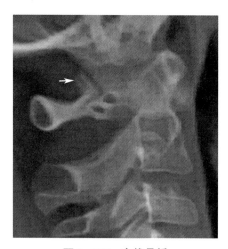

图1-197　寰椎骨折

二、枢椎骨折

见图1-198至图1-205。

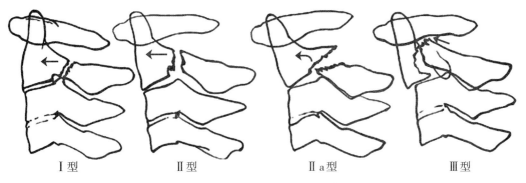

I 型   II 型   II a 型   III 型

图 1-198　Levine-Edwards 分类法

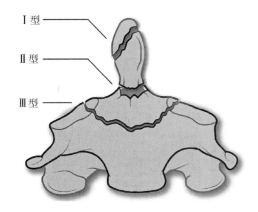

图 1-199　Andrson-D'Alonzo 分型

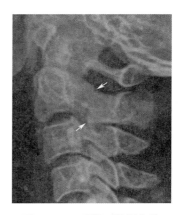

图 1-200　颈椎 X 线侧位片

枢椎椎弓根上下缘皮质不连续（箭），断端未分离，
考虑 I 型枢椎椎弓骨折

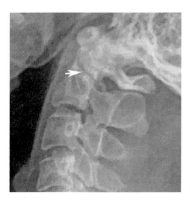

图 1-201　颈椎 X 线侧位片

齿状突基底部见斜行骨折线
（箭），未移位，考虑 II 型齿状突
骨折

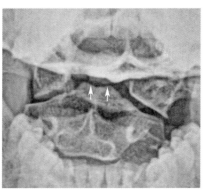

图 1-202　颈椎 X 线张口位片

齿状突基底部见一条明显骨折线
（箭），考虑 II 型齿状突骨折，不排除
齿状突先天骨化不全

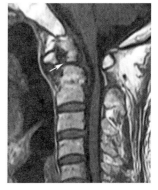

图 1-203　颈椎 MRI T_1 矢状面

齿状突基底部分离（箭），
齿状突向后压迫脊髓，考虑
II 型齿状突骨折

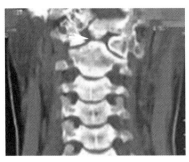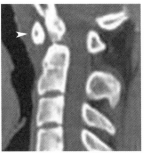

图1-204 颈椎CT矢状面 + 冠状面

齿状突基底部分离（箭），未累及关节突关节，考虑Ⅱ型齿状突骨折；此外，寰椎前结节的位置过高（箭头），位于枕骨前方

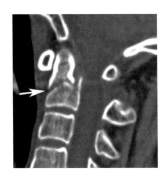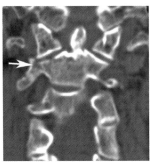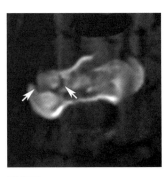

图1-205 颈椎CT矢状面 + 冠状面 + 横断面

齿状突基底部分离（箭），累及右侧关节突关节，考虑Ⅲ型齿状突骨折

［分析与讨论］

（一）概述

枢椎骨折主要包括椎弓骨折和齿状突骨折。枢椎椎弓骨折占枢椎骨折的23%~27%，颈椎骨折的4%~7%，死亡率约7%。其暴力来自颏部，使颈椎过度后伸，在枢椎后半部形成强大的剪切力，导致椎弓根发生垂直状骨折，以往多见于被缢死者，故又称为缢死者骨折（Hangman's fracture），目前多见于交通事故。1985年，Levine等在Edwards分型的基础上根据致伤机制、骨折形态及稳定程度将其分为四种类型（表1-15）。

表1-15 枢椎椎弓骨折分型（Levine-Edwards分类法）

分型	特点
Ⅰ型	C_2 相对 C_3 移位 < 3mm 且无成角
Ⅱ型	C_2 相对 C_3 移位 > 3mm 伴移位后椎体成角
Ⅱa型	Ⅱ型的变型，C_2、C_3 间严重的成角伴轻微移位
Ⅲ型	椎体移位和成角明显，伴 C_{2-3} 关节突关节脱位

枢椎齿状突是枕骨-寰枢椎复合体的骨性中轴，与横韧带、翼状韧带等结构共同维持上颈椎的稳定性。齿状突骨折（odontoid fracture）临床十分常见，约占枢椎骨折的50%~60%，占颈椎骨折的10%~18%，是70岁以上老年人最常见的颈椎骨折，也是80岁以上人群脊柱损伤中最常见的类型。齿状突骨折年龄段呈双峰分布，第一高峰是年轻患者，多继发于高能量损伤；第二高峰是老年患者，多为低能量损伤，损伤机制为过伸性损伤，导致齿状突向后移位。70岁以上的老年颈椎骨折患者多为齿状突骨折，较少合并脊髓损伤，多为不慎摔倒。上颈髓的避让空间较大，因此，外伤后神经症状发生率相对较低。1974年，Andrson等根据骨折位置将其分为三种类型（表1-16）。

表1-16　枢椎齿状突骨折分型（Andrson-D'Alonzo分类）

分型（占比）	特点
Ⅰ型（8%）	齿状突尖端撕脱骨折（稳定）
Ⅱ型（59%）	齿状突基底部、椎体上方横行骨折（不稳定）
Ⅲ型（33%）	椎体上部骨折，累及上关节突一侧或两侧

（二）治疗

1.枢椎椎弓骨折　Ⅰ型可行牵引或头环背心固定12周；Ⅱ型和Ⅲ型建议手术治疗，如颅骨牵引复位、内固定、植骨融合术。

2.齿状突骨折　Ⅰ型、Ⅲ型较稳定，血供良好，愈合率高，Ⅱ型多见，血供不佳，不愈合率很高。因此，Ⅰ型、Ⅲ型和无移位的Ⅱ型一般采用保守治疗，头环背心固定6~8周（Ⅲ型骨折固定12周）；Ⅱ型骨折若移位超过4mm，一般采用手术治疗，如空心螺钉内固定、$C_{1~2}$植骨及钢丝捆扎融合固定术等。

参考文献

［1］张腾飞，梅伟.Hangman骨折的诊断与治疗进展［J］.中国骨与关节杂志，2021，10（4）：281-286.
［2］王清，廖烨晖.齿状突骨折治疗进展［J］.现代实用医学，2015，27（10）：1257-1258.
［3］刘文亮，蒋欣浩，黄威，等.齿状突骨折的分型与诊治研究进展［J］.骨科，2015，6（1）：53-56.

[**典型病例**]

病例1.3.2.1

女，46岁，数年前曾有颈部外伤史，现偶有颈部不适感。

颈椎X线张口位片+正位片+侧位片（图1-206）：齿状突基底部骨折线毛糙（箭），考虑陈旧性Ⅱ型齿状突骨折；齿状突前缘与寰椎前弓的后缘间距大于4mm（箭头），考虑寰枢椎半脱位。

颈椎CT矢状面（图1-207）：齿状突游离面骨质不连续（箭），考虑陈旧性Ⅱ型齿状突骨折。

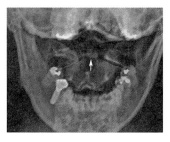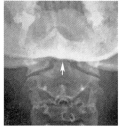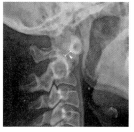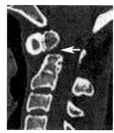

图1-206　枢椎骨折　　　　　　　　　　　　　　图1-207　枢椎骨折

病例1.3.2.2

女，48岁，车祸（坐在后排）造成枢椎齿状突骨折，行空心螺钉内固定术。

颈椎X线正侧位片（图1-208）：见螺钉由枢椎前下方置入齿状突尖端（箭），齿状突基底部见骨折线未完全愈合，枢椎椎体前缘与齿状突不连续，考虑Ⅱ型齿状突骨折术后改变。

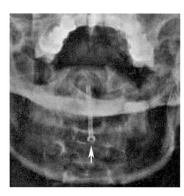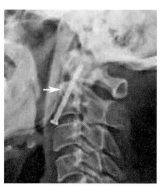

图1-208　枢椎骨折

病例1.3.2.3

男，26岁，头晕伴耳鸣、耳聋近20年。既往史：5岁时有外伤史（头部着地），当地医疗条件有限，仅拍X线片（提示未见异常），未做特殊处理。

颈椎CT冠状面（图1-209）；齿状突基底部骨折（箭），考虑陈旧性Ⅱ型齿状突骨折，建议行MRI检查。

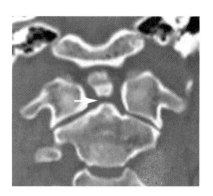

图1-209　枢椎骨折

病例1.3.2.4

男，21岁，春节期间聚会时喝酒过量，不慎跌倒致后脑部着地。伤后出现头颈部疼痛，但无意识丧失，四肢活动自如。简单按揉后疼痛稍缓解就没有即刻就诊，但颈椎疼痛、僵硬及转头困难。4天后症状无明显缓解来院就诊。查体：双手肌力和感觉正常，霍夫曼征阴性，四肢腱反射正常存在。颈椎活动明显受限，枕下软组织轻压痛。

颈椎X线侧位片+张口位片（图1-210）：张口位片示齿状突偏歪（箭），齿状突上端不光滑（箭头），基底部似乎有骨折线（箭头）；侧位片可见齿状突基底部的骨折线（箭），齿状突疑似稍向前移位，枢椎前缘皮质不连续，考虑Ⅱ型齿状突骨折。

颈椎CT矢状面+三维重建侧位（图1-211）：齿状突斜行骨折线，上段骨折块稍向前移位（箭），考虑Ⅱ型齿状突骨折；此外，可见寰椎后弓肥厚、后翘（箭头）。

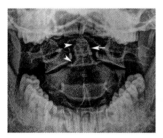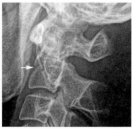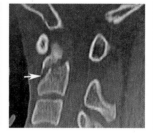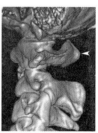

图1-210　枢椎骨折　　　　　　　　　图1-211　枢椎骨折

病例1.3.2.5

男，83岁，因"颈部疼痛、活动受限1天"入院。患者昨日无明显诱因出现颈部疼痛不适，伴有轻头痛、头晕，颈部活动受限，休息后不能自行缓解，无明显胸闷、心悸、气促，无发热，无恶心呕吐，无肢体偏瘫，双上肢无明显麻木，无大小便失禁等，未做特殊处理，因症状无缓解，遂前来我院就诊。查体：C_1、C_2压痛、叩击痛，颈椎活动障碍，余无特殊。

颈椎CT冠状面+MRI矢状面（图1-212）：齿状突基底部见一横行骨折线（白箭），未累及关节面，考虑Ⅱ型齿状突骨折；寰椎侧块与枢椎齿状突不等宽（箭头），考虑寰枢关节脱位；颈椎退行性改变；颈椎生理曲度变直；C_{3-7}椎间盘突出（黑箭）。

体会：一般疼痛剧烈，年纪较大者，最好行影像学检查。该患者当天上午10时许就诊，考虑到下午才能拿到片子，老人家痛得厉害，遂先开了消炎止痛药和外用膏药对症治疗，计划下午影像结果出来后再行针灸、推拿等相关治疗，当时未考虑到骨折，因为患者无外伤史。待CT回报骨折后，联系家属到骨科住院治疗。今日回想，庆幸当时没有给患者做手法治疗，若先给患者做了手法复位，症状没有缓解，再去拍片的话，难以辨清责任。该病例有警示作用，第一，提醒推拿同行无论是传统的正骨手法，还是现代的运动治疗，都要避免暴力手法，年龄大的患者大多有不同程度的骨质疏松，要谨慎使用。第二，若门诊的患者要做正骨复位，最好要拍个片，遵循"无片子，不手法"的原则。警示推拿同行，对疼痛的患者不要立刻就做手法，最好先行影像学检查，保护患者、保护自己。

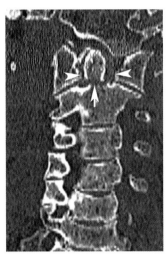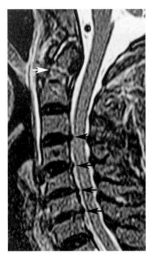

图 1-212　枢椎骨折

病例 1.3.2.6

男，10岁，颈部疼痛伴头颈部活动受限2周，后仰时疼痛加重，偶有头后方晕沉感。家长代诉患儿2岁时因颈部外伤致寰枢关节骨折（具体不详），当时给予颈托固定。因岁数较小难以配合，佩戴时间很短。痊愈后8年间颈部未出现明显不适症状。查体：颈部后仰疼痛加重，左右旋转、侧屈时两侧胸锁乳突肌有牵扯感，两侧风池穴周围压痛明显。

颈椎X线侧位片+张口位片（图1-213）：齿状突与枢椎游离，考虑齿状突基底部骨折（箭），并向右侧横向移位，继发寰椎关节对位不良。

分析：对此建议手术治疗，行经口腔入路的螺钉内固定术。

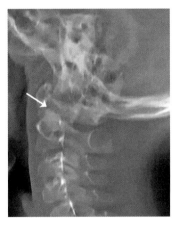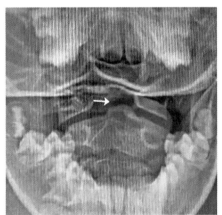

图 1-213　枢椎骨折

三、下颈椎损伤

见图1-214至图1-219。

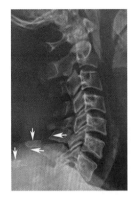

图1-214　颈椎X线侧位片

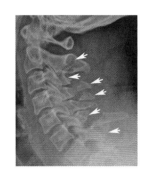

图1-215　颈椎X线侧位片

C_6、C_7棘突骨折线明显（箭），骨折块稍向下移位　　C_{2-7}棘突骨折线明显（箭），C_6、C_7椎弓根疑似有骨折

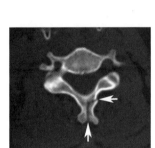
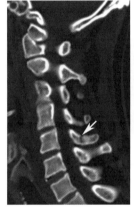
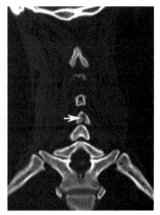

图1-216　颈椎CT横断面＋矢状面＋冠状面

C_5棘突骨质断裂（箭），见不规则透亮线影，断端对位良好，周围软组织轻度肿胀，考虑C_5棘突骨折

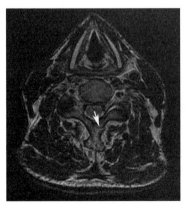
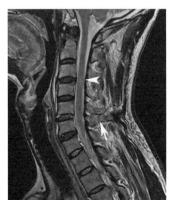
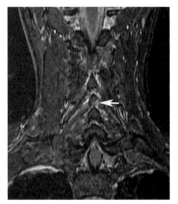

图1-217　颈椎MRI横断面＋矢状面＋冠状面

C_5棘突骨质断裂（箭），信号增高，周围软组织明显肿胀，C_{2-3}水平颈髓见小片状异常信号（箭头），考虑
C_5棘突骨折，颈髓水肿（C_{2-3}椎体水平）

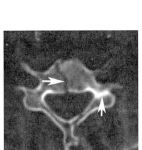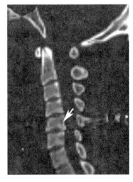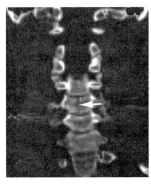

图1-218　颈椎CT横断面＋矢状面＋冠状面

C_5椎体及左侧椎板见一纵行清晰透亮线影（箭），断端未见明显错位，椎管未见明显狭窄，颈部软组织无异常肿块影，考虑C_5椎体及左侧附件骨折

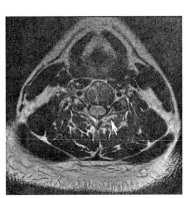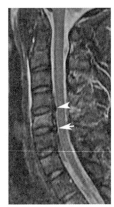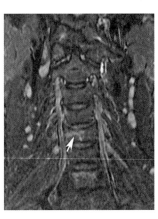

图1-219　颈椎MRI横断面＋矢状面＋冠状面

C_5椎体及左侧椎板信号偏高（箭），前纵韧带见高信号斑片影，后纵韧带条状增厚，考虑C_5椎体及左侧附件骨折，相应节段硬膜囊受压，前纵韧带水肿，C_{4-5}椎间盘突出（箭头），C_{5-6}椎间盘膨出（箭）

〔分析与讨论〕

　　下颈椎损伤约占所有颈椎损伤的65%，脊髓损伤占比较高，常导致四肢瘫痪。目前尚缺乏对这类损伤全面的、标准的、被广泛接受的分型评估系统。从损伤机制、形态学等方面进行归类总结，对损伤类型从单纯考虑骨性结构损伤，到逐步重视椎间盘韧带复合体损伤及颈椎稳定性，后再将神经损伤及颈椎基础疾病或退行性变考虑在内，分型系统逐步细化、完善。近年来新提出的分型系统包括CSISS分型系统、SLIC分型系统、ABCD分型系统及AOSpine分型系统等。

　　其中，2007年Vaccaro等提出的SLIC分型系统结合骨折损伤形态、椎间盘韧带复合体（DLC）和神经功能情况3部分，根据评分指导治疗方案（表1-17）。尽管该方法存在一些问题，但其具有较好的一致性和可重复性，对临床治疗有较大指导意义，得到广泛应用。

表1-17　SLIC分型系统

SLIC分型系统	0分	1分	2分	3分	4分
①骨折损伤形态评分	无异常	压缩型	爆裂型	牵张型	旋转/平移型
②DLC损伤评分	无损伤	不确定	断裂型	/	/
③神经功能状态评分	无损伤	根性损伤	不完全性脊髓损伤	完全性脊髓损伤	注：持续性脊髓压迫加1分
治疗建议	总分≤3分建议保守治疗，总分≥5分建议手术治疗，总分4分可选择保守治疗或手术				

为便于联系临床实际和影像学归类，介绍下列两种分类方法。

根据患者受伤时颈椎所处位置（前屈、直立、后伸和侧屈）将下颈椎骨折分为以下四种类型：

1.屈曲型损伤　压缩性骨折（楔形骨折）、Chance骨折（安全带型骨折）、骨折脱位型（传输骨折）、屈曲-分离损伤。

2.垂直型损伤　爆裂骨折。

3.过伸型损伤　挥鞭样损伤、椎体前缘撕脱骨折。

4.侧屈型损伤　侧方压缩性骨折、受累侧横突骨折。

其中，椎体压缩性骨折系指椎体前方受压缩楔形变，压缩程度以颈椎X线侧位片上椎体前缘高度占后缘高度的比值计算，即Ⅰ度为1/3，Ⅱ度为1/2，Ⅲ度为2/3。爆裂骨折系指椎体粉碎性骨折，骨折块向四周移位，向后移位可压迫脊髓和神经。

1982年，Allen等总结了165例下位颈椎损伤病例，根据颈椎位置和作用力方向归类为六种常见损伤类型，包括压缩屈曲型、纵向压缩型、牵开屈曲型、压缩伸展型、牵开伸展型和侧方屈曲型。该分类法在上述四分法的基础上将屈曲型和过伸型根据作用力方向（牵开、压缩）分为四种。

两种分类方法见表1-18。

表1-18　下位颈椎损伤四分法与Allen六分法

四分法	Allen六分法	作用机制	损伤类型
屈曲型损伤	牵开屈曲型	颈椎前屈＋纵向牵拉→后中柱	关节突关节半脱位、棘突分开、椎体向前半脱位
	压缩屈曲型	高处重物坠落砸伤、患者高空坠落；颈椎前屈＋垂直压缩暴力→前中柱	椎体前中柱压缩性骨折、屈曲泪滴型骨折、棘突骨折
过伸型损伤	牵开伸展型	颈椎后伸＋纵向牵拉→前中柱	椎体横行骨折、椎体前缘撕脱骨折、椎间隙增宽、椎体后移进入椎管
	压缩伸展型	颈椎后伸＋垂直压缩暴力→后柱	同侧椎弓根及椎板骨折、关节突关节压缩性骨折，Hangman骨折
垂直型损伤	纵向压缩型	颈椎正位＋垂直压缩暴力→椎体	椎体压缩性骨折、Jefferson骨折、爆裂骨折
侧屈型损伤	侧方屈曲型	颈椎侧屈＋垂直压缩暴力→椎体左/右侧	不对称的椎体压缩性骨折，同侧椎弓根骨折、关节突关节压缩性骨折，对侧椎弓断裂、关节突关节分离

参考文献

[1]黄威，王丹，蒋欣浩，等.成人下颈椎损伤分型与治疗研究进展[J].骨科，2020，11（1）：89-92.

[2]赖世宁，程思，柯珍勇.下颈椎骨折脱位的分型及手术治疗[J].世界最新医学信息文摘，2020，20（36）：131-132.

[3] Vaccaro AR，Hulbert RJ，Patel AA，et al．The subaxial cervical spine injury classification system：a novel approach to recognize the importance of morphology，neurology，and integrity of the disco- ligamentous complex[J]．Spine（Phila Pa 1976），2007，32（21）：2365-2374.

［典型病例］

病例1.3.3.1

男，62岁，既往有颈部外伤史。

颈椎X线侧位片（图1-220）：C_5椎体变扁，与C_4间形成骨桥（箭），考虑C_5椎体压缩性骨折。

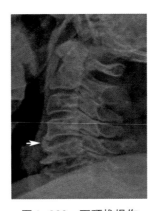

图1-220　下颈椎损伤

病例1.3.3.2

女，48岁，不慎滑倒致后颈部活动明显受限1周余。

颈椎X线侧位片（图1-221）：C_3椎体前下缘骨折（箭），考虑C_3椎体前下缘撕脱骨折。

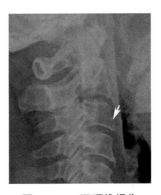

图1-221　下颈椎损伤

病例1.3.3.3

女，23岁，数年前乘车时遭遇突发车祸，当时坐在后排没有系安全带。车祸发生时人腾空，头顶撞在车顶，造成上颈段多个椎体骨折，幸未伤及脊髓。内固定术后多年，现患者诉咽喉部不适感，抬头时明显，低头时缓解，近1个月来症状逐渐加重。

颈椎CT横断面（图1-222）：C$_2$椎体前缘有大块向前凸起的骨赘形成（箭），从后向前压迫咽喉后壁部，考虑是造成患者咽喉部不适感的病因，符合本患者体位改变时的症状特点。

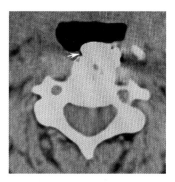

图1-222　下颈椎损伤

病例1.3.3.4

男，38岁，车祸伤。查体：霍夫曼征右侧（＋），左侧（－），颈活动度稍差。

颈椎CT矢状面（图1-223）：C$_3$骨折脱位向后移位明显（箭），占据椎管空间。

分析：患者的病情十分危险，建议及早手术复位内固定，解除对脊髓的压迫，以免压迫时间过久伤及脊髓，造成难以恢复的损害。

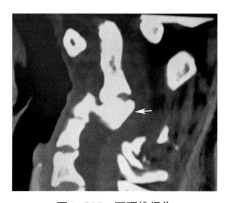

图1-223　下颈椎损伤

病例1.3.3.5

男，66岁，被重物砸中项部致颈项部疼痛、活动障碍1天。

颈椎X线侧位片（图1-224）：C$_7$棘突见一纵行骨折线（箭），骨折块稍向下移位，考虑C$_7$棘突骨折。

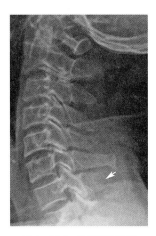

图1-224　下颈椎损伤

病例1.3.3.6

男，58岁，车祸伤。既往有强直性脊柱炎病史。

颈椎+胸椎X线片（图1-225）：严重骨质疏松，颈椎、胸椎竹节样改变（箭），附件融合，考虑强直性脊柱炎；颈椎曲度异常，C_1、C_2连续性中断，考虑骨折脱位。

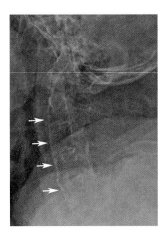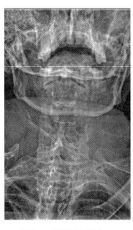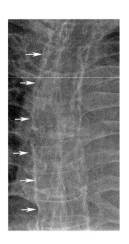

图1-225　下颈椎损伤

病例1.3.3.7

男，46岁，严重车祸伤，既往有强直性脊柱炎病史。

颈椎CT矢状面+横断面+三维重建（图1-226）：C_6椎体及双侧附件骨质形态异常（箭），呈粉碎性断裂，C_7椎体楔形变（箭头），C_7横突骨质不连，C_5双侧下关节突骨质不连；C_6椎体上部及以上椎体、附件向前明显移位，椎管变形，明显狭窄，硬脊膜受压，脊髓损伤变性；椎旁软组织密度不均，项韧带钙化影。余颈椎各椎体呈"方形椎"；各椎体缘见不同程度唇刺状骨质增生影，见竹节状骨桥形成；各椎弓小关节面模糊、粗糙。考虑C_6椎体及附件粉碎性骨折，C_7椎体压缩性骨折，C_5、C_7附件骨折，并椎管狭窄变形，颈髓损伤；强直性脊柱炎。

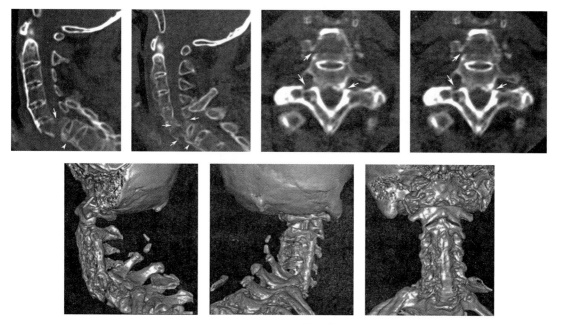

图1-226　下颈椎损伤

四、上颈椎脱位

见图1-227、图1-228。

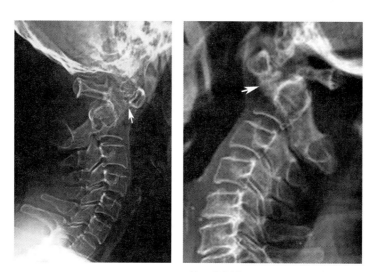

图1-227　颈椎X线侧位片

寰椎前结节与齿状突间隙明显增大（箭），寰椎脱向前方，齿状突后缘与寰椎后结节的间距，即椎管的前后矢状径因严重受压变窄，下段颈椎前凸增大，为代偿弯曲，考虑寰枢椎脱位

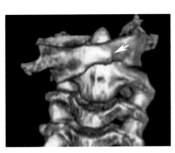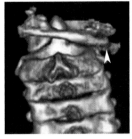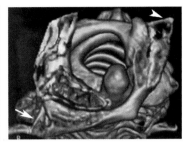

图1-228　颈椎CT三维重建

寰椎前结节偏向左侧（箭），后结节偏向右侧（箭头），考虑寰枢椎旋转脱位

［分析与讨论］

（一）概述

寰枢关节是由寰椎、枢椎、寰椎横韧带和尖韧带及关节囊等构成的复合体，是连接头颅和颈椎的特殊结构。寰枢关节脱位（atlantoaxial luxation）系指寰枢椎无骨折，但因寰枢横韧带、翼状韧带、齿状突尖韧带断裂，导致枢椎齿状突与寰椎前弓间发生脱位。可压迫脊髓。须在牵引下复位后行寰枢椎融合术。

寰枢关节半脱位（atlantoaxial subluxation）系指寰枢关节骨性结构的对合关系超出正常范围，但未达到脱位程度，且很少伴有神经症状或体征。临床上发生率较高，多见于青少年和儿童，且以儿童为主，主要原因是儿童的关节囊和韧带弹性均较大且松弛，寰枢椎间关节面与成年人相比较浅；另外，由于小儿脊椎关节突关节发育尚未完全，易过度旋转和弯曲，且其头部质量在身体中所占比例大，颈部肌肉薄弱，颈椎稳定性差，进而导致寰枢关节旋转半脱位的发生率较高。

（二）病因与发病机制

寰枢关节半脱位包括侧脱位、旋转脱位、前脱位和后脱位。寰枢关节半脱位多由于炎症（咽喉部感染、类风湿关节炎等）、颈部外伤（打球摔伤）、颈椎推拿或某种变异等因素导致。寰枢关节前后脱位与寰枢间韧带相关，横韧带、翼韧带可以有效地预防寰椎的过度前移，且其中主要以横韧带的作用为主，而翼韧带主要用于限制寰椎的过度旋转。其实还有个强大的韧带常被临床所忽略，即覆膜。翼韧带和覆膜均为非常坚韧的结构，除非很大的暴力才能使其撕裂，造成齿状突后移。当枢椎旋转时，寰椎的关节面和齿状突关节面的对合面积减少，导致关节的稳定性下降，最终引起寰枢关节旋转脱位。

（三）临床表现与诊断

寰枢椎半脱位临床表现为颈部不适、头晕、头颈部歪斜以及转颈受限等。部分患者仅表现为头晕，无其他明显的临床特征，常被人们忽略。

诊断方面仅凭张口位上齿状突偏歪尚不能诊断为寰枢椎半脱位，必须在颈椎X线侧位片上，齿状突前缘与寰椎前弓后缘的距离（寰齿前间隙）大于4mm，才考虑小儿寰枢椎半脱位（成人＞3mm即诊断成立）。颈椎X线动力位片，正常寰齿前间隙多无变动，儿童变动范围不超过1mm，若变动太大，考虑寰枢椎不稳。若寰齿前间隙大于3~5mm，考虑横韧带断裂；若增大超过7mm，表示患者除有横韧带断裂，可能还有翼状韧带、尖韧带和副韧带断裂。此外，寰椎倾向前下方，故寰椎后结节与枢椎棘突的间距增宽。颈椎X线张口位片上，当寰椎双侧前脱位时，两侧寰枢关节间隙变窄或重叠；当寰椎单侧前脱位时，两侧侧块大小不对称、齿状突–侧块间距大小不等。

（四）治疗

寰枢关节解剖结构较为复杂。若患者寰枢关节半脱位未能及时诊断和治疗，则易导致患者周围延髓以及颈髓的损伤，严重者对患者的生命健康产生威胁。因此，寰枢关节半脱位患者的及时诊断和治疗具有重要的临床意义。治疗主要以抗感染、制动、牵引、消炎止痛为主。Glission枕颌带取正中位牵引1.5~2kg，或颅骨牵引，在牵引过程中拍片复查，调整重量，2~3天复位，维持2周，并头颈胸石膏固定或支架2~3个月。对牵引复位不满意者则需手术治疗，颅骨牵引下行后路寰枢椎钢丝固定植骨融合术，术后卧带头石膏床3~6个月，植骨坚固融合后改颈托保护。

需要注意的是：寰枢椎半脱位做手法有导致截瘫风险，慎用。

附：寰枢关节损伤分类方法

Fielding和Hawkins 1997年提出的寰枢关节固定或脱位的分类方法：

Ⅰ型：横韧带完好，寰枢关节以齿状突为旋转轴，C_1、C_2发生相对不对称旋转，一侧寰椎侧块向前旋转，对侧侧块向后旋转，无寰枢关节前脱位，单纯旋转移位。X线张口位片可见寰椎两侧侧块大小、形态不对称，两侧侧块关节间隙不等，齿状突与两侧侧块间距差大于2 mm，侧位片见寰齿前间距在3mm以内。

Ⅱ型：横韧带轻度缺陷，寰齿间距3~5mm，完整的关节起对侧前脱位旋转轴作用。旋转移位，寰椎向前移位3~5mm。

Ⅲ型：寰齿间距超过5mm，横韧带明显缺陷，伴有其他辅助韧带断裂，双块向前移位，一侧较另一侧旋前。旋转移位，寰椎向前移位5mm。

Ⅳ型：单侧或双侧寰椎侧块向后移位。旋转移位，伴向后移位。见于齿状突损伤或者类风湿关节炎侵蚀齿状突等，此型罕见。

此外，Levine等又补充了Ⅴ型，即寰枢关节完全旋转脱位，更为少见。

参考文献

［1］《中华外科杂志》编辑部.寰枢关节是否存在半脱位及其相关问题［J］.中华外科杂志，2006，44（20）：1369-1375.

［典型病例］

病例1.3.4.1

女，30岁，在学习针灸时被针灸专业老师扳动颈椎后出现斜颈和颈部剧痛。

颈椎CT横断面+冠状面（图1-229）：可见齿状突右侧偏移，右侧寰齿间隙变窄（箭），左侧间隙增宽，但两侧的寰枢外侧关节对位正常。寰枢椎骨质结构清晰、无破坏，椎管内结构清晰，软组织层次清楚，无异常表现。考虑寰枢椎脱位。

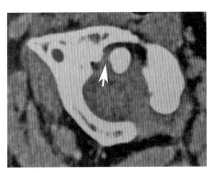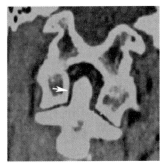

图1-229　上颈椎脱位

病例1.3.4.2

男，36岁，打球摔伤致颈部疼痛1天。

颈椎X线侧位片+张口位片（图1-230）：寰椎前结节与齿状突间隙明显增大（箭），寰椎脱向前方，齿状突后缘与寰椎后结节的间距，即椎管的前后矢状径因严重受压变窄（箭头），下段颈椎前凸增大，为代偿弯曲。考虑寰枢椎脱位。张口位片提示齿状突消失（箭头），建议进一步行颈椎CT和MRI检查。

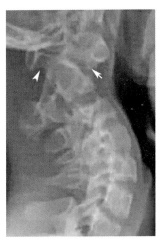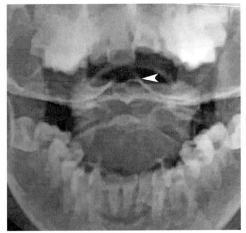

图1-230　上颈椎脱位

病例1.3.4.3

女，43岁，有颈部外伤史，经手法治疗后双手发麻。

颈椎X线侧位片（图1-231）：寰椎前结节与齿状突间隙明显增大（箭），寰椎脱向前方，齿状突后缘与寰椎后结节的间距，即椎管的前后矢状径因严重受压变窄（箭头），下段颈椎前凸增大，为代偿弯曲。考虑寰枢椎脱位。

分析：该患者是寰枢椎脱位，不是半脱位，病情更严重和危险。对于这种情况，不要再进行手法治疗，特别是不能进行扳法或旋转手法治疗。先颈部制动，可使用颈托固定。建议进一步行颈椎CT三维重建和MRI，明确寰椎脱位和颈髓受压的情况后再制定治疗方案。目前看，很可能需要手术治疗。

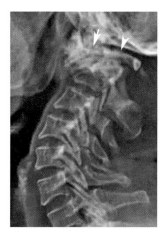

图1-231　上颈椎脱位

病例1.3.4.4

　　女，83岁，跌倒后撞到后脑，伤后仅颈部疼痛，20余天后出现手脚无力，无法言语。

　　颈椎X线侧位片（图1-232）：寰椎前结节与齿状突间隙明显增大（箭），寰椎脱向前方，齿状突后缘与寰椎后结节的间距，即椎管的前后矢状径因严重受压变窄（箭头），考虑寰枢椎脱位。

　　分析：建议立刻手术治疗。因为在此节段寰椎的椎管较大，脊髓仅占据不到一半的空间，故如此严重的脱位20余天后才出现明显的症状。这提示我们，寰椎节段脊髓的缓冲空间比较大。

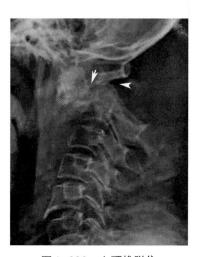

图1-232　上颈椎脱位

病例1.3.4.5

男，5岁，自觉颈痛2天，不敢抬头，无外伤史（图1-233）。

颈椎X线张口位片（图1-234）：齿状突与寰椎两侧间隙不等宽（箭）。

颈椎X线侧位片（图1-235）：颈椎反弓，枢椎齿状突向前移位（箭），寰椎前结节前移，寰椎后结节与枢椎齿状突间隙增宽（箭头），齿状突前缘与寰椎前弓的后缘间距小于4mm，尚未达到寰枢椎半脱位标准。

分析：张口位X线片上，两侧齿状突与两侧侧块间距不等的征象易被诊断为寰枢椎半脱位。但本例患者尚未达到寰枢半脱位的诊断标准，因为寰齿前关节无明显分离。

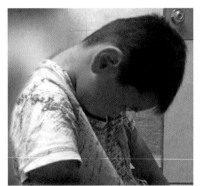
图1-233 上颈椎脱位

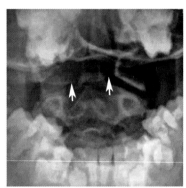
图1-234 上颈椎脱位

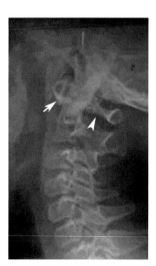
图1-235 上颈椎脱位

病例1.3.4.6

男，10岁，发现斜颈1周。

颈椎X线侧位片+张口位片（图1-236）：寰椎与齿状突两侧间隙不等宽（箭）；枢椎棘突向后移位，寰椎前结节前移，寰椎后结节与枢椎棘突间隙增宽（箭头），齿状突前缘与寰椎前弓后缘间距大于4mm，考虑寰枢椎半脱位。

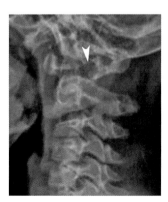
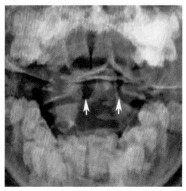
图1-236 上颈椎脱位

病例1.3.4.7

幼儿，颈部疼痛，伴斜颈3天。

颈椎X线张口位片+CT三维重建（图1-237）：寰椎向右侧倾斜（箭）；两侧侧块大小不对称、齿状突与两侧侧块间距大小不等（箭头），考虑寰椎单侧前脱位。

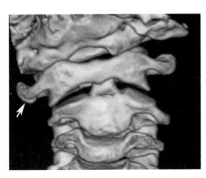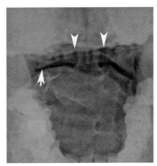

图1-237 上颈椎脱位

病例1.3.4.8

女，55岁，突发性颈椎疼痛、活动受限1周。

颈椎X线侧位片（图1-238）：齿状突前缘与寰椎前弓的后缘间距大于4mm（双箭），考虑寰枢椎半脱位。

颈椎CT矢状面+横断面（图1-239）：寰齿前间隙正常，无脱位现象；寰枢椎骨质结构清晰、无破坏，椎管内结构清晰，软组织层次清楚，无异常表现。

分析：有时X线因为体位、投射角度等原因出现误判，CT更清晰准确。

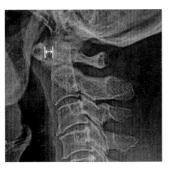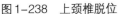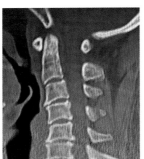

图1-238 上颈椎脱位　　　　图1-239 上颈椎脱位

五、下颈椎脱位

见图1-240、图1-241。

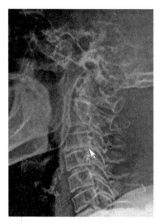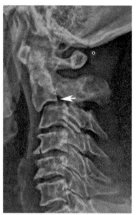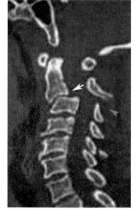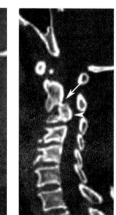

图1-240　颈椎X线侧位片　　　　　图1-241　颈椎X线侧位片+CT矢状面

C_3以上向后脱位（箭），考　　C_2以上向前脱位（短箭），考虑Ⅱ度滑脱；C_{2-3}关节突关节顶立交锁（长
　虑Ⅰ度滑脱　　　　　　　　箭），C_3椎体向后凸入椎管内（白箭头），压迫颈脊髓；棘突间距明显增
　　　　　　　　　　　　　　　　大（灰箭头），棘间韧带撕裂

〔分析与讨论〕

下颈椎因外伤暴力可导致脱位，即外伤性滑脱，常合并椎体骨折和脊髓损伤。从发生部位来看，C_{5-6}发生率最高，其次是C_{4-5}和C_{6-7}。

正常颈椎侧位片显示椎体后缘连线呈自然的弧形曲线，脊椎脱位后该曲线发生错位。根据滑脱方向可分为向前滑脱、向后滑脱、侧方滑脱；根据脱位方向和程度可分为双侧关节突前脱位、前半脱位、后脱位和单侧关节突脱位；根据损伤时患者的体位姿势可分为屈曲型和伸直型；滑脱程度以下位椎体为基准，观察上位椎体的移位情况，可分为Ⅰ、Ⅱ、Ⅲ、Ⅳ度。下颈椎脱位分类、机制与治疗见表1-19。

表1-19　下颈椎脱位分类、机制与治疗

滑脱方向	脱位方向+程度	损伤机制	合并损伤	治疗
向前滑脱	双侧关节突前脱位	屈曲暴力→上位颈椎的下关节突及椎体向前移动→关节突交锁（关节突跳跃征）	前、后纵韧带及棘间韧带撕裂，椎间盘受损，关节突骨折，脊髓受压	颅骨牵引、颈托，开放复位
	前半脱位	下关节突向前滑动分离，可回缩，多隐匿	后纵韧带撕裂，关节突关节松动不稳	枕颌带牵引、颌-胸石膏固定，减压固定术
向后滑脱	后脱位	伸展暴力→上椎体向后，下椎体向前	棘突、关节突骨折，前纵韧带、椎间盘撕裂，压缩脊髓	枕颌带牵引、头颈胸石膏固定，减压固定术

续表

滑脱方向	脱位方向 + 程度	损伤机制	合并损伤	治疗
侧方滑脱	单侧关节突脱位	一侧下关节突向后旋转，另一侧向前旋转，可超越下位椎体的上关节突，形成关节突交锁	关节突骨折，关节突关节囊破裂，前、后纵韧带及椎间盘撕裂，椎间孔狭窄，神经根受压，脊髓受压	颅骨牵引 / 枕颌带牵引

参考文献

[1] 汤勇智，王贵清. 下颈椎关节脱位的诊治进展 [J]. 实用骨科杂志，2010，16（7）：515-518.

〔**典型病例**〕

病例1.3.5.1

男，13岁，头晕伴双下肢麻木1天，四肢轻度抽筋感，心慌，无外伤史。

颈椎X线侧位片（图1-242）：颈椎曲度异常，呈"S"形，C_2以上向前Ⅱ度滑脱（箭），考虑C_3相对后移压迫脊髓，建议行MRI检查明确诊断。此外C_2棘突畸形（箭头）。

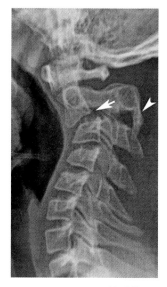

图1-242　下颈椎脱位

病例1.3.5.2

男，34岁，跌落伤致颈部肿痛4小时。

颈椎X线侧位片 +CT矢状面（图1-243）：C_4以上向前Ⅲ度脱位（箭），C_{4-5}关节突关节交锁，C_5椎体向后凸入椎管内，压迫颈脊髓。

分析：此类颈椎脱位多有损伤性截瘫，需要尽早手术复位及康复治疗。

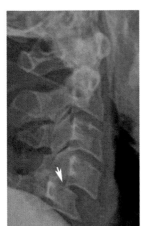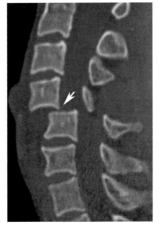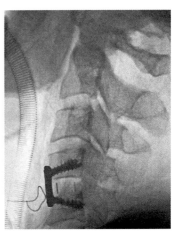

图1-243　下颈椎脱位

第四节　炎症

脊柱感染性病变是致畸的重要原因之一，超过半数的致病菌是金黄色葡萄球菌。危险因素包括HIV感染、老年、慢性消耗性疾病、吸毒、广谱抗生素应用、使用皮质激素和免疫抑制剂及肠外营养等。可通过动静脉血行感染、直接蔓延、直接播种等途径传播累及脊柱。最常见的临床症状包括背痛、运动和感觉功能障碍、发热及意识障碍。MRI是首选检查方法。其分类见表1-20。

表1-20　脊柱感染性病变分类（病原体）

分类	病种	特征	影像与治疗
细菌性感染	细菌性椎间盘炎	椎体前部、椎间隙，腰椎＞胸椎＞颈椎，局部背痛、运动受限、发热	T_1低信号、T_2高信号，增强明显强化
	细菌性硬膜外脓肿	50~70岁，发热和局部触痛	T_1低信号、T_2高信号，增强均匀强化/环状强化
	细菌性脊髓炎和脊髓脓肿	罕见，胸段，血行播散，运动和感觉功能障碍，背痛、神经根痛、发热	T_2高信号、边界不清的强化→边界清楚的边缘性强化并周围水肿
结核（TB，特殊）	结核性椎间盘炎	椎体前下部，相邻数个椎体，硬膜外脓肿形成、脊髓受压	早期骨髓水肿、硬膜外和椎旁肿块、脊髓压迫，椎体终板骨质破坏
	结核性蛛网膜炎（脊髓神经根炎）	截瘫、四肢麻痹、疼痛和神经根症状	T_1、T_2高信号，增强硬膜－蛛网膜复合体强化，神经根增厚或粘连
	髓内结核瘤	极罕见，脊髓梭形肿胀	T_1等/高信号，T_2等/低信号，周围绕有高信号水肿
病毒感染	人类免疫缺陷病毒（HIV）感染	空泡状脊髓病（VM），缓慢进行性下肢无力、步态不稳、小腿感觉异常等	T_2双侧对称性信号增高；鸡尾酒疗法
	巨细胞病毒（CMV）和单纯疱疹病毒（HSV）感染	CMV性多发神经根炎，进行性无力、反射减弱、尿潴留、肛周感觉障碍	马尾神经根和软脊膜呈块状强化；高活性抗反转录病毒疗法

续表

分类	病种	特征	影像与治疗
真菌感染	念珠菌、曲霉菌、球孢子菌、酵母菌等感染	非干酪性感染，主要累及椎间盘和骨髓	
寄生虫感染	弓形体病	脑弓形体病最常见，脊髓弓形体感染罕见；下肢无力和麻痹最常见	T_1 低信号、T_2 高信号，增强见强化肿块；长期抑制疗法
	囊虫病	蛛网膜下腔最常见，髓内和硬膜外受累均罕见；因痉挛性截瘫、二便疼痛、阳痿就诊	与脑脊液信号相等；驱虫药治疗 2 个月

一、结核性脊柱炎

〔分析与讨论〕

（一）概述

脊柱结核（tuberculosis of spine）发病率占骨关节结核的首位，约50%，绝大多数在椎体，附件结核仅有1%~2%。椎体以松质骨为主，其滋养动脉为终末动脉，结核分枝杆菌容易停留在椎体部位。以腰椎最多见，胸腰段次之，颈椎较少见。好发于儿童和青年，男性多于女性，多继发于肺结核。儿童发病以胸椎最多见，常累及多个椎体；成人多见于腰椎，常仅侵犯邻近两个椎体。

按病变部位可分为中心型、边缘型、韧带下型和附件型，如表1-21。

表1-21　脊柱结核分型（按病变部分）

分型	临床特点、发病部位	影像病理特点
中心型（椎体型）	多见于儿童，好发于胸椎；病变起于椎体中心，因儿童期椎后动脉经椎体后缘进入椎体中心，血供丰富易感染	圆形透亮，或被压缩呈楔形，累及椎间盘和相邻椎体
边缘型（椎间型）	最多见，多见于成人，好发于腰椎；病变起于椎体终板，椎间盘破坏	椎间隙变窄，椎体上下缘模糊或不规则，侵犯椎间盘及相邻椎体
韧带下型 / 骨膜下型（椎旁型）	多见于成人，病变起于椎体前骨膜下，由肋间动脉和腰动脉分支供血，容易感染	椎体边缘性侵蚀、模糊，前缘弧形凹陷，伴有椎前脓肿
附件型	较少见，棘突、横突、椎弓和椎板及关节突关节均可单独发生，或与椎体结核同时发生	溶骨性破坏、附件轮廓消失

（二）临床表现

椎体破坏后往往形成寒性脓肿和脊柱畸形，前者主要表现为：①椎旁脓肿：脓液汇聚在椎体前方、后方或两侧，多见于两侧和前方。②流注脓肿：椎旁脓肿积聚一定程度后，压力过高，穿破骨膜，沿着肌筋膜间隙向下方流动，在远离病灶的部位出现脓肿。后者表现为脊柱后凸畸形。

患者有结核全身中毒症状，如午后低热、食欲不振、疲倦、消瘦、盗汗等，局部主要有颈部疼痛、肌肉痉挛、四肢麻痹，咳嗽、喷嚏等可加重疼痛和麻木。有咽后壁脓肿者呼吸与吞咽障碍，睡觉时有鼾声，后期可在颈部两侧触及寒性脓肿所致的颈部肿块。

（三）影像学

骨结核是一种慢性炎症，其特点是骨破坏大于骨生成，故以溶骨性破坏为主，骨增生硬化不显著。由于纤维组织形成，病变有局限化和自愈趋势。X线表现为骨质破坏、椎间隙狭窄、成角畸形和寒性脓肿形成，根据分型有不同的表现。CT可清晰地显示病灶部位、骨质破坏程度，有无空洞和死骨形成，有无腰大肌脓肿等。MRI在结核炎性浸润阶段即可表现出异常信号，可显示脊柱结核椎体骨炎、椎间盘破坏、椎旁脓肿及脊髓神经有无受压和变性。治愈表现为骨的修复，密度恢复正常，无骨破坏，椎间隙消失，呈部分或完全骨性融合。脊柱结核MRI分型见表1-22。

表1-22　脊柱结核MRI分型

分型	描述
Ⅰ型（信号改变型）	椎间隙变窄，信号变低，椎体形态正常，未见脓肿、坏死形成
Ⅱ型（脓肿形成型）	椎体信号正常或降低，形态尚正常，椎间隙信号正常或降低、变窄；脓肿形成，边缘强化，内呈低信号
Ⅲ型（椎体破坏型）	椎体破坏明显，塌陷、成角等
Ⅳ型（椎管占位型）	椎管内脓肿占位，压迫脊髓
Ⅴ型（后凸畸形型）	椎体楔形变，脊柱后凸

（四）治疗

治疗原则是彻底清除病灶，解除神经压迫，重建脊柱稳定性，矫正脊柱畸形。具体包括抗结核药物治疗、支持治疗、矫形治疗、脓肿穿刺引流和手术治疗等。其中，彻底清除结核病灶是控制感染的关键，前路手术更容易清理椎体和椎间隙病变，后路手术则清理脊柱附件结核。

〔典型病例〕

病例1.4.1.1

女，29岁，间歇性颈痛1年余，加重1月余。查体：颈椎活动明显受限，以转头和点头时最为明显，枕下压痛。既往有结核病史。

颈椎X线张口位片（图1-244）：寰椎右侧侧块与枢椎齿状突间隙变小（箭），右侧寰枢关节突关节间隙消失（箭头），结合病史考虑寰椎结核。

分析：寰椎侧块结核，易被误诊为寰枢椎半脱位。

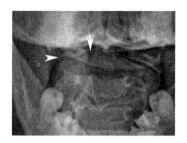

图1-244　寰椎结核

病例1.4.1.2

男，76岁，既往有结核病史。

颈部CT横断面（图1-245）：寰椎侧块骨质密高低不均（箭），伴有块状死骨形成，考虑寰椎结核。

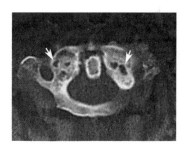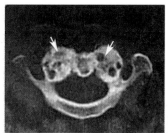

图1-245　寰椎结核

二、化脓性脊柱炎

见图1-246。

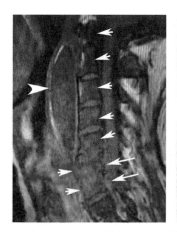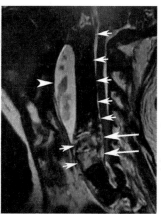

图1-246　颈部MRI矢状面

C_{1-6}椎体信号不均匀增高（短箭），以C_{6-7}为重，压迫脊髓，C_{2-5}节段椎前大块脓肿形成（箭头），C_{6-7}节段椎体后脓肿形成（长箭），压迫硬膜囊，考虑C_{1-7}椎体化脓性骨髓炎

[分析与讨论]

化脓性脊柱炎（suppurative spondylitis）又称细菌性脊柱炎（bacterial spondylitis），较少见，主要有椎体化脓性骨髓炎和椎间隙感染。其分类见表1-23。

表1-23　化脓性脊柱炎分类（椎体、椎间隙）

分类	椎体化脓性骨髓炎	椎间隙感染
常见致病菌	金黄色葡萄球菌、链球菌	金黄色葡萄球菌、白色葡萄球菌
感染途径	①血液途径 ②邻近椎体的软组织感染 ③淋巴引流	①血液途径 ②手术污染
常见	成人，腰椎＞胸椎＞颈椎	
病理特点	局限于椎体/椎间隙，向上、下椎体（和椎间盘）扩散，偶有向椎弓扩散侵入椎管内；大多有椎旁囊肿，如腰大肌脓肿（腰椎）、咽后壁脓肿（上颈椎）；硬化骨形成，融合成骨桥，甚至椎间融合	
影像学特点	X线早期无异常，至少1个月后出现椎体内虫蚀状破坏，向邻近椎体蔓延，椎旁囊肿；后期出现骨桥；MRI可见椎体内破坏灶有硬化骨形成	
临床症状	脓毒症症状明显，如畏寒、寒战、高热，相应脊柱疼痛明显，活动受限，局部叩击痛	白色葡萄球菌：起病缓慢，症状较轻
治疗	足量有效抗生素，全身支持疗法，绝对卧床，手术引流减压	

需要注意的是：①化脓性脊柱炎可出现后遗性阻滞椎和椎体破坏；②椎体血源性感染常起源于椎体软骨下区域的前部，随后侵及邻近的椎间盘，并通过椎间盘累及相邻的椎体。因此，椎间盘变窄是椎体感染的特征性表现，可用于与椎体的常见病变如椎体骨髓瘤、转移瘤等相鉴别；③大部分脊柱感染仅累及相邻的两个椎体。当感染发生2~3个月后，病变周围可出现增生硬化，难以区分化脓性感染和结核。有肺结核病史、发病隐匿，较晚出现椎间隙变窄，椎旁肿块大且有钙化，缺乏椎体增生硬化，则考虑椎体结核，但每个征象并非结核所特有。明确诊断需要微生物培养。

三、脊髓炎与视神经脊髓炎谱系疾病（NMOSD）

[分析与讨论]

（一）急性脊髓炎

急性脊髓炎（acute myelitis，AM）系指各种感染等原因后免疫反应引起的急性横贯性脊髓炎性病变，又称急性横贯性脊髓炎。因其部位特殊而致残率较高。可见于任何年龄，以青壮年多见，胸髓＞颈髓＞腰髓。可分为感染后脊髓炎、疫苗接种后脊髓炎、脱髓鞘性脊髓炎（多发硬化）、坏死性脊髓炎和副肿瘤脊髓炎等。该病急性期主要应用激素或免疫球蛋白抑制自身免疫反应，减轻髓鞘肿胀、轴索变性等从而减轻脊髓损伤程度。

诊断标准：急性起病，有双侧运动、感觉功能障碍及自主神经功能异常，脑脊液轻度炎性表现，MRI检查提示髓内横贯性病变。

（二）视神经脊髓炎谱系疾病

视神经脊髓炎谱系疾病（neuromyelitis optica spectrum disorder，NMOSD）是一种主要累及视神经和脊髓的主要由体液免疫参与的抗原–抗体介导的中枢神经系统炎性脱髓鞘病谱。其确切病因和发病机制仍不明，水通道蛋白4抗体（APQ4–IgG）对诊断有高度特异度和较高灵敏度。该病主要侵犯年轻女性，临床表现为不同程度的视力下降、肢体瘫痪和大小便失禁等。该病反复发作，致残率高。

NMOSD的六大临床特征包括视神经炎、急性脊髓炎、极后区综合征、急性脑干综合征、症状性睡眠发作或急性间脑综合征伴典型的间脑MRI病灶、症状性大脑综合征伴典型大脑MRI病变。①视神经炎：核心临床特征，起病急、进展快，视力显著下降甚至失明，MRI急性期表现为视神经肿胀，累及超过1/2长度，慢性期表现为视神经萎缩，形成"轨道征"。②急性脊髓炎：起病急、症状重，截瘫、四肢瘫、二便障碍，伴有根性疼痛等。累及范围≥3个椎体节段，病变超过50%脊髓截面（中央灰质H形），"亮点征"，脊髓前缘呈线性强化，即纵向长节段横贯性脊髓炎。③极后区综合征：位于延髓背面、第四脑室底部，富含AQP4抗原，可有无法解释的顽固性呃逆、恶心、呕吐，MRI表现为均匀一致的T_2高信号，无边界。

视神经脊髓炎谱系疾病在亚洲高发，临床特点为复发率高、致残率高。有文献报道约80％的视神经脊髓炎患者会复发，60%的患者在1年内会复发，90%的患者会在3年内复发，引发的活动障碍严重影响患者的工作和生活。目前一般采用长期免疫抑制治疗，尚无治愈方法，患者在整个疾病过程中会面临逐渐衰弱的残疾。近几年视神经脊髓炎谱系疾病成为神经免疫学科研究的热点。

参考文献

［1］徐俊峰，汤涛，朱明跃，等. 横贯性脊髓炎所致脊髓损伤程度的相关因素分析［J］. 中国老年保健医学，2018，16（2）：3-5.

［2］王力群，张星虎，周衡. 颈段急性脊髓炎与颈椎间盘退变的相关性［J］. 中国神经免疫学和神经病学杂志，2010，17（5）：358-360.

［3］刘莎，钱伟东. 视神经脊髓炎谱系疾病［J］. 中外医疗，2020，39（30）：195-198.

［典型病例］

病例1.4.3.1

男，80岁，双上肢麻木数年，经药物、颈椎牵引、推拿、针灸以及理疗等治疗均无明显改善。

颈部MRI矢状面＋横断面（图1–247）：$C_{1\sim6}$节段脊髓背侧部分呈均一高信号（箭），考虑脊髓炎性改变。

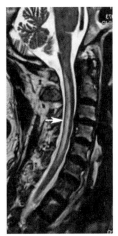
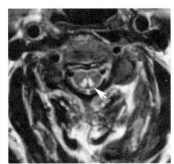

图1-247　脊髓炎

病例1.4.3.2

男，39岁，颈肩背疼痛并屈伸障碍1年。查体：颈部活动受限。

颈椎MRI T_1、T_2矢状面+横断面+冠状面（图1-248）：$C_{2\sim6}$水平脊髓弥漫性异常信号改变（箭），T_1呈稍低信号，T_2、压脂像呈稍高信号影，边界不清，$C_{3\sim4}$椎体水平脊髓肿胀、增粗（箭头），考虑脊髓炎性改变，建议行颅脑及眼部MRI平扫+增强检查。

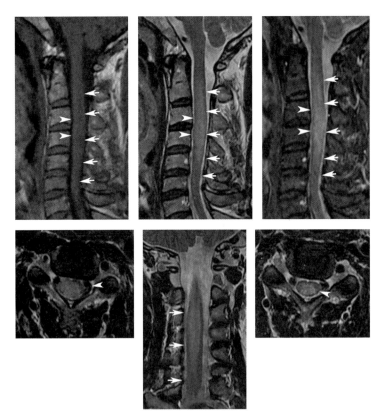

图1-248　脊髓炎

病例1.4.3.3

女，79岁，四肢乏力伴胸腹疼痛1个月余。查体：双上肢肌力3~4级，双下肢肌力1级；双侧肌张力下降，腱反射减弱，双侧巴宾斯基征（＋）。

颈椎MRI T_1、T_2矢状面＋横断面＋冠状面（图1-249）：延髓~C_7、$T_{1~4}$椎体水平脊髓见长条状异常信号影（箭），T_1等信号、T_2及压脂像高信号，考虑脊髓炎改变。

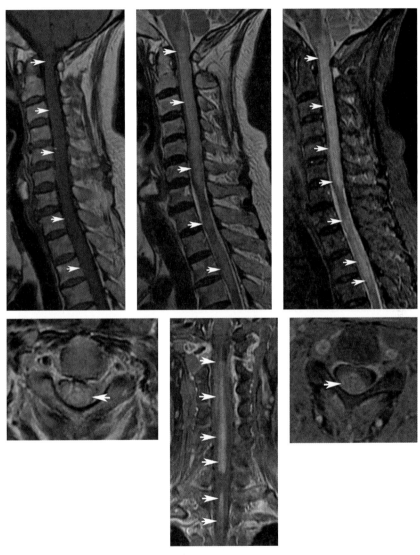

图1-249　脊髓炎

病例1.4.3.4

女，18岁，全身无力，被诊断为脊髓炎、股骨头坏死和视神经萎缩等。经过6次针灸治疗，现在已可以走路，肌力明显改善，但视力稍差。考虑视神经脊髓炎。

颅颈MRI矢状面（图1-250）：$C_{1~7}$节段脊髓不均一高信号（箭），考虑脊髓炎性改变。

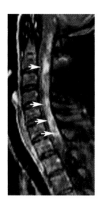

图1-250　脊髓炎

四、类风湿关节炎（RA）

［分析与讨论］

类风湿关节炎（rheumatoid arthritis，RA）系一种主要影响滑膜组织的慢性全身性疾病，属于自身免疫性疾病。女：男＝（2~3）：1，常见于20~45岁人群。RA分类标准见表1-24。

表1-24　1987年美国风湿病学会RA分类标准

①晨僵≥ 1h

②关节炎，至少3组关节肿胀或积液

③手关节炎，即关节肿胀累及近端指间关节/掌指关节/腕关节

④对称性关节炎，即同时出现左右两侧的对称性关节炎

⑤皮下结节

⑥类风湿因子阳性

⑦手和腕关节X线显示骨侵蚀或骨质疏松

诊断：上述①~④必须持续超过6周，符合上述7项中至少4项可诊断为RA

注：关节包括双侧近端指间关节、掌指关节、腕关节、肘关节、跖趾关节、踝关节、膝关节共14组。

RA最常累及的脊柱关节是寰枢关节。早期RA约20%~30%受累，中重症RA超半数受累。主要表现为颈项部疼痛，放射至枕部、耳前、上背部，随吞咽动作而加重，颈部无力或感觉异常，可出现寰枢椎半脱位。影像学表现：①X线和CT：寰枢关节半脱位，关节变形，骨皮质模糊，齿状突和关节突关节破坏，椎间盘－椎体交界区炎性改变。②MRI：血管翳T_1低信号、T_2混杂信号，关节突关节积液T_1低信号、T_2高信号，弥漫强化，同时可鉴别早期骨折，反应性、炎症性和应力相关骨髓水肿。

［典型病例］

病例1.4.4.1

女，43岁，斜颈数月，多年类风湿关节炎病史。

颈部CT横断面＋矢状面（图1-251）：两侧寰齿间距不等，左侧寰椎侧块密度不规则增

高，考虑为炎性病变。

颈部CT三维重建（图1-252）：寰椎向左侧倾斜。

注意：结合患者病史，本例患者的寰椎侧块改变及斜颈应该是由类风湿关节炎累及寰枢侧方关节和寰枕关节所致。对于头颈部歪斜和触诊时所见，临床多易被诊断为落枕、肌筋膜炎或寰枢椎半脱位等疾病，而加以针灸、推拿等治疗。但应注意，有部分头颈歪斜由肿瘤、结核、畸形、感染或其他疾病所致，临床应注意。同时，我们也应注意类风湿关节炎是一种全身性疾病，可累及全身各处关节。

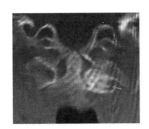
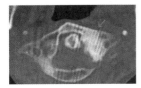

图1-251　类风湿关节炎

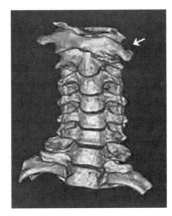
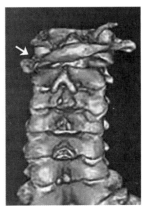

图1-252　类风湿关节炎

五、痛风性关节炎（GA）

见图1-253。

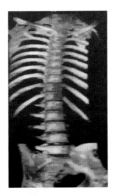

图1-253　双能CT VR图像

绿色标记位置为可疑尿酸盐结晶沉积处，分布广泛（紫色为骨小梁或松质骨）

〔分析与讨论〕

痛风（Gouty）是由于嘌呤代谢紊乱导致血尿酸水平升高进而引起组织损伤的一组疾

病，特征是单钠尿酸盐（monosodium urate，MSU）结晶在关节或其他结缔组织中沉积。关节腔穿刺或痛风石活检找到MSU是痛风诊断的金标准。近年来出现双能量计算机断层扫描（dual-energy CT，DECT，简称双能CT），通过双能量级成像，可显示组织中沉积的尿酸盐，对痛风的诊断、治疗和病理探索具有重要意义。

传统影像学：①X线：穿凿样或鼠咬状骨质破坏；②超声：关节积液、滑膜炎、软骨尿酸盐结晶沉积，对骨骼改变显示不佳；③CT：骨质破坏、周围软组织高密度，但不能特异性诊断；④MRI：骨皮质侵蚀，骨髓水肿，缺乏特异性。传统影像特异性和灵敏度较差。

双能CT是目前影像技术中唯一能显示出关节中可能存在MSU的技术，实现痛风患者体内MSU可视化。双能CT在临床中的广泛应用，使无症状高尿酸血症与痛风的界限渐趋模糊，准确的临床分期诊断在高尿酸血症（hyperuricemia，HUA）患者的管理、监测中至关重要。2019版中国高尿酸血症与痛风诊疗指南首次提出亚临床痛风的概念，并引入新的临床分期诊断。部分无症状高尿酸血症患者中可检测出尿酸盐结晶。因此，无症状HUA在新的分期中开始引起临床的重视，并逐步引入亚临床痛风的概念，传统认识上无症状高尿酸血症无需治疗的误区也将转变。

参考文献

［1］李兆勇，梁俊生，陈腾云，等.双能CT在高尿酸血症患者临床分期诊断中的应用［J］.中国CT和MRI杂志，2021，19（7）：170-173.

[**典型病例**]

病例1.4.5.1

男，53岁，长期肩背部疼痛。查体：颈部肌肉紧张，斜方肌和颈背部有几个顽固性的压痛点。予理疗、推拿后症状可缓解，但顽固性压痛点难以消除。自诉平时尿酸520μmol/L左右，考虑为高尿酸血症及局部尿酸盐结晶所致。

颈椎双能CT VR图像（图1-254）：绿色标记位置为可疑尿酸盐结晶沉积处（紫色为骨小梁或松质骨）。

注意：患者的顽固性压痛点基本与尿酸盐结晶位置吻合。

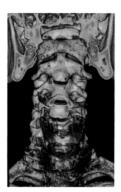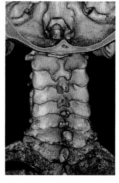

图1-254　颈椎双能CT VR图像

六、齿状突加冠综合征（CDS）

[分析与讨论]

（一）概述

钙盐晶体在寰枢椎齿状突周围软组织中沉积，影像学表现为犹如齿状突戴上了一顶皇冠，故称为齿状突加冠综合征（crowned dens syndrolne，CDS）。CDS最早由Bouvet等于1985年报告，国内外有散在的病例文献报道。CDS发病通常被低估。其临床特征主要有突发颈项疼痛，伴随颈部僵硬，偶有发热，ESR或hs-CRP升高，甚至出现颈髓压迫征象。目前病因尚不明确，较多学者认为CDS主要是透明软骨和关节纤维软骨的焦磷酸钙二水合物晶体沉积所致。

焦磷酸钙二水合物晶体沉积病（calcium pyrophosphate dehydrate，CPPD）也称为假痛风，具有多种临床表现，通常取决于晶体沉积的解剖区域。CDS很少会累及颈椎的寰枢关节，其特征是齿状突周围的十字韧带钙化，引起急性严重的颈部疼痛、发热，并伴有炎性标志物水平升高，如ESR和CRP增高。一般多伴有糖尿病等代谢性疾病。颈椎CT扫描是"金标准"。CT可见齿状突周围的十字韧带钙化，齿状突周围的任何区域均可受累，但最常发生在后侧和后外侧，也可发生在横韧带处。

（二）鉴别诊断

研究表明，CDS在急性颈痛患者中患病率为2.0%，大多数为老年女性患者。CDS与脑膜炎最易混淆，二者均以头颈疼痛、僵硬、发热的三联征表现为主诉，临床表现十分相似。

（三）治疗

一般预后良好，大多数患者予非甾体类抗炎药后可缓解，也有报道给予秋水仙碱、糖皮质激素后治疗效果良好。

参考文献

[1] 王强，范顺武，黄悦.齿突加冠综合征一例报告 [J].中华骨科杂志，2013，33（6）：677-679.
[2] 韩晓东，孟宪庆，孟纯阳.齿状突加冠综合征的诊断学特征并文献复习 [J].中华诊断学电子杂志，2020，8（4）：281-284.

[典型病例]

病例1.4.6.1
男，32岁，突发性颈部疼痛、活动稍受限3天。
颈部CT冠状面+横断面（图1-255）：齿状突周围软组织密度增高（箭），伴有多发性斑片状钙化影。考虑颈椎齿状突加冠综合征。

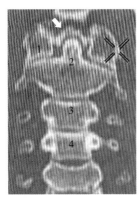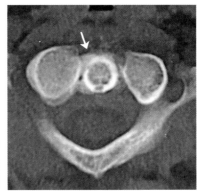

图1-255　齿状突加冠综合征

1.寰椎侧块　2.枢椎　3.C_3　4.C_4

第五节　肿瘤与类肿瘤

【骨肿瘤分类】

骨肿瘤（bone tumor）系指发生在骨内或起源于各种骨组织成分的肿瘤，包括原发性、继发性和转移性肿瘤。根据肿瘤良恶性，骨肿瘤大致可分为骨良性肿瘤、骨恶性肿瘤、交界性骨肿瘤和转移性骨肿瘤及肿瘤样病变（表1-25、表1-26）。

表1-25　WHO骨肿瘤分类

肿瘤来源	良性	交界性	恶性
骨来源	骨瘤、骨样骨瘤、良性成骨细胞瘤、皮质旁（骨旁）骨瘤	恶性成骨细胞瘤	骨肉瘤、皮质旁（骨旁）骨肉瘤
软骨来源	骨软骨瘤、软骨瘤、软骨黏液样纤维瘤、良性成软骨细胞瘤	恶性成软骨细胞瘤	软骨肉瘤、间充质软骨肉瘤、去分化软骨肉瘤
纤维来源	成纤维细胞性纤维瘤、生骨性纤维瘤、非生骨性纤维瘤	/	纤维肉瘤
组织细胞或纤维组织来源	良性纤维组织细胞瘤	/	恶性纤维组织细胞瘤
多核巨细胞（破骨细胞）来源	骨巨细胞瘤Ⅰ级	骨巨细胞瘤Ⅱ级	骨巨细胞瘤Ⅲ级
骨髓来源	/	/	多发性骨髓瘤、Ewing肉瘤、骨非霍奇金病淋巴瘤、骨霍奇金淋巴瘤
血管来源	血管瘤、淋巴管瘤、血管球瘤	血管内皮瘤、血管外皮瘤	血管肉瘤
神经来源	神经鞘瘤、神经纤维瘤、节神经瘤	/	恶性神经鞘瘤
脂肪来源	脂肪瘤	/	脂肪肉瘤
脊索来源	良性脊索瘤	/	恶性脊索瘤
间充质来源	良性间充质瘤	/	恶性间充质瘤

表1-26　其他骨肿瘤分类

分类	种类
转移性骨肿瘤	多见于肺、肝、肾等
肿瘤样病变	骨纤维异常增生症、骨囊肿、动脉瘤样骨囊肿（ABC）、上皮样骨囊肿、骨内腱鞘囊肿、巨细胞修复性肉芽肿、骨嗜酸性肉芽肿、畸形性骨炎、纤维囊性骨炎、大块骨溶解症

【骨肿瘤良恶性鉴别】

见表1-27。

表1-27　骨肿瘤良恶性鉴别方法

	鉴别点	良性肿瘤	恶性肿瘤
临床表现	发病率	总体多见（约60%），骨软骨瘤＞骨巨细胞瘤＞软骨瘤＞骨瘤	约40%，骨肉瘤＞软骨肉瘤、纤维肉瘤＞骨髓瘤＞尤因肉瘤
	发病年龄	/	婴儿：转移性神经母细胞瘤 儿童与少年：尤因肉瘤 青少年：骨肉瘤 ＞40岁：骨髓瘤、转移瘤
	症状、体征	较少疼痛；肿块边界清，压痛不明显；健康状况良好	剧痛，夜间痛；肿块边界不清，压痛明显；皮肤红肿、皮温升高，消瘦、恶病质，发展快、病程短
	实验室检验	基本正常	骨肉瘤：ALP增高 尤因肉瘤：WBC增高 广泛骨转移瘤和骨髓瘤：贫血，血钙、磷和尿酸增高 骨髓瘤：血清蛋白增高、尿Bence-Jones蛋白检出
影像学	生长情况	缓慢，不侵犯邻近组织，但可压迫移位	迅速，易侵犯邻近组织
	局部骨变化	膨胀性骨质破坏，边界清，边缘锐利，骨皮质变薄、膨胀，连续性好	浸润性骨破坏，边界模糊，边缘不整，累及骨皮质，导致不规则破坏与缺损
	骨膜增生	一般无骨膜增生，骨膜新生骨不被破坏	有不同形式的骨膜增生，被侵犯破坏
	周围软组织变化	多无肿块，若有，边缘清楚	可侵入软组织形成肿块，与周围组织边界不清
	转移情况	无	可有

【骨肿瘤外科分级】

见表1-28。

表1-28　改良Enneking分级法的基本外科学分级

良恶性	分级	肿瘤	特征	治疗方法
良性肿瘤	S1（潜伏）：无增长	血管瘤、骨软骨瘤	完整包膜	不手术（除减压或稳定需要）
	S2（活跃）：缓慢生长	骨样骨瘤、动脉瘤样骨囊肿	薄包膜，反应性假包膜	病灶内切除
	S3（侵袭）：快速生长	骨巨细胞瘤、骨母细胞瘤	包膜不完整，广泛反应性假包膜	边缘全块切除

续表

良恶性	分级		肿瘤	特征	治疗方法
恶性肿瘤	低等级（Ⅰ）	ⅠA（限脊椎）	/	广泛性假包膜	广泛全块切除
		ⅠB（椎旁延伸）	/		
	高等级（Ⅱ）	ⅡA（限脊椎）		假包膜被肿瘤浸润	广泛全块切除加辅助治疗
		ⅡB（椎旁延伸）	尤因肉瘤、淋巴瘤		
	高等级伴转移（Ⅲ）			远端转移	姑息手术＋辅助治疗

【骨肿瘤定位诊断】

见表1-29至表1-32，图1-256。

表1-29　脊髓被膜间隙

被膜间隙	内　容
蛛网膜下隙	蛛网膜与软脊膜之间，充满脑脊液；形成脊神经周围隙
硬膜下隙	蛛网膜与硬脊膜之间的潜在腔隙
硬膜外隙	硬脊膜与椎管内面的骨膜之间，内含脂肪、淋巴管、血管

表1-30　椎管内病变定位分类

分类	占比	影像学描述	常见肿瘤
脊髓内肿瘤	15%	脊髓增粗无移位；一侧或两侧蛛网膜下隙变窄	绝大多数为胶质瘤，室管膜瘤、星形细胞瘤、血管母细胞瘤
脊髓外硬膜下肿瘤	60%	脊髓受压向健侧移位；患侧蛛网膜下隙增宽，对侧变窄	绝大多数为良性，神经鞘瘤、脊膜瘤
硬膜外肿瘤	25%	脊髓和蛛网膜下隙受压向健侧移位，患侧蛛网膜下隙阻断变细、尖	绝大多数为恶性，转移瘤、淋巴瘤，脂肪瘤

注：淋巴瘤包括霍奇金淋巴瘤、淋巴肉瘤、网状细胞肉瘤。

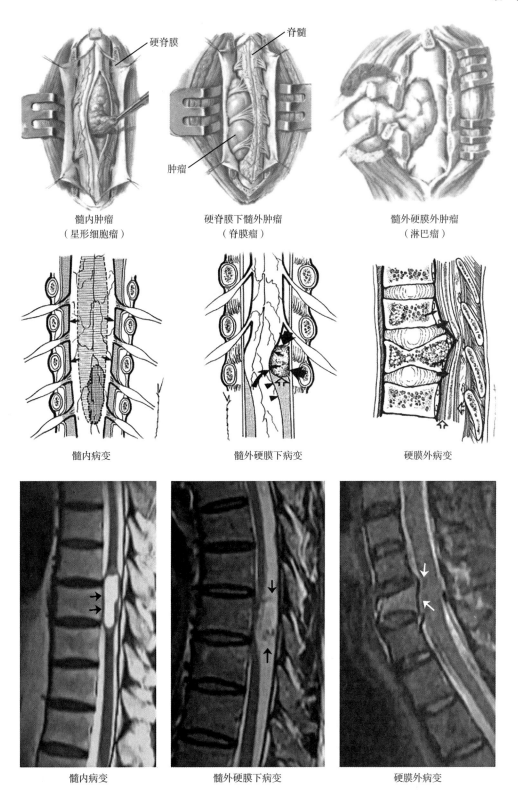

髓内肿瘤
（星形细胞瘤）

硬脊膜下髓外肿瘤
（脊膜瘤）

髓外硬膜外肿瘤
（淋巴瘤）

髓内病变

髓外硬膜下病变

硬膜外病变

髓内病变

髓外硬膜下病变

硬膜外病变

图 1-256 椎管内病变示意图与影像图片比较

（来源：奈特病理学彩色图谱、东南大学附属中大医院医学影像科）

表1-31　脊柱肿瘤定位分类

分布	常见肿瘤
椎体区	血管瘤、转移瘤、骨髓源性病变、软骨肉瘤等
椎弓	转移瘤、骨母细胞瘤、骨样骨瘤、骨肉瘤、动脉瘤样骨囊肿等
蝶枕交界区	脊索瘤
骶尾交界区	脊索瘤
骶骨	骨巨细胞瘤、转移瘤、淋巴瘤等
弥漫分布	转移瘤、骨髓源性病变

表1-32　常见椎管内肿瘤鉴别

病变	范围	MRI信号特征
星形胶质细胞瘤	局灶或弥漫	（稍）长T_1、（稍）长T_2，信号均匀或不均，实性部分明显强化
室管膜瘤	局灶	稍长T_1、长T_2，囊变多见，明显强化
海绵状血管瘤	局灶，可多发	爆米花状，含铁血黄素环
视神经脊髓炎（NMO）	≥3个椎体节段；脊髓中央	长T_1、长T_2，活动期强化
多发性硬化（MS）	≤2个椎体节段；脊髓后索和侧索，<50%脊髓平面	长T_1、长T_2，活动期强化，直角脱髓鞘征
急性横贯性脊髓炎（AMS）	≥5个椎体节段；脊髓中央	等或稍长T_1、长T_2，不规则强化
亚急性联合变性（SCD）	长范围；脊髓后索和侧索	等或稍长T_1、长T_2，脊髓无明显增粗，兔儿征
脊髓前动脉综合征（ASAS）	脊髓前角	短T_1、长T_2，脊髓增粗，鹰眼征

【脊椎肿瘤诊断思路流程】

　　脊椎肿瘤的影像诊断大体分两步，首先通过病灶边缘、移行带、周围骨质硬化、骨皮质完整性和软组织肿块等，判断肿瘤良恶性，属于生长缓慢、活跃还是快速。其次，结合患者年龄、性别、病灶部位、基质成分及临床相关病史等，判断是何种脊椎肿瘤。

1.脊椎肿瘤年龄分布（表1-33）

表1-33　脊椎肿瘤年龄分布

分类	良性	中间型	恶性
婴幼儿	/	/	急性白血病骨转移、转移性神经母细胞瘤
儿童	骨样骨瘤	动脉瘤样骨囊肿、嗜酸性肉芽肿	尤因肉瘤
青少年	骨样骨瘤、骨软骨瘤	组织细胞增生症、动脉瘤样骨囊肿、骨母细胞瘤	尤因肉瘤、骨肉瘤
青年	骨样骨瘤、骨软骨瘤	软骨母细胞瘤、骨巨细胞瘤	骨肉瘤
中年	/	骨母细胞瘤、骨巨细胞瘤	软骨肉瘤、淋巴瘤、骨髓瘤、转移瘤
老年	良性脊索瘤	/	骨髓瘤、转移瘤、浆细胞瘤、良性脊索瘤

2.脊椎肿瘤数量和部位 (表 1–34、表 1–35、表 1–36)

表 1-34　脊椎肿瘤单发/多发病变

病变	肿瘤
单发	脊索瘤、软骨肉瘤、尤因肉瘤
多发	转移瘤（乳腺癌、肺癌、前列腺癌）、多发性骨髓瘤、淋巴瘤、血管瘤、嗜酸性肉芽肿、骨纤维异常增殖症

表 1-35　脊椎肿瘤定位分类

定位	肿瘤
颈椎	骨母细胞瘤、骨软骨瘤、嗜酸性肉芽肿（尤其是 C_2）
胸椎	血管瘤、内生骨疣（尤其是 T_{1-7}）、软骨肉瘤
腰椎	动脉瘤样骨囊肿、骨样骨瘤、内生骨疣
骶尾椎	脊索瘤、巨细胞瘤、浆细胞瘤

表 1-36　脊椎肿瘤病变位置分类

分类	良性	中间型	恶性
椎管内肿瘤 （75%恶性）	室管膜瘤、星形细胞瘤、神经源性肿瘤、脊膜瘤	/	淋巴瘤、转移瘤
附件肿瘤 （1/3恶性）	骨样骨瘤、骨软骨瘤	骨母细胞瘤、动脉瘤样骨囊肿	软骨肉瘤、骨肉瘤、尤因肉瘤
椎体肿瘤 （75%恶性）	血管瘤、纤维结构不良、骨岛、巨细胞瘤	嗜酸性肉芽肿、骨巨细胞瘤	转移瘤、骨髓瘤、浆细胞瘤、脊索瘤、骨肉瘤、尤因肉瘤、淋巴瘤

注：浆细胞瘤和多发性骨髓瘤常发生于椎体，且常侵犯至附件；动脉瘤样骨囊肿则相反。

3.脊椎破坏类型及边界（表 1–37、表 1–38）　根据骨质破坏类型可判断脊椎肿瘤生长速度。

表 1-37　脊椎肿瘤骨破坏类型

类型	肿瘤
地图样	倾向非侵袭性病变；IA 伴硬化边，IB 不伴硬化边，IC 边界不清
栅栏样	良恶性均可见；血管瘤（最常见）、浆细胞瘤、骨巨细胞瘤
虫蚀样	尤因肉瘤、纤维肉瘤、Langerhans 组织细胞增生症、恶性纤维组织细胞瘤、骨肉瘤、转移瘤、骨髓瘤
穿透样或浸润性	淋巴瘤、尤因肉瘤、纤维肉瘤、Langerhans 组织细胞增生症、恶性纤维组织细胞瘤、白血病、骨髓炎、骨肉瘤、转移瘤、骨髓瘤

表 1-38　脊椎肿瘤骨破坏灶边缘

分类	良性	生长活跃良性	恶性	高度恶性
骨破坏灶边缘	边界清、周缘硬化或膨胀性骨破坏，地图样	膨胀性骨破坏、皮质基本完整、边界清	不规则骨破坏、皮质中断/消失、软组织肿块	虫蚀样、渗透性骨质破坏、软组织肿块
肿瘤	骨样骨瘤、骨纤维异常增殖症、血管瘤	动脉瘤样骨囊肿、骨巨细胞瘤	转移瘤	转移瘤、淋巴瘤

4.脊椎肿瘤基质类型（表1-39）

表1-39 脊椎肿瘤基质类型

分类	表现
成骨性	良性：骨样骨瘤、骨母细胞瘤 恶性：骨肉瘤
成软骨性	点状、弧形或环状钙化（软骨组织典型表现），T_2及Flair高信号，增强可见增强环及弓样结构
成纤维性	磨玻璃密度改变，如骨纤维异常增殖症
钙化	脊索瘤

5.椎旁软组织肿块与相邻椎体是否受累 中间型和恶性肿瘤容易形成椎旁软组织肿块，中间型包括骨母细胞瘤、骨巨细胞瘤、Langerhans组织细胞增生症等。

容易导致相邻椎体受累的骨肿瘤包括骨肉瘤、软骨肉瘤、淋巴瘤、尤因肉瘤、脊索瘤、骨髓瘤、浆细胞瘤、动脉瘤样骨囊肿、骨巨细胞瘤等。

6.脊椎肿瘤形态特征（表1-40）

表1-40 脊椎肿瘤形态特征

形态特征	肿瘤
扁平椎	嗜酸性肉芽肿（典型）、巨细胞瘤
蜂窝状、绫纹状、圆点状（CT横断面）	血管瘤
半透明中心（癌巢）+中央钙化+硬化边	骨样骨瘤
象牙样椎体	淋巴瘤、Paget病
液-液平面	动脉瘤样骨囊肿、骨母细胞瘤、骨肉瘤
微小脑	浆细胞瘤
哑铃状、蘑菇状	脊索瘤
蜘蛛状	浆细胞瘤、血管瘤

7.脊椎肿瘤MRI信号特征（表1-41）

表1-41 脊椎肿瘤MRI信号特征

MRI信号特征	肿瘤
T_2WI高信号	脊索瘤、海绵状血管瘤、动脉瘤样骨囊肿、软骨瘤、软骨肉瘤
T_2WI稍高信号	大多数肿瘤
T_2WI等、稍低信号	骨巨细胞瘤、淋巴瘤、骨纤维异常增殖症
T_2WI低信号	成骨性病变、巨细胞瘤、骨岛、恶性纤维组织细胞瘤、腱鞘巨细胞瘤

【脊椎肿瘤影像学检查方法】

见表1-42。

表1-42　骨肿瘤影像学检查

检查方法	目的	检查方法	目的
CT	明确肿瘤部位 判断骨破坏形式 判断肿瘤基质类型（成骨性/成软骨性）	核素骨扫描	检查多发病变及发现小病变 明确病变性质
MRI	根据肿瘤信号特点，推测其病理基础 评估硬膜内外间隙及神经结构 评价骨髓病变	PET-CT	对肿瘤进行分期分级 指导活检 评估肿瘤的治疗反应 预后判断

参考文献

［1］L.Maximilian Buja. 奈特病理学彩色图谱［M］. 崔全才，主译.北京：人民卫生出版社，2008.

一、骨囊肿（BC）

见图1-257、图1-258、图1-259。

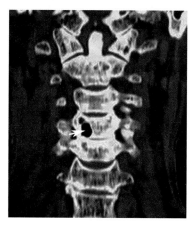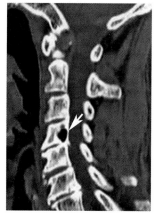

图1-257　颈椎CT冠状面＋矢状面

C_4椎体偏右下后处有一界限清晰的囊状骨破坏（箭），接近水的密度，囊状破坏的右侧端有反应性骨增
生，考虑骨囊肿

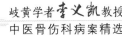
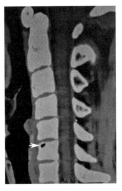
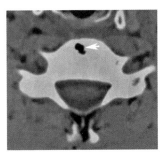

图1-258　颈椎CT矢状面+横断面

C₆椎体前上缘有一界限清晰的囊状骨破坏（箭），接近水的密度，考虑骨囊肿，不排除是真空、溶骨性病损或血管瘤可能，建议进一步行MRI检查

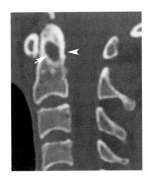
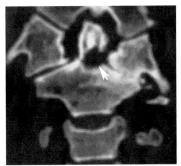

图1-259　颅颈部CT矢状面+冠状面

齿状突上部椭圆形溶骨性骨质缺损（箭），囊内均匀液体密度影，周围硬化，齿状突基底部基本断裂（箭头），齿状突后缘毛糙，考虑骨囊肿，不排除诸如感染、结核、肿瘤、骨巨细胞瘤、动脉瘤样骨囊肿等疾病

　　分析：图1-259所示患者为牵引和手法的绝对禁忌，需要颈托固定，进行检查，明确诊断，尽早行手术内固定治疗。由于病变部位在上颈椎，结构复杂，重要结构多，手术具有相当的难度。进一步行MRI和实验室检查。

［分析与讨论］

　　单纯性骨囊肿（simple bone cyst，SBC）又称单房性骨囊肿（unicameral bone cyst，UBC）或孤立性骨囊肿（solitary bone cyst，SBC），是一种主要发生于四肢长骨骨骺端的具有自限性的良性骨病变。目前SBC发病机制不明，可能与外伤、骨局部感染、营养不良和末梢血管闭塞后液化有关。好发于儿童和青少年，起病隐匿，一般无症状，常在因病理性骨折就诊时被发现。根据Neer标准，骨囊肿可分为活动期和静止期，靠近骺板的骨囊肿具有活动性，待骨骺愈合后停止生长；远离骺板者多为静止期，预后较前者好。

　　病变骨质变薄，轻度膨胀，骨内形成充满透明或棕黄色液体的单个椭圆形囊腔，其中可有纤维间隔。当有骨折出血时，囊内液体呈红色或棕褐色，骨痂形成。影像学检查可见边界清晰、密度均匀的圆形或卵圆形透亮区，轻度膨胀，边缘高密度影为骨质硬化。伴病理骨折时，骨折块可陷入囊腔内，形成"骨片陷落征"。MRI显示囊内信号与水一致，若有出血或含胶样物质则T_1、T_2呈高信号。

治疗方式包括保守治疗、病灶刮除、激素注射、微创治疗、钻孔减压等。

骨囊肿、动脉瘤样骨囊肿与骨巨细胞瘤的鉴别见表1-43。

表1-43　骨囊肿、动脉瘤样骨囊肿与骨巨细胞瘤的鉴别

鉴别	骨囊肿	动脉瘤样骨囊肿	骨巨细胞瘤
好发年龄	儿童和青少年	30岁以下青年	20~40岁成年
发生部位	骨骺愈合前，长骨干骺端，骨髓中心发生	长骨干骺端、脊椎附件	骨骺闭合后的四肢长骨的骨端，更靠近关节面，一般单发
病理特征	含透明或棕黄色液体的单个圆形或椭圆形囊肿	由大小不等的海绵状血池组成	质软而脆，似肉芽组织，富含血管，含黏液或血液的囊肿
影像学特征	轻度膨胀，圆形或椭圆形囊肿，沿骨干纵轴生长，长轴与骨干长轴平行	偏心、气球样膨胀性生长，多房改变，膨胀最明显	偏心、横向膨胀性生长，边界清楚
	CT边界清楚，周围硬化边，均匀水样密度	CT高密度，MRI呈液－液平面（不同时相出血），囊壁有钙化或骨化	破坏区周围无硬化边，骨壳薄，可呈断续状
良恶性	良性	良性	良性、生长活跃、恶性

参考文献

［1］张科，王忠良.单纯性骨囊肿的研究进展［J］.现代医药卫生，2019，35（21）：84-87.

二、动脉瘤样骨囊肿（ABC）

见图1-260。

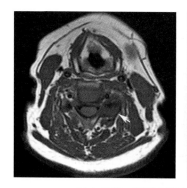 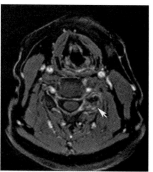

图1-260　颈椎MRI平扫＋增强横断面

C_4左侧椎板、左侧横突形态欠规则（箭），边缘骨质不光整，内部信号不匀，周围软组织肿胀，边界欠清，范围约1.6cm×1.1cm，T_1呈稍低信号，T_2呈高低混杂信号，增强扫描呈明显不均匀强化。考虑动脉瘤样骨囊肿，不排除炎性病变、骨纤维异常增殖症、不典型肿瘤类病变

[分析与讨论]

动脉瘤样骨囊肿（aneurysmal bone cyst，ABC）是一种血供丰富、多发血性囊腔的膨胀性、溶骨性瘤样病变。目前发病机制不明确，与外伤有关。好发于青少年（10~30岁），男女相近。好发部位为长骨干骺端和脊椎（胸椎＞腰椎＞颈椎＞骶骨，10%~30%），多位于附件并延至椎体，向外侵犯椎管或向外呈膨胀性生长。一般症状较轻，以局部骨突引起的肿胀和疼痛为主，侵犯脊椎神经根和脊髓时有相应症状、体征。

囊肿主要是由大小不等的海绵状血池组成，含不凝血液，相互沟通，囊壁和间隔中有纤维组织骨化、新生骨小梁、扩张小静脉和毛细血管等。影像学呈囊状膨胀性骨破坏（蛋壳征），囊壁菲薄，见多个含液囊腔，因含血液呈高密度，可见液–液平面。治疗方法包括栓塞、手术刮除植骨、囊腔填充、硬化剂腔内注射等。注意：ABC有潜在的恶性倾向，可发生恶变。

参考文献

［1］王超，姜亮，刘忠军.脊柱原发性动脉瘤样骨囊肿的治疗进展与预后分析［J］.中国矫形外科杂志，2015，23（23）：2170-2174.

[典型病例]

病例1.5.2.1

男，16岁，劳累后颈背部酸痛和头晕。查体：颈项部压痛，余无阳性体征。

颅颈部MRI T_2矢状面+横断面（图1-261）：寰椎右侧后弓、前弓及右侧侧块骨质均有明显的膨胀性及囊性破坏（短箭），见多个含液囊腔（箭头），其内密度不均匀，可见分隔，液–液平面（长箭）；病变累及寰枢关节并向内突入椎管，硬膜囊未受压，考虑动脉瘤样骨囊肿。

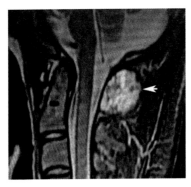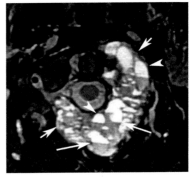

图1-261　动脉瘤样骨囊肿

三、骨巨细胞瘤（GCTB）

[分析与讨论]

骨巨细胞瘤（giant cell tumor of bone，GCTB）是一种较为常见的、生长活跃、破坏性较大的骨肿瘤，介于良恶性肿瘤之间。起源于骨髓结缔组织的间充质细胞，其内含巨细胞，故称骨巨细胞瘤。多见于20~40岁成年人，男女相近，好发于骨骺板已闭合的四肢长骨骨端、椎体前柱和骶骨。一般为单发，罕见多发。根据瘤组织的单核基质细胞和多核巨细胞的分化程度及数目，Jaffe将骨巨细胞瘤分为良性、生长活跃和恶性三级。良性者邻近骨皮质变薄、膨胀，肿瘤由结缔组织或骨组织分隔；生长活跃者可穿破骨壳，长入软组织中。

骨巨细胞瘤系潜在性生长，在出现症状前已生长很大。往往首先表现为局部钝痛、麻木和酸胀感。进而出现局部疼痛、肿胀和压痛，邻近关节活动受限，局部可触及质地坚硬或柔软的肿块（乒乓球样感觉）。

影像学：X线多表现为偏心性、膨胀性生长的边界清楚的骨质破坏区，呈肥皂泡样改变。病变边缘变化多样，部分表现为外周硬化，部分边界清楚但缺乏硬化改变，也可以是侵袭性的，边界不清，有皮质破坏或软组织浸润。偶尔有显著的骨膜反应和新骨形成。横径超过或接近纵径，可分为两型（表1-44）。以手术治疗为主（切除+灭活），放疗后有肉瘤变风险。

表1-44 骨巨细胞瘤分型

分型	表现
分房型	数量不等、纤细的骨嵴样结构，分隔为大小不一的小房样结构
溶骨型	无骨嵴样结构，自中心向外伸展的骨质破坏

需要注意的是：①骨巨细胞瘤一般不发生于骨骼未发育成熟者。因此，对于小于20岁的患者，诊断该病应十分慎重。

[典型病例]

病例1.5.3.1

男，35岁，颈肩背部肌肉疼痛伴活动受限5个月，加重1周。患者长期从事制衣职业，需要长时间久坐及低头工作。查体：双侧颈、肩、背部肌肉紧张，明显压痛，可触及条索样改变，颈部屈伸受限。

颈椎MRI T_1、T_2矢状面+冠状面+横断面（图1-262）：C_4为中心向后成角、反弓（长箭），C_5椎体未见正常椎体结构（短箭），右侧附件膨大（箭头），C_{4-5}椎体及附件信号异常，T_1稍低信号，T_2等低信号，边界清晰；相应节段椎管明显狭窄，脊髓受压后移，C_{4-5}、C_{5-6}椎间孔变窄、消失，右侧神经根受压；C_{5-6}椎间盘形态失常。考虑：C_4、C_5椎体及附件骨巨细胞瘤，不排除骨肿瘤或神经源性肿瘤；颈椎明显反弓畸形；椎管狭窄，脊髓受压变性，C_5、C_6右侧神经根受压。

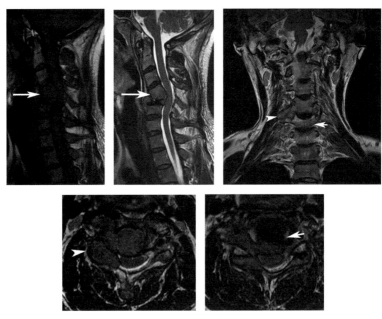

图1-262　骨巨细胞瘤

四、嗜酸性肉芽肿（EGB）

见图1-263。

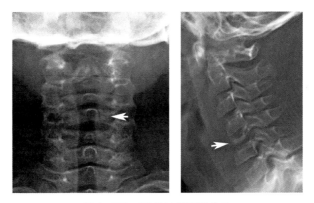

图1-263　颈椎X线正侧位片

颈椎变直，C_5椎体变扁（箭），相邻椎间隙增宽，余未见异常。考虑嗜酸性肉芽肿浸润

［分析与讨论］

骨嗜酸性肉芽肿（eosinophilic granuloma of bone，EGB）是局限于骨的组织细胞增殖症，属于罕见的朗格汉斯组织细胞增多症（Langerhans cell histiocytosis，LCH）中较良性的一种类型，为网状内皮系统增生性疾病。以骨质破坏、嗜酸粒细胞浸润和局限性组织细胞增生为主，好发于5~15岁，好发部位依次为颅骨（约半数）、肋骨、脊椎和肩胛骨等。其中脊

椎大多在颈椎。一般无全身症状，局部可有肿痛，颈部活动受限。

X线表现为孤立而界限分明的溶骨性缺损，可偏于一侧而引起骨膜反应。CT可见脊椎单个或多个受累，椎体楔形变，但相邻椎间隙正常。此外，椎旁有局限性软组织肿胀。MRI信号变化无特异性，T_1等或低信号，T_2高信号，增强后明显强化。

临床治疗包括观察随访、长期制动、刮除植骨术、放射治疗、系统化疗等，可治愈或自愈。

参考文献

［1］曲华毅，郭卫，唐顺，等.25例骨嗜酸性肉芽肿的诊断和治疗［J］.中国肿瘤临床,2007,34（3）：157-161，167.

〔**典型病例**〕

病例1.5.4.1

男，3岁，突发颈痛，伴颈部活动受限3天，无明显外伤史。

颈部MRI T_1矢状面（图1-264）：C_3椎体楔形变（箭），椎间隙相对增宽，椎体向后突出，压迫硬膜囊，C_3椎体前缘见软组织肿块（箭头），考虑骨嗜酸性肉芽肿。

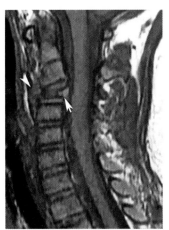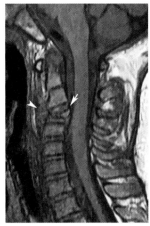

图1-264 嗜酸性肉芽肿

五、神经源性肿瘤

〔**分析与讨论**〕

神经源性肿瘤是外周神经常见肿瘤之一，以20~50岁常见，男女发病率相近，可单发或多发，多发者称为神经纤维瘤病（neurofibromatosis，NF）。神经纤维瘤病是一种常染色体显性遗传病，可分为2型。NF-1型为Von Recklinghausen病，肿瘤倾向于外周神经；NF-2型为中枢性神经纤维瘤病，肿瘤倾向于中枢神经，包括神经鞘瘤和脊膜瘤。

神经鞘瘤（intraspinal schwannoma，IS）又称Schwann细胞瘤，系来源于施万细胞的良性肿瘤，临床常见。椎管内多见于颈段，胸段次之。神经鞘瘤为圆形或卵圆形的实质性肿块，生长缓慢，质地坚韧，表面光滑，包膜完整，界限清楚，可伴有出血或囊性变。主要表现为神经源性疼痛和麻木感。CT表现为密度不均匀的不规则肿块，常伸入椎管内或扩展至神经根孔，增强可见瘤体有不规则增强表现。MRI瘤体信号不均匀。若肿瘤过大，压迫脊髓，可导致截瘫，应及时手术切除。本病易被误诊为神经根型颈椎病，临床须注意。

脊膜瘤（spinal meningioma，SM）是最常见的髓外硬膜下肿瘤之一，仅次于神经鞘瘤，系来源于蛛网膜颗粒细胞的良性肿瘤，生长缓慢，但其在椎管内的占位会导致严重的脊髓、神经根受压症状，甚至导致截瘫。单发多见，好发于40~60岁女性，男女比例1∶（4~8），以胸髓（80%）和颈髓（15%）多见。CT表现为边缘清晰光滑、稍高密度的实性椭圆形或圆形肿物，肿瘤内可见不规则钙化。MRI主要表现为卵圆形或丘状，T_1等–稍低信号，T_2等–高信号。可手术切除，但次全切可能会复发，须进行辅助放疗。

神经鞘瘤与脊膜瘤的影像学比较见表1-45。

表1-45　神经鞘瘤与脊膜瘤的影像学比较

鉴别	脊膜瘤（SM）	神经鞘瘤（IS）
好发部位	胸段（少数膜外）	胸腰段
病灶形态	椭圆形，边缘光整	哑铃状
内部结构	实性，钙化多见	囊变、坏死多见
平扫信号	T_1等信号，T_2等高信号	T_1等低信号，T_2混杂信号
强化特点	明显强化，可见脊膜尾征	明显强化，可见环形强化
与周围组织关系	与硬膜面广基相连，多呈钝角；与脊髓接触面圆钝、分节清楚；脊髓呈半月形或弧形受压向对侧移位	与硬膜面夹角均为锐角；与脊膜接触面分界清楚

注："哑铃状"提示肿瘤跨膜生长；"脊膜尾征"表现为瘤体局部硬膜增厚，线样强化并与瘤体紧密相连；"环形强化"多由肿瘤中央坏死、囊变引起。

此外，有研究表明，增强MRI中IS的肿瘤–皮下脂肪信号强度比值高于SM，可有效鉴别两者。

手术是治疗神经源性肿瘤的最有效方法。手术目的是彻底切除肿瘤，减轻对受压脊髓和神经的压迫。常见手术方式为全椎板入路与半椎板入路肿物摘除术。术前明确肿瘤大小、位置及与周围组织的关系，术中充分显露，可采用显微镜下操作，减少神经组织损伤。

参考文献

［1］陆紫微，田霞，孙琪，等.椎管内脊膜瘤和神经鞘瘤MRI鉴别［J］.医学影像学杂志，2012，22（8）：1250-1253.

［2］赵兰锋，王正阁.增强MRI肿瘤-皮下脂肪信号强度比值鉴别椎管内神经鞘瘤与脊膜瘤［J］.中国医学影像技术，2022，38（1）：49-52.

［3］宗少晖，高太行，李兵，等.椎管内髓外硬膜下肿瘤的显微手术治疗［J］.实用医学杂志，2013，29（19）：3163-3166.

[典型病例]

病例1.5.5.1

男，53岁，无诱因出现右上肢麻痛1年，逐渐加重。

颈椎MRI矢状面+冠状面（图1-265）：从C_{3-5}由椎管内经过C_{4-5}椎间孔向外生长（箭），压迫神经根和颈脊髓，考虑为神经鞘瘤。

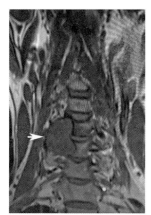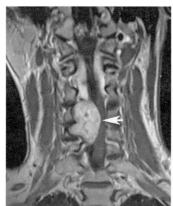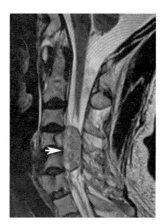

图1-265　神经鞘瘤

病例1.5.5.2

女，39岁，既往有颈痛伴右上肢麻痛病史，近1周症状加重，昨晚疼痛剧烈，遂来我院门诊就诊。

颈部MRI矢状面+冠状面+横断面（图1-266）：C_{2-4}节段脊髓不均匀的高信号（箭），考虑脊膜瘤。

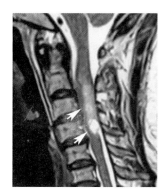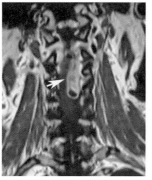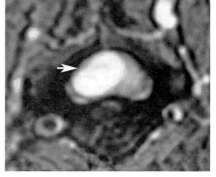

图1-266　脊膜瘤

病例1.5.5.3

男，38岁，X线初诊为颈椎病后进行治疗，后经MRI检查诊断为神经鞘膜瘤，经手术治疗痊愈。

颈部MRI T_2 矢状面（图1-267）：C_7 水平髓外硬膜内占位病变，以高信号为主的混杂信号（箭），边界清楚，考虑神经鞘瘤。

分析：这提示我们颈痛伴手麻痛不一定就是颈椎病，手法治疗要谨慎。

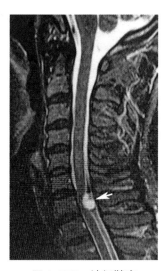

图1-267　神经鞘瘤

病例1.5.5.4

男，36岁，有神经根型颈椎病表现。

颈部MRI横断面（图1-268）：神经根处囊性变，考虑神经鞘瘤（箭）。

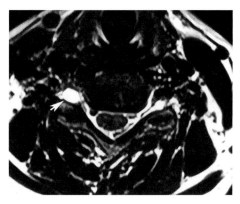

图1-268　神经鞘瘤

六、血管瘤

见图1-269至图1-273。

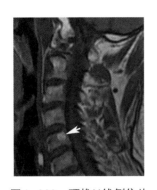

图1-269 颈椎X线侧位片

C_2椎板和棘突膨大（箭），考虑椎弓型骨血管瘤，建议进一步复查CT

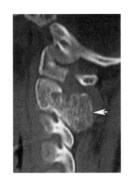

图1-270 颈椎CT矢状面

C_2椎板和棘突膨大（箭），骨皮质断续不连，交错破坏，虫蚀改变，骨小梁呈粗点状，考虑椎弓型骨血管瘤

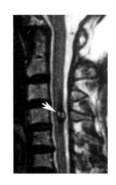

图1-271 颈椎MRI T_2矢状面

C_4水平颈脊髓内有一圆形混杂信号影（箭），考虑血管瘤。患者已有轻度脊髓压迫症状

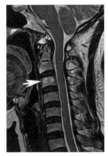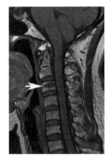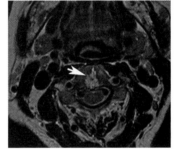

图1-272 颈椎MRI矢状面＋横断面

颈椎生理曲度变直；C_3椎体内见斑片状T_1低信号、T_2高信号影（箭），大小约$1.0cm \times 0.7cm$，考虑椎体型血管瘤

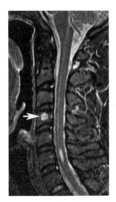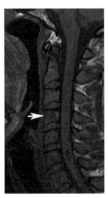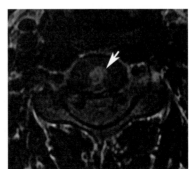

图1-273 颈椎MRI矢状面＋横断面

颈椎生理曲度存在；C_4椎体内见类圆形T_1稍高信号、T_2高信号影（箭），直径约$10.7cm$，考虑椎体型骨血管瘤；C_6水平脊髓纵行T_1低信号、T_2高信号影

［分析与讨论］

血管瘤（hemangioma）系胚胎期血管网增生导致的畸形，具有畸形和肿瘤的特征。根据血管腔大小、血管壁的厚薄及侵袭性，将其分为海绵状血管瘤、毛细血管瘤、静脉血管瘤、混杂血管瘤和侵袭性血管瘤。一般无自觉症状，多为临床偶然发现。血管瘤分类见表1-46。

表1-46　血管瘤分类

分类	描述
海绵状血管瘤	主要为内皮细胞构成的血窦和扩张的血管窦，多见于脊柱和颅骨，依次好发于胸椎、腰椎和颈椎，多为单个椎体发病
毛细血管瘤	好发于青少年，有自限性；主要为内皮细胞构成的扩张的毛细血管，多见于扁骨和长骨
静脉血管瘤	主要由含平滑肌的静脉组成
混杂血管瘤	具备上述两种特征
侵袭性血管瘤	较罕见，病灶生长，椎体塌陷，缺乏脂肪沉积和骨外病变

骨血管瘤（hemangioma of bone）是一种原发于骨骼血管的呈瘤样增生的慢性生长的良性肿瘤，与骨小梁混杂，难以单独分开。临床较常见，主要发生于胸椎，以中年人居多。主要症状有疼痛、肿胀、压迫相关症状和活动障碍。其X线分型见表1-47。

表1-47　骨血管瘤X线分型

分型	表现
椎体型	椎体略膨胀，栅栏状或网状改变，可见致密而清晰的垂直粗糙骨小梁，多见
椎弓型	椎弓根或椎板溶骨性改变，椎体和椎间隙正常，少见
混合型	累及椎体和椎弓，可见病理性骨折或脱位

根据肿瘤所在位置不同，骨血管瘤X线表现可分为以下三种（表1-48）。

表1-48　骨血管瘤X线分型（肿瘤位置）

分型	常见部位	表现
垂直型	脊柱	垂直较差的粗糙骨小梁，形成栅栏状或网眼状
日光型	颅骨	自中央向四周放射的骨间隔，似发光芒放射状骨针，须与骨肉瘤进一步鉴别
泡沫型	长骨、骨盆	泡沫状、囊肿样骨质破坏，偏心生长，局部梭形膨胀，可沿骨长轴延伸

CT表现为局部骨质溶解、缺损，粗糙的栅栏状骨小梁轴向排列（椒盐征），脂肪沉积。MRI表现为T_1高信号，T_2明显高信号；侵袭性血管瘤T_1低信号，T_2高信号。

侵袭性血管瘤需要积极治疗，包括椎体成形术、栓塞术、放射治疗等，其余若有压迫症状、脊柱不稳等，须行外科固定术。

七、脂肪瘤

见图1-274、图1-275。

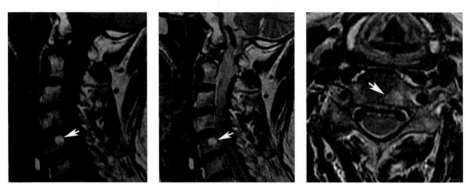

图1-274　颈椎MRI T_1+T_2矢状面+横断面

C_5椎体见一类圆形均匀高信号（箭），边界清晰，直径约1.0cm，T_1、T_2呈高信号，考虑C_5椎体脂肪瘤

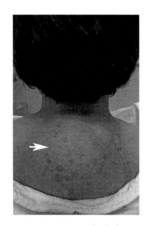

图1-275　脂肪瘤

查体见颈胸交界处有巨大包块（箭），该包块近期突然增大。超声检查示：皮下见1个椭圆形高回声包块，包块边界较清，范围为170mm×33mm×124mm，包块实质回声不均匀。CDFI：包块周边及内部血流信号不明显。考虑脂肪瘤可能。嘱其进一步检查，明确性质，并考虑择期手术

〔分析与讨论〕

脂肪组织肿瘤（fat tissue tumors）分为良恶性两类。良性包括脂肪瘤、血管脂肪瘤、血管平滑肌脂肪瘤、黏液脂肪瘤、骨髓脂肪瘤、神经纤维脂肪瘤、颈部对称性脂肪瘤病、棕色脂肪瘤等。恶性主要指脂肪肉瘤。

骨脂肪瘤（lipoma of bone/ossifying lipoma）少见，系起源于髓腔、皮质或骨表面等部位的

脂肪细胞的良性肿瘤，可见于颅骨、肋骨和四肢骨，根据发生部位可分为骨内型和骨旁型（表1-49）。可单发或多发，多发者称为骨脂肪瘤病。任何年龄、性别均可发生，多为40~60岁，男性稍多，多无症状或肿痛。X线和CT特征性表现为边界清楚的溶骨性改变中心有营养不良钙化（帽徽征），菲薄的硬化性边缘；MRI表现为T_1和T_2高信号（表1-50）。根据组织学表现，Milgram将骨内脂肪瘤分为3期（表1-51）。骨内脂肪瘤不需治疗。

表1-49　骨脂肪瘤分类（发生部位）

分类		来源
骨内型		骨髓内的脂肪组织
骨旁型	骨膜	骨膜间充质细胞
	骨膜外组织	骨膜旁脂肪组织

表1-50　骨脂肪瘤影像学特征

分类	X线/CT	MRI
骨内型	脂肪性透亮影或骨质缺损区，周围骨质硬化	脂肪信号，边界清楚，周围骨髓信号无明显异常
骨旁型	脂肪样密度/信号肿块，边界清，多呈分叶状，相邻骨皮质有增生性肥厚。特点：肿块内见宽基底、树枝状、珊瑚状的骨性突起	

表1-51　骨内脂肪瘤Milgram分期（组织学）

阶段	描述
1期	活脂肪细胞 + 正常骨小梁
2期	过渡期，部分活脂肪细胞 + 部分脂肪坏死 + 钙化
3期	退变最明显，大部分脂肪坏死 + 钙化 + 不同程度囊肿 + 反应性骨形成

脂肪瘤（lipoma）是最常见的类型，系由成熟脂肪细胞组成的良性软组织肿瘤，有纤维包膜，切面可见出血、坏死和钙化。若内部毛细血管丰富则为血管脂肪瘤。多见于50~60岁女性，表现为生长缓慢的无痛性圆形或盘状肿瘤。临床大多为无症状的体表肿块。

"富贵包"是一种民间较为形象的说法，并无对应的医学名词，它通常是指以C_7棘突和T_1棘突之间的凹陷处（大椎穴）为中心，大小及软硬程度不同的包块，该包块常为脂肪沉积或良性脂肪瘤。从解剖学上来讲，颈椎前凸，胸椎后凸，颈胸交界处形成较明显的骨性突起，多数人在此处会形成一个较厚的脂肪垫，以保护骨性结构。肥胖人群在该部位的脂肪沉积会更为明显，因此民间有"富贵包"的说法。临床表现通常为外观上的改变（如局部突起、驼背）和颈、肩、背部肌肉的酸痛、僵硬。病情加重者会出现上肢麻木、头晕等症状。有人认为，"富贵包"与颈椎病有一定的关系，颈部软组织受到损伤，考虑颈型颈椎病。不良的生活习惯（如长期伏案工作、低头）或经常扛挑重物可能是其诱发因素。临床上常采用如穴位埋线、针灸、推拿、脂肪垫抽吸、超声引导VACORA旋切和麦肯基疗法及手术切除等多种治疗方法，并取得一定的疗效，但其作用机制尚不明确，需进一步研究。

参考文献

［1］Milgram JW．Intraosseous lipomas：a clinicopathologic study of 66 cases［J］．Clin Orthop，1988，231：277-302.

［2］袁汉坤，罗军，黄金夜，等．中西医治疗富贵包的研究进展［J］．中国民间疗法,2021,29（18）：122-125.

[**典型病例**]

病例1.5.7.1

女，42岁，项部酸胀。查体：枕下软组织有一局限性隆起，触之较软，边界不清，无压痛，表皮无异常，考虑脂肪瘤。

颈椎X线侧位片（图1-276）：枕下部皮内见一卵圆形隆起组织（箭），考虑脂肪瘤。

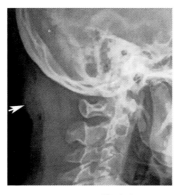

图1-276　脂肪瘤

八、畸胎瘤

[**分析与讨论**]

畸胎瘤（teratoma）属于生殖细胞肿瘤中常见的一种，分为成熟性畸胎瘤和不成熟性畸胎瘤（表1-52）。早期畸胎瘤多无明显临床症状，多是体检时偶然发现。

表1-52　畸胎瘤分类

分类	恶变率	特征
成熟性畸胎瘤 （囊性或实性，良性）	0.2%~2.0%	含有内、中、外三个胚胎层的成熟成分，如皮肤、毛发、牙齿、骨骼、肌肉、油脂及神经组织等
不成熟性畸胎瘤 （恶性）		分化欠佳，没有或少有成形的组织，结构不清

椎管内畸胎瘤较少见，发病部位依次为胸腰段＞腰骶段＞颈段，其中脊髓圆锥最多见。大多为良性肿瘤，绝大多数位于髓外硬膜下。可同时合并脊柱、脊髓发育畸形，如脊柱裂、脊膜膨出、脊髓纵裂等。多表现为疼痛，运动功能障碍和膀胱功能障碍。

X线可见椎体融合、半椎体及肿瘤压迫征象等；CT可见椎管扩大，高密度钙化灶，但难以明确诊断；MRI可精确定位，见强弱不等的混杂信号，明确肿瘤与脊髓的关系。治疗首选手术切除，可减小肿瘤体积、缓解脊髓受压，病理明确肿瘤性质。

参考文献

［1］周建功，郭会利，叶艳君，等．影像检查在椎管内畸胎瘤诊断中的应用［J］．中医正骨，2014，26（7）：24-25．

［2］谢京城，王振宇，刘彬，等．椎管内畸胎瘤的诊断和治疗［J］．中国脊柱脊髓杂志，2009，19（2）：90-93．

〔典型病例〕

病例1.5.8.1

男，42岁，颈部酸痛不适数年，无明显症状和体征。

颈部MRI T_2矢状面（图1-277）：瘤体呈球形混杂信号（箭），椎体前可见明显不均匀高信号钙化灶（箭头），考虑畸胎瘤。

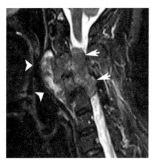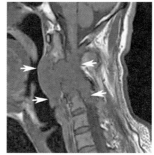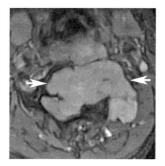

图1-277　畸胎瘤

九、转移瘤

〔分析与讨论〕

（一）概述

骨转移瘤发生率占全身转移瘤的15%~20%，仅次于肺、肝转移，而脊柱为最常见的转移部位，以胸腰椎转移多见，颈椎最少见。多见于中老年男性。脊柱转移瘤会影响脊柱强度，引起脊柱不稳，随病情进展可引起神经根或脊髓受压。所有恶性肿瘤患者中出现脊柱转移并引起硬膜外脊髓受压（epidural spinal cord compression，ESCC）者占40%。因此，脊柱转移瘤的治疗在恶性肿瘤治疗中具有十分重要的位置。最常见的原发恶性肿瘤包括乳腺癌、前列腺癌、肺癌、肾癌和胃肠道恶性肿瘤。根据骨亲和性，转移瘤可分为三类（表1-53）。

表1-53 转移瘤分类（骨亲和性）

分类	原发肿瘤
亲骨性肿瘤	前列腺癌、肾癌、甲状腺癌、乳腺癌、肺癌、鼻咽癌
厌骨性肿瘤	皮肤、消化道和子宫恶性肿瘤
不偏性肿瘤	骨肉瘤、尤因肉瘤、骨淋巴瘤

（二）表现

转移瘤可引起溶骨性骨质破坏、骨质硬化或破坏与硬化并存。溶骨性转移者血钙、血磷增高，骨质大块破坏，骨小梁减少；成骨性转移者血钙、血磷正常或偏低，骨质呈小灶性破坏，有新骨形成；前列腺转移癌ALP增高。

（三）治疗

治疗目的是缓解疼痛，改善神经症状，维持脊柱稳定性，提高患者生活质量。通过有效的治疗，脊柱转移瘤患者可在有限的生存期内维持行走功能，有赖于脊柱转移灶的局部控制。

颈椎因邻近解剖结构复杂，且大多数瘤体呈溶骨性破坏，血供丰富，手术视野及病灶显示不清，瘤体往往达不到肢体肿瘤的根治切除范围，易复发，因此颈椎稳定性重建具有一定的难度及风险。对于颈椎转移性骨肿瘤是否须行手术治疗，一直有争议。一般对预期生存期短者不建议手术治疗，对预期生存期较长者建议手术。

参考文献

[1] 郭卫，姬涛.对脊柱转移癌如何进行合理的治疗[J].北京大学学报（医学版），2015，47（2）：200-202.

[2] 滕红林，肖建如，贾连顺，等.颈椎转移性骨肿瘤的手术治疗[J].中国矫形外科杂志，2002，9（6）：539-541.

[3] 肖建如，贾连顺，袁文，等.颈椎原发性骨肿瘤的外科分期及其手术治疗[J].中华骨科杂志，2001，11（21）：673-675.

［典型病例］

病例1.5.9.1

男，32岁，因肺癌转移至颈椎，出现截瘫表现。

颈椎CT矢状面（图1-278）：C_{3-5}椎体破坏（箭），C_4椎体几乎被完全压扁，C_3后下缘、C_5上部骨质破坏、缺损，考虑骨转移瘤。

颈部MRI T_1+T_2矢状面（图1-279）：C_{3-5}椎体破坏（箭），C_4椎体严重楔形变，压迫后方脊髓，考虑骨转移瘤。

岐黄学者李义凯教授
中医骨伤科病案精选
脊柱分册

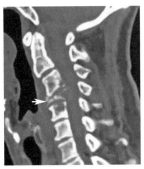
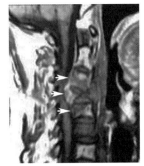
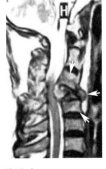

图1-278　转移瘤　　　　　　　　图1-279　转移瘤

病例1.5.9.2

男，30岁，无明显外伤和诱因出现颈部酸痛不适数月。自患病以来无明显的夜间痛和胸闷、咳嗽等不适。查体：病理反射未引出，四肢腱反射正常存在，双手的肌力和皮肤感觉正常。颈部除后伸稍受限外，活动大致正常。各棘突无明显的压痛和叩击痛。

颈椎X线侧位片（图1-280）：C_3椎体骨质明显破坏、塌陷变扁（箭）。

颈椎MRI矢状面＋横断面（图1-281）：C_3椎体明显破坏变扁及被破坏的椎体向后凸压迫硬膜囊外（箭），C_4椎体明显高信号，考虑被病变所侵及；C_3椎体、椎弓板和关节突关节均被累及（箭）。

分析：初步考虑为转移性恶性肿瘤的可能性大。建议入院进一步明确诊断。本例患者的颈椎被肿瘤累及造成严重塌陷，而患者却没有明显的临床表现。若贸然进行颈椎的旋转手法或扳法，则有可能出现严重的后果。

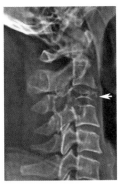
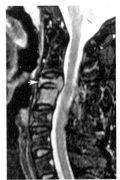

图1-280　转移瘤　　　　　　　　图1-281　转移瘤

病例1.5.9.3

男，59岁，颈痛3个月。

颈椎CT＋MRI矢状面＋PET-CT（图1-282）：齿状突骨质溶骨性破坏（黑箭），枢椎基底部发生骨折（箭头），并联合寰椎一起向前移位，C_2椎体也被累及破坏（白箭）。

体会：由于此节段的椎管空间大，脊髓尚未受到压迫。在此情况下，诊断难度更大。若贸然进行颈椎旋转手法或扳法，后果不堪设想。

· 146 ·

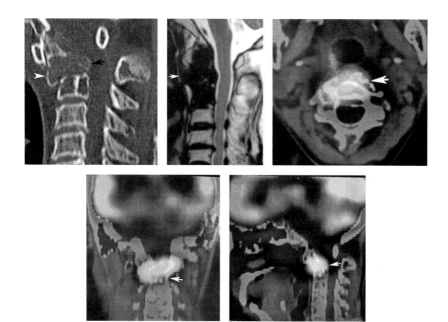

图 1-282 转移瘤

十、血肿

[典型病例]

病例 1.5.10.1

男，30 岁。颈脊髓受压表现。

颈椎 MRI 矢状面（图 1-283）：C_{4-5} 节段颈脊髓受到来自后方的异常结构的压迫（箭），呈 T_1 低信号，T_2 外周中高信号、中央低信号，未与脊髓粘连，考虑髓外硬膜外肿物，不排除血肿、硬膜外肿瘤可能。

分析：病理证实为硬膜外血肿。注意不能单凭症状诊断为脊髓型颈椎病。

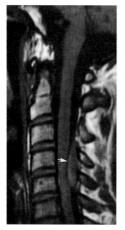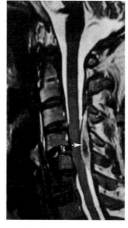

图 1-283 血肿

十一、不明原因肿物

[**典型病例**]

（一）椎管内肿瘤

病例1.5.11.1

女，38岁，颈枕部轻度酸痛不适数月，颈部活动大致正常。

颈椎MRI矢状面（图1-284）：C_{1-2}节段脊髓增粗，见混杂性、偏高信号占位性病变（箭），考虑为髓内肿瘤，不排除星形细胞瘤、血管母细胞瘤。

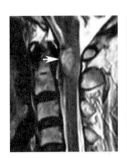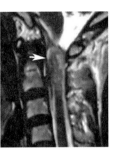

图1-284　不明原因肿物

病例1.5.11.2

女，33岁。

颈椎MRI矢状面+横断面（图1-285）：C_2水平椎管内见椭圆形、大块肿物压迫脊髓和一侧神经根（箭），呈T_1高信号，肿物内见点状低信号影，边界清，考虑髓外硬膜下肿瘤，神经鞘瘤可能性大。

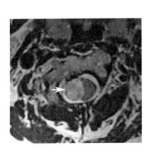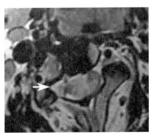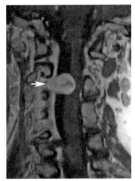

图1-285　不明原因肿物

病例1.5.11.3

男，32岁，近几个月逐渐出现双上肢酸痛麻木不适，无明显外伤史。

颈椎MRI矢状面（图1-286）：齿状突及其后部有椭圆形肿块（箭），呈T_1、T_2不均匀低信号，压迫后方脊髓和蛛网膜下腔，考虑硬膜外肿物。

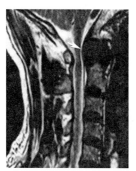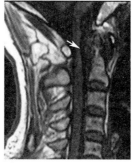

图1-286　不明原因肿物

病例1.5.11.4

男，54岁。

颈椎MRI矢状面+横断面（图1-287）：C_4节段椎管内有一界限清楚、信号较均匀的椭圆形肿块（箭），呈T_1低信号、T_2高信号，肿物严重挤压相应节段的脊髓，考虑髓外硬膜下肿瘤，脊膜瘤可能性大。

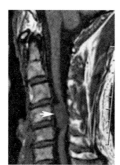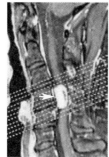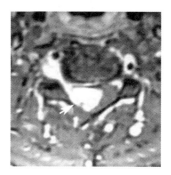

图1-287　不明原因肿物

（二）椎体附件肿瘤

病例1.5.11.5

颈部MRI矢状面（图1-288）：C_6、C_7椎体形态尚可，椎前软组织明显肿胀（箭），压迫后方脊髓，T_1低信号、T_2稍高信号，不排除结核、感染、转移癌等。

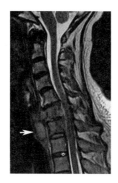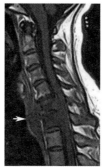

图1-288　不明原因肿物

病例1.5.11.6

女，52岁。

颈椎MRI矢状面（图1-289）：C_5、C_6椎体信号改变（箭），椎体稍压缩，C_5以上向后滑脱，考虑脊柱肿瘤。

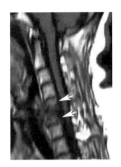

图1-289　不明原因肿物

病例1.5.11.7

男，16岁，肱二头肌处剧痛1周余，叩击痛强阳性。

颈椎X线侧位片（图1-290）：$C_{3\sim6}$椎体见不同程度溶骨性破坏（箭），C_5扁平椎，考虑脊柱肿瘤。建议进一步行MRI检查。

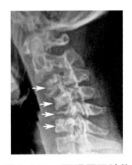

图1-290　不明原因肿物

病例1.5.11.8

男，70岁，下蹲困难。

颈椎CT横断面（图1-291）：椎体和右侧椎板成骨性破坏（箭），病灶突入椎管内，造成脊髓严重受压，不排除关节突关节严重退变、血管瘤等可能。

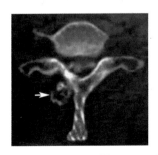
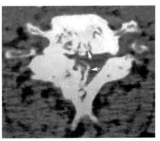

图1-291　不明原因肿物

病例1.5.11.9

女，27岁，颈项部酸痛不适1月余，夜间明显。

颈部MRI矢状面+CT横断面（图1-292）：C_1、C_2周围软组织高信号（箭），齿状突骨质溶骨性破坏（箭头），考虑恶性病变；寰齿关节间隙＞4mm，考虑寰枢椎脱位。

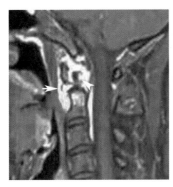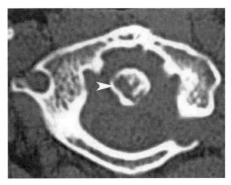

图1-292　不明原因肿物

病例1.5.11.10

男，23岁，颈痛数月。

颈椎X线侧位片（图1-293）：齿状突溶骨性破坏（箭），C_2椎体明显膨胀（箭头），且向后移位、边界不清，考虑骨转移瘤、寰枢关节脱位。

颈部CT矢状面（图1-294）：齿状突溶骨性破坏（箭），C_2椎体明显膨胀（箭头），呈多房性，且向后移位、边界不清，考虑骨转移瘤。

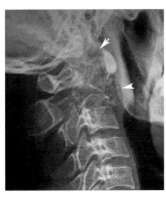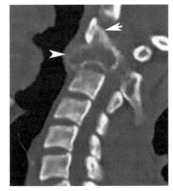

图1-293　不明原因肿物　　　　图1-294　不明原因肿物

病例1.5.11.11

女，43岁，颈项部酸痛1年余。

颈部MRI矢状面（图1-295）：C_4椎体明显变扁（箭），向后压迫脊髓，考虑压缩性骨折、颈椎间盘突出。

分析：导致骨折的原因需要进一步检查，须排查结核、转移肿瘤、布鲁氏菌感染等。

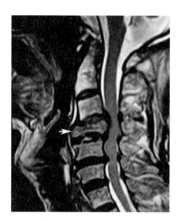

图1-295　不明原因肿物

病例1.5.11.12

男，73岁，颈部活动受限，余无不适。

颈椎X线侧位片（图1-296）：C$_4$椎体病理性骨折（箭），颈椎退行性变，考虑肿瘤可能性大。

颈部MRI矢状面（图1-297）：多个椎体信号不均匀，C$_4$椎体信号变低（箭），向前、后突出，压迫前方咽后壁、后方硬膜囊，考虑恶性肿瘤。

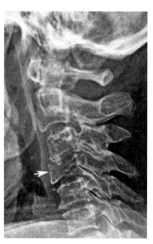 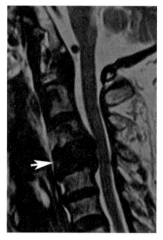

图1-296　不明原因肿物　　　　图1-297　不明原因肿物

病例1.5.11.13

女，39岁，半月前落枕后左侧颈部疼痛，活动轻度受限，1周前左上肢胀痛无力，自行针灸无好转，今日疼痛加剧。现以颈、肩、臂痛伴肩关节无力为主要表现。查体：肩部肌力为0级，外展、前屈、后伸均无法完成，肘关节以下肌力尚可。肱二头肌和肱三头肌反射（++），霍夫曼征（-），压顶实验（+）。乙肝病史，消瘦，面色黄。

颈部MRI T$_2$矢状面（图1-298）：C$_4$椎体骨质破坏，呈扁平椎（箭），压迫前方咽后壁和后方硬膜囊，考虑肿瘤可能性大。

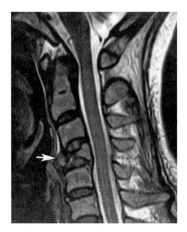

图1-298　不明原因肿物

病例1.5.11.14

男，72岁，颈部活动受限，余无不适。

颈椎X线侧位片（图1-299）：C_{3-5}椎体呈楔形变（箭），且密度改变，其中C_3椎体明显变扁，需要排除恶性肿瘤。

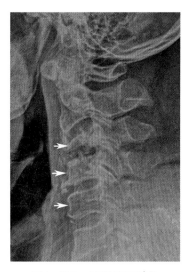

图1-299　不明原因肿物

病例1.5.11.15

男，62岁，颈项部酸胀不适1年余。

颈椎和腰椎侧位X线片（图1-300）：颈椎和腰椎椎体的形状不规则（箭），椎体前上缘轻度塌陷，尤其是C_{5-7}（箭）。

分析：考虑骨代谢方面疾病，但实验室检查正常。须进一步查甲状腺及四甲状旁腺功能，不排除舒尔曼病、椎体骺板骨软骨炎后遗改变等。

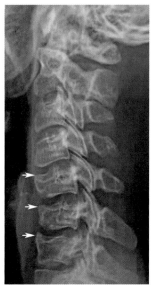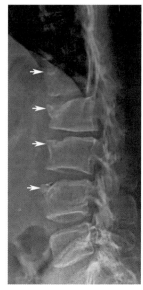

图1-300　不明原因肿物

第六节　软组织钙化

一、后纵韧带骨化症（OPLL）

见图1-301至图1-314。

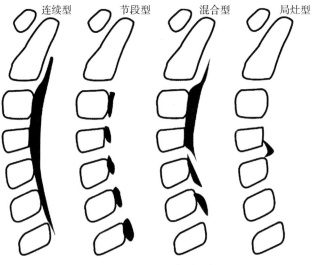

连续型　　节段型　　混合型　　局灶型

图1-301　OPLL分型示意图

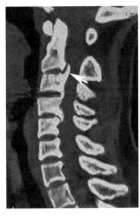

图1-302　颈椎CT
矢状面

C₃椎体后上缘和C₄椎体的后下缘各有一个明显的骨刺突入椎管内（箭），局限在椎间隙水平，椎管矢状径及侧隐窝狭窄，硬膜囊因受压而后移，考虑局灶型OPLL

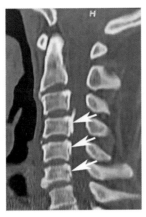

图1-303　颈椎CT
矢状面

C₄₋₆椎体后缘可见纵向排列的细条形钙化影（箭），在椎间隙水平中断，压迫硬膜囊和脊髓，考虑节段型OPLL

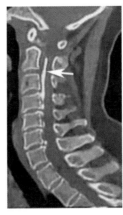

图1-304　颈椎CT
矢状面

C₂₋₄椎体后方条形致密骨影（箭），部分与椎体后缘完全融合，部分仍存在窄的间隙，硬膜囊因受压而后移，考虑连续型OPLL

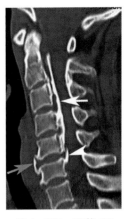

图1-305　颈椎CT
矢状面

C₂₋₆椎体后缘可见断续纵向排列的细条形钙化影（右箭），C₅₋₆椎间隙骨化物中断（箭头），考虑混合型OPLL。C₅₋₆椎体前缘骨桥形成（左箭）

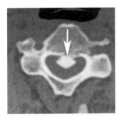

图1-306　颈椎CT
横断面

椎体后缘可见大块伞形钙化影（箭），蒂部细小，与椎体后缘相连，顶部较宽，椎管矢状径狭窄，硬膜囊因受压而后移，考虑蕈伞型OPLL

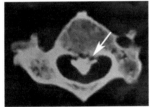

图1-307　颈椎CT
横断面

椎体后缘可见大块三角形钙化影（箭），底部较顶部宽，椎管矢状径严重狭窄，硬膜囊因受压而后移，考虑山丘型OPLL

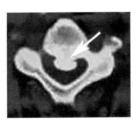

图1-308　颈椎CT
横断面

椎体后缘可见大块长方形钙化影（箭），考虑块状型OPLL

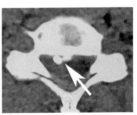

图1-309　颈椎CT
横断面

椎体后缘可见不规则钙化影（箭），考虑不规则型OPLL

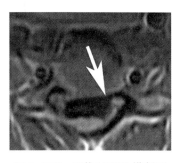 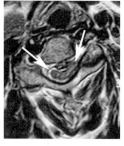 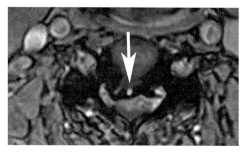

图1-310　颈椎MRI T₂横断面　　图1-311　颈椎MRI　　图1-312　颈椎MRI T₂横断面
　　　　　　　　　　　　　　　　　T₂横断面

脊髓被挤压，前表面平坦，侧表　　　　　　　　　　　脊髓被挤压，后表面突起、前表面凹陷、前
面呈锐角状（箭），考虑三角型　脊髓前方挤压明显，　方仅左侧角度圆润（箭），考虑泪滴型OPLL
OPLL　　　　　　　　　　　后表面突起、前表面
　　　　　　　　　　　　　　凹陷，前方两侧角度
　　　　　　　　　　　　　　圆润（箭），考虑回旋
　　　　　　　　　　　　　　镖型OPLL

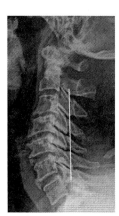 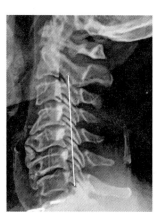 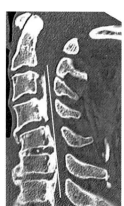 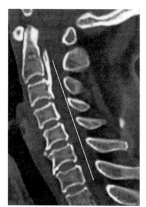

图1-313　K线示意图

K线阳性（前2张）：骨化物范围未超过K线；K线阴性（后2张）：骨化物范围超过K线

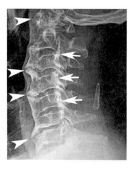 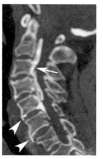 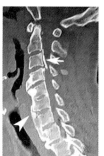

图1-314　颈椎X线侧位片+CT矢状面

此三例均为OPLL（箭）合并DISH（箭头）

〔分析与讨论〕

（一）概述

后纵韧带骨化症（ossification of posterior longitudinal ligament，OPLL）是一种因后纵韧带发生骨化，从而压迫脊髓和神经根，产生肢体的感觉和运动障碍及自主神经功能紊乱，甚至瘫痪的疾患。OPLL多见于颈椎，常与弥漫性特发性骨肥厚（DISH）和强直性脊柱炎（AS）等疾病同时出现。OPLL被认为是引起东亚患者颈椎疾病的重要病因之一。其在1838年被首次介绍。1960年日本学者尸解时发现颈椎后纵韧带骨化导致了脊髓压迫症。1964年，Terayma将该病理变化命名为"颈椎后纵韧带骨化"，为人们所广泛接受，成为一种独立的临床疾病。

（二）病因与诊断

OPLL发病以C_5最为多见，其次为C_4和C_6。OPLL好发于50~60岁的东亚人群，据报道男女比例为2∶1。据统计东亚人群的发生率为1.9%~4.3%，北美和欧洲发生率远低于东亚人群。目前对于颈椎OPLL的发生机制仍无定论。研究显示，OPLL有遗传倾向，但无法明确其发生机制。原发性（特发性）OPLL的发生也与间充质干细胞的分化方向、运动、激素水平、环境、糖尿病、肥胖、高钠摄入和富含维生素A的饮食以及颈椎机械性刺激等因素有关，还与DISH、黄韧带骨化症（ossification of the ligamentum flavum，OLF）、AS和潜在的精神分裂症有关。继发性OPLL通常与几种基因突变引起的低磷血症性佝偻病相关，其中X连锁的低磷血症性佝偻病最常见，并且伴有内分泌功能紊乱，如甲状旁腺功能减退和肢端肥大症。本病病因尚不明确，多是推测及假说。主要有椎间盘变性学说、全身骨质肥厚的相关学说、机械损伤学说及糖代谢紊乱学说等。因此，OPLL的病因与发生机制仍须从多个方面进行研究和探索。目前OPLL的病理生理学过程仍不明确，但可能与类似的骨化症，如DISH有相似之处。早期组织学变化包括成纤维细胞和成软骨样增殖以及小血管浸润，然后是软骨内骨化。随后在后纵韧带内表达骨成型蛋白质促进骨化物进一步生长，成熟和重塑为板层骨。

Ehara等报道，OPLL也与其他骨化性脊柱疾病有关，在OPLL患者中DISH和OLF的发生率分别为25%和21%。OPLL可引起颈椎管占位，使椎管狭小，或直接压迫脊髓引起相应症状，重症者可致瘫痪。诊断靠颈椎侧位X线片和CT平扫等检查，可见椎体正后方有片状或条索状韧带骨性致密现象。尽管MRI已经成为脊柱影像的必用检查设备，但因OPLL在T_1和T_2加权像上呈低信号，并且在脊髓压迫部位邻接或消失，颈椎椎体后方特别是椎间隙的低信号，可能会与退变突出的椎间盘组织混淆。而CT在颈椎OPLL的诊断中必不可少。颈椎CT三维重建诊断OPLL的准确率可达90%。本病的诊断需要与DISH以及AS等增生性疾病相鉴别。OPLL可单独出现，也常见于DISH和晚期AS及其他疾病之中。此时，需要拍摄骨盆X线正位片，明确骶髂关节有无病变，以排除AS。

（三）影像学研究

1. 日本学者依据患者颈椎平片上OPLL的不同特点将其分成四种类型：节段型、连续型、混合型以及局灶型（表1-54）。

表1-54　OPLL颈椎X线侧位片分型

分型	发生率	表现
节段型	33.3%	骨化位于椎体后缘的点条状致密影，在椎间隙水平中断
连续型	25.0%	骨化范围跨越数个椎体及椎间隙，呈一长条状致密影
局灶型	12.5%	骨化位于椎体后方，局限在椎间隙水平，呈斑块状
混合型	29.2%	连续型和节段型混合存在

2. 2008年，Fujiyo-shi等将OPLL患者颈椎曲度及骨化物范围联系，提出K线（Kyphosis line），即颈椎标准侧位X线片，C_{2-7}椎管中点的连线），用以预测颈椎后路手术的临床疗效。根据后纵韧带骨化范围与K线的位置，骨化物范围未超过K线为K线阳性，骨化物范围超过K线为K线阴性。根据K线阴阳性来评估后路减压术患者脊髓向背侧移动的程度。由于K线阴性病例其脊髓向背侧退让不到位，神经受压改善差，预后效果不佳，此类患者最佳术式为前路减压。此外，有研究根据颈椎CT三维重建，选取靠近椎管中央骨化最重层面对应的骨窗矢状面，以此确定K线，也可有效预测术后疗效。2013年，国内邵增务等根据CT形态特点将OPLL分为蕈伞型、山丘型、块状型和不规则型（表1-55），以指导手术方式的选择和手术范围，同时观测骨化灶形态的差异与预后的关系。对蕈伞型和山丘型行前路手术，对块状型和不规则型根据病灶特点行前路或后路手术。

表1-55　OPLL颈椎CT横断面分型

分型	发生率	表现
蕈伞型	35.1%	骨化物蒂部细小，与椎体后缘相连，顶部相对较宽
山丘型	27.0%	骨化物底部较顶部为宽
块状型	21.6%	骨化物呈规则的块状结构
不规则型	16.3%	骨化物呈不规则形态，与椎体后缘相连，偏于一侧或不连续分布

3. MRI对OPLL患者脊髓受压程度的评估具有重要作用。2004年，Yukihiro Matsuyama 等根据OPLL患者MRI T_2横断面上脊髓形状，将其分为三角形、回旋镖形及泪滴形（表1-56），强调骨化物压迫对脊髓的损害。颈椎后路手术后，三角形患者预后最差，回行镖形次之，泪滴形最好。研究认为术前脊髓三角形、T_1低信号、T_2高信号以及术后无明显扩张均是预后不良的危险因素。2007年，国内田海军等根据脊髓受压最重水平的骨化物形态将OPLL分为矩型、山丘型和蘑菇型。研究认为，蘑菇型OPLL术前往往存在脊髓高信号，术后脊髓横截面积扩大率低，手术疗效差，而矩型和山丘型疗效相对较好。此外，MRI在评估软组织对脊髓的压迫程度时具有明显优势，尤其当OPLL合并颈椎间盘突出时。

表1-56　OPLL颈椎MRI横断面分型

分型	表现
三角形	前表面平坦，侧表面呈锐角状
回旋镖形	脊髓前方被骨化物挤压，后表面突起、前表面凹陷，前方两侧角度圆润
泪滴形	后表面突起、前表面凹陷，前方仅一侧角度圆润

（四）治疗进展

病程持续发展，骨化的后纵韧带压迫脊髓越明显，患者的神经压迫感就越重，脊髓损伤并引起瘫痪风险就越大，这将给患者以及其家庭和社会带来沉重的负担。

1.症状较轻或拒绝手术的患者可行非手术治疗，但切忌粗暴地推拿、牵引，应避免颈部过度伸屈或创伤，否则会导致症状加剧甚至瘫痪。

2.非手术治疗无效的OPLL患者多需要行手术治疗。手术方法和入路包括前路、后路、前后联合入路及微创等。

（1）前路手术优点为通过完全或部分清除骨化灶，减轻脊髓所承受的压迫力，稳定脊柱坚固性；缺点为术野较小，切口毗邻食管、气管、大动脉以及神经等重要组织，手术操作难度大、风险高，对C$_2$节段的后纵韧带骨化很难做到直接减压，术后假关节形成概率较高，手术可能出现吞咽困难及硬膜的撕裂，术后需要较长时间佩戴颈围。虽然前路手术减压更彻底，但并发症及手术风险更大，主要是切除钙化灶容易出现神经损伤和硬脊膜漏。

（2）后路手术的机制主要是通过后路间接减压，脊髓向后漂移，从而达到神经减压的目的。后路手术的术野较前路大，损伤重要组织、器官的风险更小，操作较前路简单，颈围佩戴时间较短，故临床上医师对于颈椎后纵韧带骨化症患者的手术治疗多采用后路减压内固定术式，不足之处在于：非直接减压去除压迫，而是将脊髓退让至背侧以达到减压作用，尤其是当后纵韧带骨化范围较大时，脊髓漂移受限，受累脊髓前方所受压力依旧，症状缓解不如意，可致颈肌受损，轴性疼痛发生率高于前路减压术；后路减压术后，后纵韧带骨化灶存在继续发展可能，特别是年龄在60岁以下的后路减压术患者，其后纵韧带骨化灶进展概率高达65%~75%，实施后路减压术患者的骨化灶在脊髓腹侧继续发展，脊髓受压迫改善效果较差。

需要注意的是：①目前国内对于OPLL常诊断为脊髓型颈椎病，但国际上已将其列为一种独立的疾病而加以诊治，不建议列入脊髓型颈椎病范畴；②OPLL、DISH和AS这三种以广泛性骨化为主的疾病，它们在病理变化和进程的某些方面是有一些相同之处的，包括在治疗上，基本是以非甾体药物的抗炎镇痛为主。此外，这三种疾病的具体病因都不明确。但AS多见于青春期或成年人群。而DISH好发于50岁以上人群，并可能伴有代谢紊乱疾病。AS患者的血沉和CRP往往升高。相反，DISH患者血沉一般正常。两者的显著差别在于，DISH患者无小关节强直、骶髂侵蚀或关节内骨融合表现。AS的特征表现是椎体呈方形、脊椎竹节样改变和骶髂关节炎等。DISH的特征表现是前纵韧带骨化，在新骨和相邻椎体之间形成分界线；③本病手法和牵引无效，脱水、活血化瘀和止痛抗炎药物有效。

参考文献

［1］梁耀中，张国威，谭明会，等.颈椎后路减压内固定治疗 K 线阳性后纵韧带骨化症［J］.暨南大学学报（自然科学与医学版），2016，37（2）：146-149.

［2］郑乐宇，由长城，任航，等.颈椎后纵韧带骨化症的外科诊治进展［J］.医学综述,2019,25（12）：2382-2387.

［3］黄吉军，王静成，冯新民，等．CT及MRI成像对颈椎后纵韧带骨化的评估价值［J］.中国矫形外科杂志，2013，21（7）：639-644.

［典型病例］

（一）OPLL

病例1.6.1.1

女，60岁，头昏伴四肢乏力多年，休息不缓解。

颈部CT矢状面＋横断面（图1–315）：C_2、C_3椎体后缘可见长条状致密骨化影（箭），与椎体后缘之间存在狭窄的透亮间隙，部分与椎体后缘完全融合，部分仍存在窄的间隙，硬膜囊因受压而后移，考虑节段型OPLL。

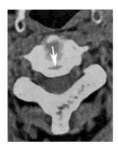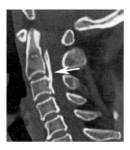

图1–315　OPLL

病例1.6.1.2

男，52岁，严重颈痛3月余，逐渐加重，并出现下肢无力等症状，多家医院诊断为脊髓型颈椎病。

颈椎CT矢状面＋横断面（图1–316）：$C_{3\sim4}$、$C_{7\sim8}$椎体后方带状致密骨影（箭），椎管矢状径及侧隐窝狭窄，硬膜囊因受压而后移，考虑节段型OPLL。

分析：骨性椎管狭窄是造成该病例出现神经系统症状的原因。

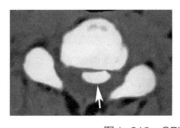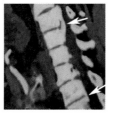

图1–316　OPLL

（二）合并疾病

1.OPLL+DISH+项韧带钙化

病例1.6.1.3

男，54岁，长期颈痛，颈椎有明显僵硬感，各方向活动受限，近期出现行走无力。查体：颈项广泛性轻压痛，腱反射亢进，双手霍夫曼征阳性。皮肤感觉和肌力、肌张力大致正常。

颈椎X线侧位片（图1-317）：$C_{2\sim6}$椎体后缘可见长条状致密骨化影（箭），$C_{4\sim6}$椎体前缘可见长条状致密骨化影（箭头），$C_{5\sim6}$水平后方项韧带处可见钙化影，考虑连续型OPLL、DISH、项韧带钙化。

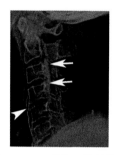

图1-317　颈椎X线侧位片

2.OPLL+DISH

病例1.6.1.4

男，48岁，8年前因"颈椎病"在外院行颈椎手术治疗。术后恢复良好，但近1年来逐渐出现双下肢无力，行走吃力。查体：双手霍夫曼征强阳性，关节活动僵硬，肌张力过高，四肢腱反射稍亢进。考虑为颈椎间盘突出，压迫脊髓，导致"脊髓型颈椎病"。

颈椎X线侧位片（图1-318）：既往手术的3个内置金属物，分别位于C_3、C_4、C_6节段（箭头），在上颈段$C_{1\sim3}$椎体的后缘、椎管内可见一纵行的钙化影占据椎管的空间（右箭），考虑连续型OPLL；此外，多个节段的椎体前缘钙化（左箭），不排除DISH。

颈椎CT横断面（图1-319）：见金属物固定于左侧椎板（箭头），椎体后缘骨化物呈山丘形（箭），考虑山丘型OPLL。

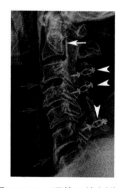

图1-318　颈椎X线侧位片

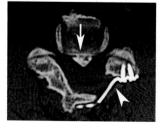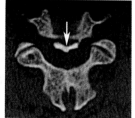

图1-319　颈椎CT横断面

二、弥漫性特发性骨肥厚（DISH）

见图1-320至图1-331。

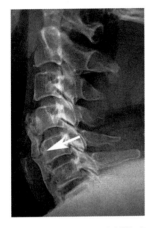

图1-320　颈椎X线侧位片

C$_{4-7}$前纵韧带连续性钙化，呈条状骨化影（箭），考虑Ⅰ型DISH

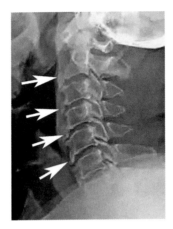

图1-321　颈椎X线侧位片

沿C$_{2-6}$椎体前缘，可见形如波浪状较厚的间断的前纵韧带骨化影（箭），考虑Ⅱ型DISH

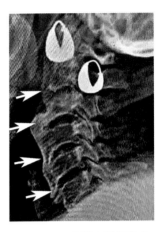

图1-322　颈椎X线侧位片

C$_{3-5}$前纵韧带连续钙化影，C$_{5-6}$前纵韧带状间断钙化影（箭），考虑Ⅲ型DISH

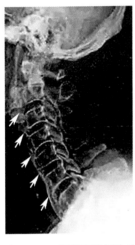

图1-323　颈椎X线侧位片

C$_{2-7}$前纵韧带连续性钙化，呈条状骨化影（箭），考虑Ⅰ型DISH

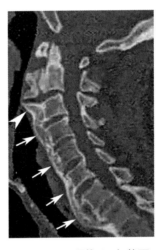

图1-324　颈椎CT矢状面

C$_3$~T$_1$前纵韧带连续钙化影（箭），C$_{2-3}$前纵韧带大块间断钙化影（箭头），呈钩型，压迫前方咽后壁，考虑Ⅲ型DISH

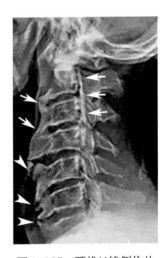

图1-325　颈椎X线侧位片

椎体前缘大块骨化影，C$_{2-4}$前纵韧带连续钙化影（左箭），C$_{4-7}$前纵韧带状间断钙化影（箭头），考虑Ⅲ型DISH；C$_{2-4}$椎体后缘可见纵向排列的细条形钙化影（右箭），考虑OPLL

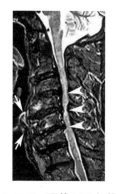

图1-326 颈椎MRI矢状面

C_{2-7}椎间盘变性，C_{3-4}、C_{4-5}、C_{5-6}椎间盘突出（箭头），向后压迫硬膜囊；C_{3-7}椎体前缘大块骨化影（箭），考虑DISH

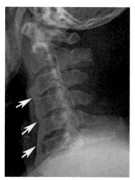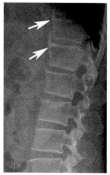

图1-327 颈椎X线侧位片＋胸腰椎X线侧位片

C_{3-7}前纵韧带连续的骨化影（箭），伴C_{5-6}水平项韧带钙化，考虑Ⅰ型DISH；T_{12}~L_2前纵韧带明显骨化（箭），考虑Ⅱ型DISH

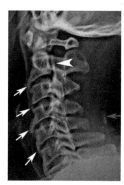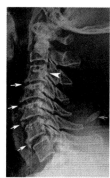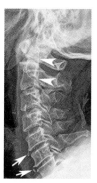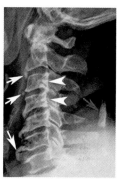

图1-328 颈椎X线侧位片

椎体前缘不同程度的钙化影（白箭），压迫前方食道，椎间隙变窄，考虑Ⅱ型DISH；可见后纵韧带骨化影（箭头），考虑OPLL；项韧带钙化影（灰箭）

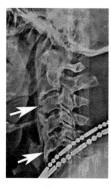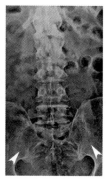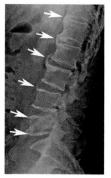

图1-329 颈椎X线侧位片＋腰椎X线正侧位片

颈椎和腰椎部分椎体前缘有连续的骨赘形成（箭），考虑Ⅱ型DISH。双侧骶髂关节模糊，骨赘形成，考虑AS（箭头）。建议进一步行骶髂关节CT平扫

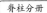
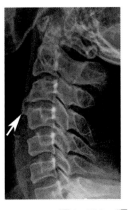
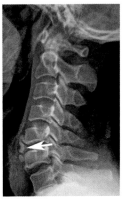

图1-330 颈椎X线侧位片

C_{3-4}、C_{5-6}椎间隙前缘有明显钙化影（箭），呈骨桥连接

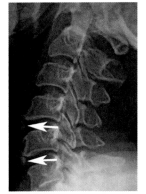
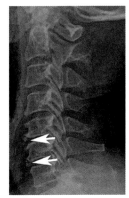

图1-331 颈椎X线侧位片

C_{4-5}、C_{5-6}、C_{6-7}椎间隙前缘有明显钙化影（箭），呈块状

[分析与讨论]

（一）概述

弥漫性特发性骨肥厚（diffuse idiopathic skeletal hyperostosis，DISH），以往称为弥漫性特发性骨质增生症，是一种原因不明的特殊骨病，是以脊柱及脊柱外韧带广泛骨化为主要特征的骨关节退行性疾病，又称Forestier's病。主要累及脊柱，特征是大量而表浅的不规则椎体前缘和侧缘骨质增生，相互融合形成椎体前广泛肥厚骨块。20世纪50年代Forestier首次将本病命名为老年强直性骨质增生。1975年Resnick总结该病X线特点，指出韧带钙化不但存在于脊柱，也广泛出现在骨盆、足跟、足及肘部，特点为肌腱、韧带附着处骨质增生、肌腱钙化和骨化以及关节旁骨刺形成。1976年，Resnick正式将该病定义为弥漫性特发性骨肥厚。DISH好发人群为中老年人（年龄≥50岁），男女比约为2：1，强壮和肥胖者多见。发病率随年龄和体重的增加而增高，45岁以前极少罹患本病，70岁以上人群发病率高达30%。研究发现该疾病发病机制复杂，具体病因未明。越来越多的资料显示其与内分泌失调，血管障碍，代谢紊乱（如肥胖症、高脂血症、糖尿病、骨代谢异常），基因调控及遗传等多种因素存在相关性。多数人认为是骨关节炎（osteoarthritis，OA）的一种特殊的类型。临床部分DISH合并其他内科疾病，有人认为代谢性疾病以及心脑血管病患者更容易患DISH。此外，还有少数几篇报道提出DISH有家族遗传倾向。

（二）临床表现

主要为腰背部酸痛、脊柱及外周关节活动度减低（僵直）、吞咽困难、神经压迫症状等，与强直性脊柱炎和退行性骨关节病的临床症状相似，易混淆。DISH病变特点为韧带和肌腱附着点发生骨化，以脊椎明显，最常累及下胸椎（T_{7-11}最好发），其次为下颈段（C_{4-7}）、腰椎。脊椎外的好发部位是骨盆。在极少情况下，DISH在颈椎前缘形成的骨赘可挤压食管后壁引起吞咽困难，甚至可压迫气管影响呼吸，导致呼吸困难或阻塞性睡眠呼吸暂停综合征。DISH进展缓慢，早期临床症状轻微，加之局灶性、弥漫性的钙化和骨化多在前纵韧带和脊柱旁软组织发生，故临床上常以影像学检查作为诊断标准。

（三）诊断

目前，DISH诊断标准如下（表1-57）。

表1-57　DISH诊断标准（Resnick）

①X线上至少连续4个椎体、3个椎间隙的前侧缘发生骨化，伴或不伴有椎体间的骨桥形成

②相应节段的椎间盘无明显退行性改变，椎间隙高度相对正常

③脊椎关节突关节及骶髂关节无关节面侵蚀、硬化或关节间骨性融合

X线分型：Ⅰ型多见于胸椎，Ⅱ型多见于颈椎和腰椎（表1-58）。

表1-58　DISH X线分型

分型	表现
Ⅰ型	连续波浪状骨化影，椎间隙正常
Ⅱ型	断续状骨化影，伴有椎间盘退变并向前外侧突出，在椎间隙水平钙化的前纵韧带因椎间盘突出而形成切割断续状
Ⅲ型	Ⅰ型与Ⅱ型混合

本病需要与OPLL和AS等以增生为主的疾病鉴别。但颈椎DISH常合并有OPLL。X线表现为连续的致密条状影，厚度为1~11mm，固化韧带与椎体间存在透亮间隙，钙化带边缘呈波浪状。颈椎骨肥厚不存在趋于一侧的现象。DISH不累及骶髂关节，但可在骶髂关节上、下方形成骨赘甚至骨桥，坐骨结节韧带、耻骨上韧带和髂腰韧带等可受累。

CT可早期显示韧带钙化，早期钙化与椎体间有透亮间隙，晚期间隙可消失。根据韧带钙化的形态分为结节型、连续型和混合型。发生于胸椎，右侧较左侧多见（左侧主动脉搏动抑制新生骨形成）。

（四）治疗

DISH的发生与全身的生长代谢异常（尤其是胰岛素相关的异常）有关。一些研究发现胰岛素具有使附着点区域骨形成的潜在作用，约17%~60%的DISH患者有糖耐量异常，糖尿病患者DISH患病率高达13%~50%。DISH的治疗原则与骨关节炎相似，旨在减轻症状，减少关节功能限制及延缓疾病。治疗包括非甾体类抗炎药、镇痛药、软骨保护剂如硫酸氨基葡萄糖、局部封闭、外固定、减肥和理疗，以及适当功能锻炼。如果合并OPLL发生，则需要判断具体的病变情况，如造成椎管狭窄、脊髓压迫和相关临床表现等。治疗主要根据OPPL对脊髓和神经根的压迫情况进行针对性处理，包括手术减压等。

（五）鉴别诊断

1.强直性脊柱炎　AS多见于青年男性，病变多自两侧骶髂关节开始向上蔓延，逐渐侵及腰椎和胸椎，直至颈椎。先是骨质稀疏、小关节模糊以至消失，而后椎间盘连同椎旁韧带广泛骨化，但骨化薄而平。而DISH多见于老年人，韧带骨化厚而浓密，外缘呈波浪形，

多以前纵韧带骨化为著。关节突关节和骶髂关节正常。

2.脊柱退行性骨关节病　脊柱退行性骨关节病的椎体边缘增生、硬化，可形成骨桥，椎间隙狭窄，骨质疏松，有时可见许莫氏结节，无广泛的前纵韧带钙化。需要注意，二者可同时发生。

3.氟骨症　氟骨症除骨质增生及韧带骨化外，尚有密度的改变，即骨密度增高、骨质软化、骨质疏松，骨间膜钙化也是该病特征之一（多见于尺桡骨、胫腓骨），结合临床，并不难鉴别。

需要注意的是：①外周关节韧带骨化和肌腱附着病常先于脊柱韧带骨化出现，当跟骨、髌骨和鹰嘴出现骨刺时，尤其是对称出现时，及外周非典型负重关节出现增生性骨关节改变而关节间隙存在时，提示DISH。②DISH的骨赘容易压迫前方的咽后壁或食道，患者出现咽喉异物感、吞咽不适等，可能是所谓的食道压迫型颈椎病。一般见于老年，较少出现，注意要与食管癌相鉴别。

参考文献

［1］陈颖瑜，潘爱珍，黄慧玲. 弥漫性特发性骨肥厚症的影像诊断［J］. 中医正骨，2016，28（1）：31-34.

［2］陈常胜，邓金龙，郭新全. 弥漫性特发性骨质增生症影像学特征［J］. 中国中西医结合影像学杂志，2007，5（5）：372-374.

［3］Miyazawa N，Akiyama I. Clinical and radiological study of ossification of the anterior longitudinal ligament in the cervical spine［J］. No Shinkei Geka，2003，31（4）：411-416.

［典型病例］

（一）DISH

病例1.6.2.1

女，67岁，颈部酸痛不适10余年。

颈椎X线侧位片（图1-332）：C_{2-6}椎体前纵韧带骨化影（箭），伴C_5水平项韧带钙化（箭头），考虑Ⅰ型DISH，须排除AS及OPLL。

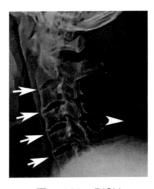

图1-332　DISH

病例1.6.2.2

男，58岁，多年糖尿病史。颈部疼痛1年，加重2个月，活动无受限。

颈椎X线侧位片（图1-333）：C_{2-6}前纵韧带明显骨化（箭），成桥状连接，最厚达0.8cm，伴有C_{4-5}水平项韧带钙化（箭头），考虑Ⅰ型DISH。

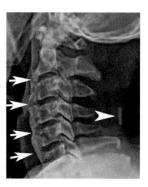

图1-333　DISH

病例1.6.2.3

女，68岁，颈部活动受限多年。

颈椎X线侧位片（图1-334）：$C_5\sim T_1$椎体前缘相对处有骨刺增生（箭），骨刺间有钙化灶，伴C_{4-5}水平项韧带大块钙化（箭头），考虑Ⅱ型DISH。

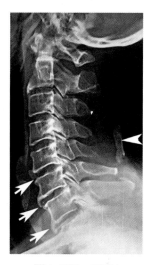

图1-334　DISH

病例1.6.2.4

女，51岁，颈部僵硬感明显，时有吞咽不适感。

颈椎X线侧位片（图1-335）：$C_{3\sim7}$椎体前缘断续的大块钙化影（箭），伴有C_{4-5}水平项韧带钙化（箭头），考虑Ⅱ型DISH。

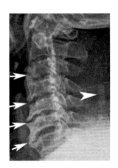

图1-335　DISH

病例1.6.2.5

男，41岁，白领，颈部不适数年，无特殊症状。

颈椎X线正侧位片（图1-336）：$C_{3\sim7}$椎体前缘断续的大块钙化影（箭），考虑Ⅱ型DISH；伴C_6水平项韧带钙化（箭头）。

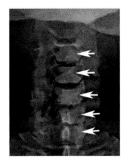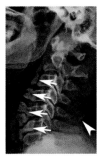

图1-336　DISH

病例1.6.2.6

男，57岁，颈痛伴颈椎活动受限1年，经推拿治疗后颈痛消失，但颈椎左右旋转仅25°。每天外出拍鸟。

颈椎X线侧位片（图1-337）：$C_2\sim T_1$椎体前缘大块前纵韧带钙化影（箭），上下两端的椎间隙水平骨化影断续，中间则连续，考虑混合型DISH。

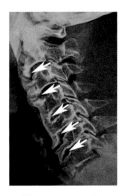

图1-337　DISH

病例1.6.2.7

男，82岁，颈部酸痛数月。查体：颈椎活动明显受限，软组织僵硬感。

颈椎X线侧位片（图1-338）：多节段断续的大块钙化影（箭），考虑Ⅱ型DISH，伴项韧带钙化（箭头）。

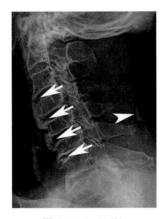

图1-338　DISH

（二）前纵韧带钙化

病例1.6.2.8

男，62岁，咽喉部异物感、吞咽不适1年余。

颈椎X线侧位片（图1-339）：C_5、C_6椎体前下缘骨赘形成（箭），压迫前方的食管，考虑前纵韧带钙化。

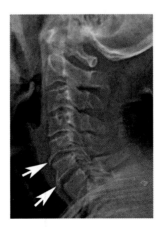

图1-339　前纵韧带钙化

病例1.6.2.9

男，46岁，颈痛伴活动受限3年余，数年前有颈部外伤史，考虑创伤所致。

颈部CT矢状面（图1-340）：C_5、C_6椎间隙前缘骨桥形成（箭），考虑前纵韧带钙化，$C_{4\sim5}$水平项韧带钙化（箭头）。

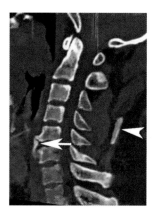

图1-340　前纵韧带钙化

（三）合并疾病

病例1.6.2.10

女，61岁，吞咽受阻感3月余，余无不适。

颈椎X线侧位片（图1-341）：C_{2-5}椎体前缘大块前纵韧带断续钙化影（短箭），考虑Ⅱ型DISH；C_{5-7}椎体、椎板、关节突关节融合（箭头），考虑阻滞椎；C_{2-4}水平分离型项韧带钙化（长箭）。

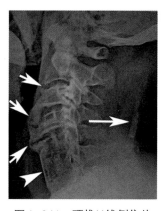

图1-341　颈椎X线侧位片

三、黄韧带钙化与骨化（CLF，OLF）

见图1-342、图1-343。

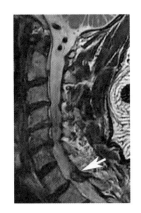

图1-342　颈椎MRI矢状面

C_7~T_1水平脊髓受到来自后方的压迫（箭），呈低密度，考虑黄韧带钙化或骨化

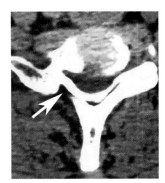 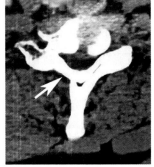

图1-343　颈椎CT横断面

黄韧带钙化影（箭），压迫前方脊髓，导致椎管狭窄，考虑黄韧带钙化

〔分析与讨论〕

颈椎黄韧带是颈椎后方的主要稳定结构，主要由弹性纤维组成，对颈脊髓起保护作用。由于各种致病因素导致黄韧带成分变化，进而导致如骨化、钙化、肥厚、变性等病变，常单独或合并其他疾病（如OPLL）对颈脊髓造成压迫损伤，导致脊髓功能障碍。下面重点介绍黄韧带骨化症和黄韧带钙化症。

黄韧带骨化症（ossification of ligamentum flavum，OLF）：1912年，Le double首次描述了黄韧带骨化现象。1920年，Polgar首次报道了黄韧带骨化的X线表现。20世纪60年代Yamaguchi报道了黄韧带骨化导致脊髓压迫性损伤的形成。本病多见于亚洲人，尤其是日本人，发病率5%~25%。50~70岁发病率高，男性发病较多，男女比例（2~3）∶1。以下胸部多见（约67%），颈部（17%）＞腰部（11%）＞上胸部（6%）。病因尚不明确，多认为局部反复损伤与反应性修复累积是主要原因。本病可单独存在，也可合并黄韧带钙化症，二者是否为同一病理过程尚存在分歧。OLF合并OPLL者多见，提示两者有内在联系。OLF邻近节段多见黄韧带肥厚、变性等现象，提示OLF可能是连续发展的病理过程。

黄韧带钙化症（calcification of the ligamentum flavum，CLF）：1976年，日本学者南光首次报告了1例出现脊髓与神经根受压症状的颈椎黄韧带钙化。本病多见于老年女性，大多在60岁以上，男女比例为1∶（5~5.5）。病因尚不明确，多认为与体内雌激素水平下降、韧带老化、颈部应力分布异常等因素有关。CLF常合并有其他部分的钙化，最常见的如膝关节半月板、髋臼缘、耻骨联合、肩关节、肘关节等部位。从整个颈椎来看，下颈段活动度最大，且颈椎活动的支点位于C_{5-6}节段。颈椎黄韧带在颈椎屈曲时拉长变薄，过伸时缩短变厚并突向椎管。以上特点决定了颈椎黄韧带损伤和钙化多发生于下颈段。最多见于$C_{5~6}$，其次为$C_{4~5}$和$C_{6~7}$，$C_{2~3}$和C_7~T_1最少见。

目前OLF/CLF已被公认为是独立疾病。OLF/CLF的临床表现相似，首诊症状多为上肢麻木及感觉异常，伴有颈部疼痛、活动受限，肌肉萎缩，四肢痉挛性瘫痪等。查体见Jackson试验（后仰位椎间孔挤压试验）阳性、锥体束征阳性。常合并颈椎病、椎管狭窄症等。该病与颈椎病、OPLL等引起的颈脊髓病临床表现相似，提示临床症状、体征不能作为OLF/CLF的诊断依据。

影像学是诊断OLF/CLF的主要手段：二者影像学特征相似，难以区分。X线侧位片可见椎板后方或椎板之间豆粒大小钙化影，多为圆形、椭圆形和三角形。颈椎后伸动力位时可见钙化影突入椎管内。黄韧带骨化与肥厚在MRI T_1和T_2加权像上均呈低信号，难以区分。X线衍射和红外线吸收光谱分析可知，钙化灶由羟磷灰石、焦磷酸钙、磷酸钙等组成。

一般来说，若脊髓和神经根受压明显，应尽早行后路减压手术，彻底切除已经骨化或钙化的黄韧带组织。具体可采用单纯椎板切除或椎板成形椎管扩大术。CLF的钙化灶既不与椎板相连，也不与硬膜粘连；OLF的钙化灶质地坚硬，可与椎板连为一体，部分可与硬膜囊紧密粘连，故后者手术难度较大。非手术治疗包括口服非甾体类抗炎药、二磷酸盐类药物等。

OLF与CLF的鉴别要点见表1-59。

表1-59 黄韧带骨化症（OLF）与黄韧带钙化症（CLF）的鉴别要点

	OLF	CLF
男女比例	（2~3）：1	1：（5~5.5）
病变水平	颈、胸、腰椎均有，下胸椎多见	仅见于下颈段
病变部位	椎板附着部	椎板间
病变形态	棘状、板状或结节状	圆形、椭圆形或三角形
与椎板关系	连续，不随姿势变化而移动	不连续
与硬膜关系	常粘连或融合	不粘连
合并脊柱其他韧带骨化	常见（OPLL）	少见
合并其他部位钙化	无	多见（膝关节半月板、髋臼缘、耻骨联合等）

参考文献

[1]刘忠军，蔡钦林，党耕町，等.颈椎黄韧带的骨化与钙化［J］.中国脊柱脊髓杂志，1996，6（2）：11-13，39.

[2]崔跃强，马文涛.黄韧带骨化症影像学诊断研究进展［J］.医用放射技术杂志，2005，5（12）：5-7.

[3]范永贵，赵斌，马迅.颈椎黄韧带病变所致疾病研究进展［J］.实用骨科杂志，2004，10（4）：346-348.

四、项韧带钙化（OLN）

见图1-344至1-355。

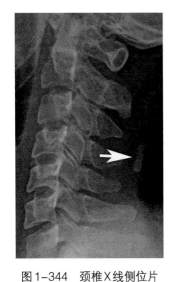

图1-344 颈椎X线侧位片

$C_{3\sim4}$棘突后见条状钙化影（箭），考虑单节段条带型项韧带钙化；颈椎曲度变直

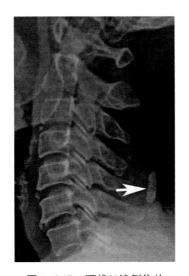

图1-345 颈椎X线侧位片

$C_{4\sim6}$棘突后见条状钙化影（箭），考虑双节段条带型项韧带钙化；$C_{3\sim4}$、$C_{5\sim6}$椎间隙前缘点状钙化影

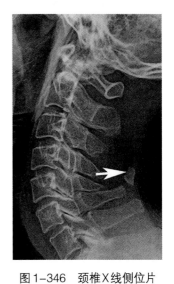

图1-346 颈椎X线侧位片

$C_{4\sim6}$棘突后见块状钙化影（箭），考虑双节段类圆型项韧带钙化；颈椎曲度过大，C_5向前Ⅰ度滑脱

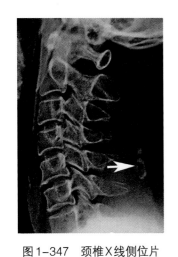

图1-347 颈椎X线侧位片

$C_{4\sim6}$棘突后见块状钙化影（箭），考虑双节段分节型项韧带钙化；$C_{5\sim6}$椎间隙前缘点状钙化影

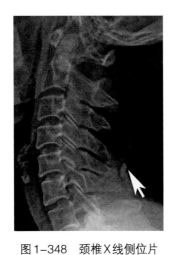

图1-348 颈椎X线侧位片

$C_{3\sim5}$棘突后见孤立条带状钙化影（箭），考虑双节段混合型项韧带钙化；$C_{5\sim6}$椎间隙稍变窄

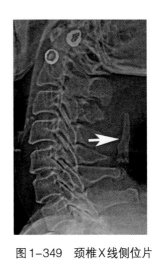

图1-349 颈椎X线侧位片

$C_{3\sim5}$棘突后见条索状钙化影（箭），考虑双节段条带型项韧带钙化；C_6棘突末端见钙化影

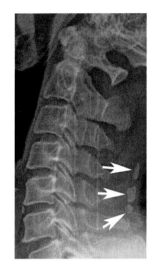

图1-350　颈椎X线侧位片

C$_{3-6}$棘突后见3个孤立椭圆形、条形钙化影（箭），考虑多节段混合型项韧带钙化；C$_{5-6}$椎间隙前缘点状钙化影，C$_6$向前Ⅰ度滑脱

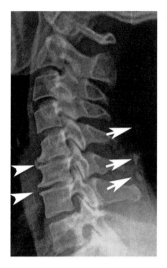

图1-351　颈椎X线侧位片

C$_{4-7}$棘突后见3个孤立椭圆形钙化影（箭），考虑多节段类圆型项韧带钙化；C$_{5-6}$、C$_{6-7}$椎间隙变窄（箭头），考虑椎间盘突出；颈椎曲度异常

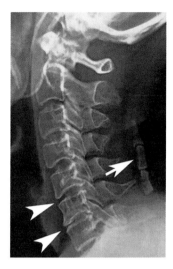

图1-352　颈椎X线侧位片

C$_{3-7}$棘突后见多节段的条索状钙化（箭），考虑多节段分节型项韧带钙化；C$_{5-6}$、C$_{6-7}$椎间隙变窄（箭头），考虑椎间盘突出

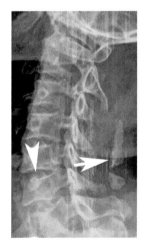

图1-353　颈椎X线斜位片

C$_{3-6}$棘突后见条状、块状钙化影（箭），考虑多节段混合型项韧带钙化；C$_{5-6}$椎间隙稍变窄（箭头）

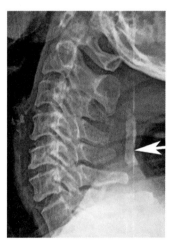

图1-354　颈椎X线侧位片

C$_{3-6}$棘突后见3个孤立椭圆形钙化影（箭），考虑多节段条带型项韧带钙化

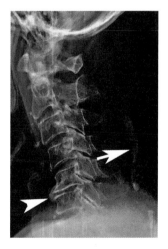

图1-355　颈椎X线侧位片

C$_{3-6}$棘突后见条状、分节的钙化影（箭），考虑多节段分节型项韧带钙化；颈椎反弓，C$_{5-6}$椎间隙严重狭窄（箭头），考虑椎间盘突出

[分析与讨论]

脊柱韧带包括前、后纵韧带，黄韧带，横突间韧带，棘间韧带，棘上韧带等。其中棘上韧带从枕骨隆突至L_5棘突，附着在棘突表面，细长而坚韧。颈段的棘上韧带宽而厚，呈三角形薄板样结构，称为项韧带。项韧带位于项部正中，皮肤与棘突、棘间韧带之间，其后缘较厚，上、下部较窄，中部稍宽。项韧带有协助颈部肌肉支持头颈的作用，并有对抗颈椎屈曲、保持颈部挺直的作用。项韧带主要由网状排列的胶原纤维组成，间以少量的弹力纤维，二者有一定比例，保证颈椎的活动度和稳定性。

1920年Barsony首先报道了项韧带钙化。项韧带钙化（ossification of the ligamentum nuchae，OLN）一般认为由颈部外伤、劳损及颈椎退行性变引起。在颈部外伤时，项韧带可与棘上韧带一并断裂，也可自棘突的附着部单独撕裂出血，日久则出现项韧带钙化。在颈椎间盘及颈椎关节发生退行性变时，则出现颈椎关节节段性失稳，椎体承受力量不均匀，相应水平的项韧带可发生钙化。钙化和退变的项韧带多位于颈椎中、下部，这是由于中、下段颈椎活动度大，该段韧带损伤机会多。当超负荷牵拉时，胶原纤维和弹力纤维部分断裂，从而使纤维增生、变性，大量软骨细胞增生而形成钙化。以$C_{4\sim6}$椎体平面居多，因为该处韧带弹性组织弱，松弛度高，张力低。

C_{4-5}、C_{5-6}节段OLN提示应力异常分布，可能会加剧黄韧带退变，进而影响脊髓型颈椎病的进展。OLN与OPLL存在密切相关的改变，提示两者可能源于相同的诱发因素。OLN多伴有相应节段颈椎的退变，包括椎体骨质增生，椎间隙/椎间孔变窄，前、后纵韧带钙化等。

颈椎X线侧位片上，颈椎棘突后方项韧带移行区见长条状钙化或骨化影，粗细不均，长短不一，或分段、点状，或不规则形，边缘多光滑圆钝，密度高而均匀。根据形态可分为类圆型、条带型、分节型和混合型（表1-60）。

表1-60　项韧带钙化分型

分型	影像学表现
类圆型	钙化影呈孤立圆形或椭圆形
条带型	钙化影呈孤立短条带形
分节型	钙化影呈条状并分节
混合型	钙化影呈上述类型混合存在

根据钙化发生的部位可分为单节段、双节段和多节段（表1-61）。

表1-61　项韧带钙化分段

分型	影像学表现
单节段	钙化影发生在两椎体间
双节段	钙化影发生在两段不同椎体间
多节段	钙化影发生在两段以上不同椎体间

治疗上一般无需特殊治疗，若无脊髓受压表现，对症治疗即可，如口服非甾体抗炎药、针灸、推拿、理疗等。

需要注意的是：椎间盘突出节段与项韧带钙化位置是否存在相关性值得进一步研究。

参考文献

［1］周鹏，高雪梅.项韧带钙化的X线表现及其临床意义［J］.实用医学影像杂志，2003，4（5）：252-253.

［2］王长峰，贾连顺，魏海峰，等.项韧带钙化与颈椎病黄韧带退变的相关性研究［J］.中国矫形外科杂志，2006，14（3）：203-205.

［3］王效，徐宏光，肖良，等.项韧带钙化与颈椎后纵韧带骨化的相关研究［J］.包头医学院学报，2018，34（8）：29-31.

［典型病例］

病例1.6.4.1

女，70岁，颈痛不适多年。

颈椎X线侧位片（图1-356）：$C_{4\sim5}$、$C_{6\sim7}$椎间隙变窄（箭头），考虑椎间盘突出；$C_{2\sim4}$棘突后见孤立条带形钙化影（箭），考虑双节段条带型项韧带钙化。

分析：外院拍片诊断为颈椎病。但最好只描述颈椎改变，如多个椎间隙狭窄和项韧带钙化，不宜轻易下颈椎病的诊断。

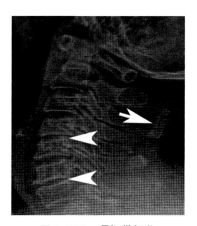

图1-356　项韧带钙化

五、其他软组织钙化

（一）颈旁淋巴结钙化

颈椎X线正侧位片（图1-357）：$C_{2\sim3}$椎体左侧前缘见多个散在、大小不等的椭圆形钙化影（箭），考虑颈旁淋巴结钙化。

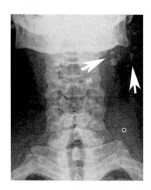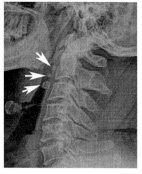

图1-357 颈旁淋巴结钙化

（二）脊髓内陈旧性钙化

颈椎MRI矢状面（图1-358）：C_4水平脊髓内见一局限性的高信号影，考虑脊髓内陈旧性钙化灶。

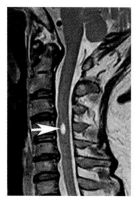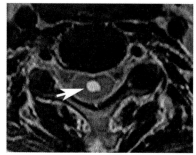

图1-358 脊髓内陈旧性钙化

（三）颈旁软组织多发钙化

颈椎X线正侧位片（图1-359）：颈椎前方软组织处见多发散在的、大小不等的类圆型钙化灶。

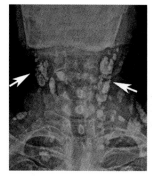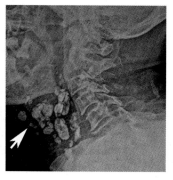

图1-359 颈旁软组织多发钙化

（四）寰枢椎旁钙化

颈椎CT横断面+冠状面（图1-360）：在齿状突旁，寰椎侧块内侧，相当于寰枕关节水平可见一高密度影（箭）。

分析：病灶位于枕骨髁内侧，寰枕关节旁，与周围骨质分界较清，且周围骨质无受压、吸收及破坏，病灶形态不规则，密度很高，比松质骨密度要高，该位置有翼状韧带，后有横韧带，横韧带之后就是脊髓。依据病灶特点，考虑钙化、骨化、血肿机化，另外病灶位于滑膜关节内，考虑代谢性疾病，如痛风、羟基磷灰石沉积病，不排除滑膜增生、钙化。建议进一步行MRI和相关实验室检查，因为MRI对组织的显示更充分，分辨更精细，可以鉴别是寰枕、寰枢关节围成空间的解剖结构的病理改变还是占位性的病灶。

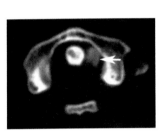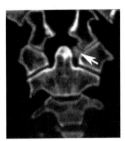

图1-360　寰枢椎旁钙化

寰椎CT平扫（图1-361）：齿状突旁有一圆形的钙化影（箭），考虑异位骨。

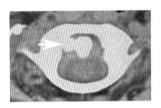

图1-361　寰枢椎旁钙化

（五）软组织钙化

颈椎X线侧位片（图1-362）：C_2棘突后缘见一圆形钙化影（箭）。

分析：钙化灶不在项韧带移行区，而在肌间隙脂肪组织内，基本排除项韧带钙化，不排除是C_2棘突骨折后遗留断端。

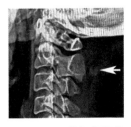

图1-362　软组织钙化

第七节　退行性改变

一、颈椎间盘突出（CDH）

见图1-363至图1-374。

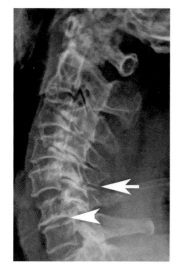

图1-363　颈椎X线侧位片

颈椎退变明显，C_5以上椎体向前Ⅰ度滑脱（箭）；C_{6~7}椎间隙严重狭窄（箭头），考虑颈椎间盘突出

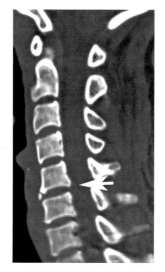

图1-364　颈椎CT矢状面

C_{5~6}椎间盘突出（箭），突出椎间盘与椎管内软组织密度相近，椎管狭窄

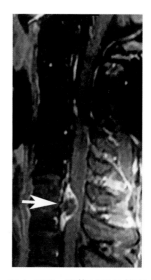

图1-365　颈椎MRI矢状面

颈椎退变明显，椎间盘信号低，C_{6~7}椎间盘向后突出（箭），突出髓核低信号，压迫硬膜囊

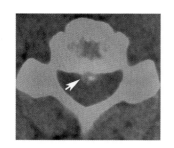

图1-366　颈椎CT横断面

椎间盘层面，中央型椎间盘突出（箭），压迫脊髓

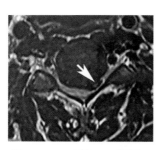

图1-367　颈椎MRI横断面

旁中央型椎间盘突出（箭），压迫左侧椎间孔出口和脊髓，椎管狭窄

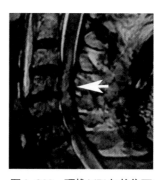

图1-368　颈椎MRI矢状位面

C_{3~7}多节段椎间盘不同程度突出（箭），压迫脊髓，造成脊髓变性（箭头），信号不均

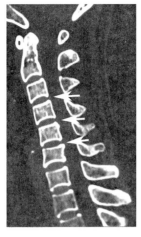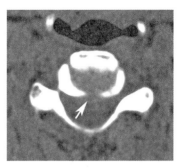

图1-369　颈椎CT矢状面+横断面

颈椎曲度轻度反弓，C_{3-6}椎间盘突出（箭），正中矢状径约0.8cm

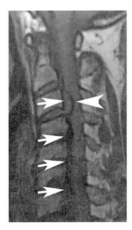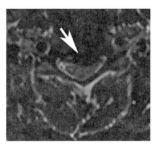

图1-370　颈椎MRI T_1矢状面+横断面

C_{3-4}、C_{4-5}、C_{5-6}及C_{6-7}椎间盘突出（箭），突出髓核向上进入椎体后方并突入椎管（箭头），压迫脊髓

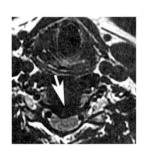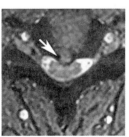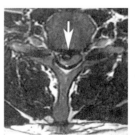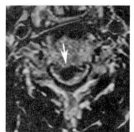

图1-371　颈椎MRI横断面

中央型椎间盘突出（箭），突出物逐渐变大，占椎管比例逐渐增大，压迫脊髓

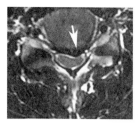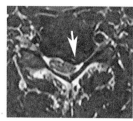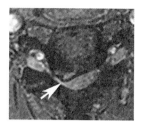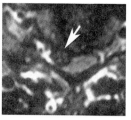

图1-372　颈椎MRI横断面

旁中央型椎间盘突出（箭），突出物逐渐变大，压迫脊髓和一侧椎间孔

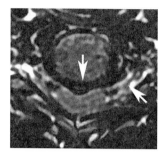

图1-373　颈椎MRI横断面

椎间盘中央型、外侧型突出（箭），
突出物压迫脊髓和一侧椎间孔

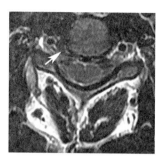

图1-374　颈椎MRI横断面

椎间盘向右侧极外侧型突出（箭），
突出物压迫右侧神经根

〔分析与讨论〕

（一）概述

椎间盘突出（disc herniation）可发生于脊柱任何部位，活动度较大的部位多见，故腰椎间盘突出最多见（约90%），其次是颈椎间盘突出，胸椎间盘突出最少见。颈椎间盘突出（cervical disc herniation，CDH）是临床较常见的疾病之一，发病率较高，严重影响人们的工作和生活。主要原因是纤维环、颈椎间盘髓核、软骨板，特别是颈椎髓核发生退行性病变，再加上外界因素的作用，导致颈椎间盘纤维环发生破裂，髓核组织从破裂处突出或脱出到椎管内，压迫相邻的脊神经根或脊髓，进而引起颈肩部疼痛、酸胀、活动受限，上肢麻木疼痛，四肢无力，或者眩晕，头痛，胸闷，心悸，走路不稳，有踩棉花的感觉及排尿困难等症状和体征，严重时可引起高位截瘫甚至危及生命。研究表明，椎间盘突出后引起的病理变化主要是由物理压迫、继发性炎症和免疫反应三方面所致。

（二）症状

CDH多发生于40~50岁，男性多于女性，以$C_{5~6}$、$C_{4~5}$椎间盘突出多见。根据椎间盘突出程度及部位出现相应的颈脊髓或神经根受压症状，临床上以压迫神经根者多见，压迫脊髓或兼有神经根者较少。压迫神经根时，多出现颈项痛、颈肩痛或上肢放射痛，疼痛较重，向神经根分布范围放射，久病者麻木感较重。压迫脊髓时，多出现四肢不同程度的感觉、运动功能障碍，或括约肌功能障碍，或表现为截瘫、四肢瘫等。

（三）影像学

主要观察颈椎X线侧位片和斜位片，观察各椎间隙高度变化、椎间孔形态改变和骨赘形成等退行性改变。CT矢状面与横断面可明确椎间盘突出类型、椎管形态改变和骨赘形成情况，及是否合并后纵韧带钙化和黄韧带钙化、关节突关节肥大等。MRI矢状面与横断面可清楚地显示椎间盘突出形态（纤维环及髓核）与硬脊膜和脊髓受压情况，明确脊髓变性、水肿、囊变和萎缩等病理形态。根据椎间盘突出部位可分为中央型、旁中央型、外侧型、极外侧型四型（表1-62）。因纤维环前部较厚，后部较薄，且后部中央有后纵韧带加强，故椎间盘突出以旁中央型多见；此外，由于重力作用，Schmorl结节多见于腰椎，颈椎很少见。

表1-62　椎间盘突出分型（突出部位）

分型	病理表现
中央型	突出物位于椎管前方正中，压迫脊髓
旁中央型	突出物位于正中，但略偏向一侧，压迫脊髓为主，可伴有对神经根的刺激
外侧型	突出物位于神经根处，主要压迫神经根
极外侧型	脱出髓核移行至椎管前侧方，甚至进入神经根管或椎管侧壁

根据椎间盘突出程度可分为膨出型、突出型、脱出型和游离型（表1-63）。

表1-63　椎间盘突出分型（突出程度）

分型	病理表现
膨出型	纤维环有部分破裂，但表层尚完整，此时髓核因压力向椎管内局限性隆起，但表面光滑
突出型	纤维环完全破裂，髓核突向椎管，但后纵韧带尚完整
脱出型	髓核穿破后纵韧带，但其根部仍在椎间隙内
游离型	大块髓核组织穿破纤维环和后纵韧带，完全突入椎管内，与椎间盘脱离

（四）治疗

针对神经根压迫症状为主的患者，首选非手术治疗，包括适当休息，颈部牵引、理疗，中医传统疗法（如针灸、推拿），使用脱水药、非甾体类抗炎药、神经营养药物及骨骼肌松弛药等。若非手术治疗无效，出现肌肉瘫痪，或脊髓受压症状时，应及时行手术治疗，切除椎间盘、解除神经根及脊髓压迫。

需要注意的是：①全面细致的体格检查不能少，如：霍夫曼征阳性、腱反射亢进、颈椎活动受限、手骨间肌明显萎缩、爪形手、下肢行走无力；②不宜简单地诊断为（神经根型、脊髓型）颈椎病，"颈椎病"诊断反映不了具体的病理改变。随着对颈椎解剖生理和病理认识的加深，建议诊断为颈椎间盘突出。③不要看到大块椎间盘突出就急于手术，若患者无明显的脊髓受压阳性体征和临床症状，且无终板炎和无明显的椎管狭窄等表现，建议患者可先行非手术治疗6~12个月，如颈椎轻质量牵引，在弹性障碍区内的端提手法等，配合理疗和消炎止痛等，大块突出物可能会被重吸收。苏州市中医院姜宏教授关于腰椎间盘突出的重吸收现象的研究值得关注。

参考文献

［1］高世磊，王佳，李跃飞.颈椎间盘突出症的治疗现状及进展［J］.河南医学研究，2015，24（5）：75-77.

〔**典型病例**〕

病例1.7.1.1

女，28岁，诉左手麻木1月余，偶有头痛、头晕和颈部不适，自我按摩后可缓解。患者步态正常，查体无阳性结果。

颈椎X线侧位片（图1-375）：$C_{5\sim6}$、$C_7\sim T_1$椎间隙狭窄（箭），建议进一步行MRI检查。

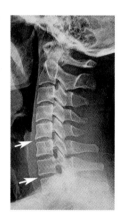

图1-375 颈椎间盘突出

病例1.7.1.2

男，91岁，颈部酸痛不适2周，无四肢症状。

颈椎X线侧位片（图1-376）：颈椎生理曲度变直，$C_{4\sim5}$、$C_{5\sim6}$、$C_{6\sim7}$椎间隙明显狭窄（箭），考虑椎间盘突出，建议进一步行MRI检查。

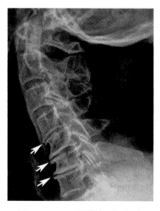

图1-376 颈椎间盘突出

病例 1.7.1.3

男，66岁，右侧肩胛上角处疼痛，头颈后伸右旋时症状加重。

颈椎X线侧位片（图1-377）：C_{4-5}、C_{5-6}、C_{6-7}椎间隙狭窄（箭），考虑椎间盘突出。C_{5-6}、C_{6-7}节段狭窄更明显，且椎体前下缘有骨赘形成，考虑前纵韧带钙化。

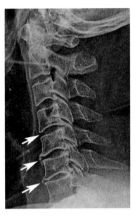

图1-377　颈椎间盘突出

病例 1.7.1.4

女，38岁，右肩臂酸痛1年余，无头枕部疼痛。

颈椎MRI横断面＋矢状面（图1-378）：颈椎退行性变，椎间盘均为低信号，C_{3-4}大块椎间盘旁中央型脱出（箭），压迫脊髓。

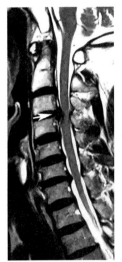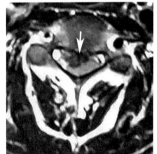

图1-378　颈椎间盘突出

病例 1.7.1.5

女，45岁，颈痛及左上肢放射痛3月余，加重2周。查体：压颈试验和臂丛牵拉试验阳性，霍夫曼征阴性，表现为典型的神经根型颈椎病。

颈椎MRI横断面+矢状面（图1-379）：$C_{5\sim6}$大块颈椎间盘外侧型脱出（箭），严重挤压左侧椎间孔出口；$C_{5\sim6}$椎体上下缘毛糙（箭头），考虑终板炎。

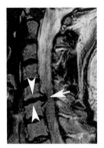
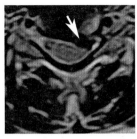

图1-379　颈椎间盘突出

病例1.7.1.6

男，60岁，右上肢酸胀不适数年，余无不适。查体：除颈椎后伸活动受限外，无明显阳性体征。

颈椎MRI矢状面+横断面（图1-380）：$C_{6\sim7}$大块椎间盘旁中央型脱出（箭），压迫硬膜囊。

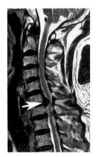
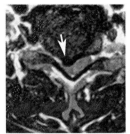

图1-380　颈椎间盘突出

病例1.7.1.7

男，58岁，下肢行走困难，伴双上肢肌力减弱半年余。

颈椎MRI横断面+矢状面（图1-381）：$C_{3\sim7}$多个椎间盘向后中央型脱出（箭），压迫脊髓。

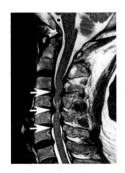
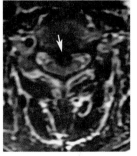

图1-381　颈椎间盘突出

病例1.7.1.8

男，63岁，间歇性左下肢疼痛，伴行走困难10余年。既往在多家医院被诊断为腰椎间盘突出，进行腰椎推拿、牵引和针灸及膏药等治疗，效果不明显。近2个月来下肢症状明显加重，呈持续性。查体：直腿抬高试验、4字试验阴性，腰椎及椎旁无明显叩击痛。颈椎活动度受限，尤以颈后伸时明显。左侧霍夫曼征强阳性，右侧正常。左下肢髌腱和跟腱反射较对侧明显增强。

腰椎MRI横断面（图1–382）：未见明显椎间盘突出和椎管狭窄，两侧神经根走行正常。

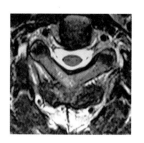

图1–382　腰椎MRI横断面

颈椎MRI横断面（图1–383）：大块椎间盘旁中央型脱出（箭），压迫脊髓和左侧神经根。

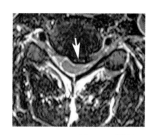

图1–383　颈椎MRI横断面

分析：结合病史、查体和影像学，本患者是颈椎间盘突出压迫脊髓所致的下肢症状，并非腰椎的问题。该患者被误诊10余年，是典型的"头痛医头、脚痛医脚"的思路。

病例1.7.1.9

女，48岁，行走困难1月余。查体：病理反射阳性。

颈椎MRI横断面（图1–384）：大块椎间盘中央型突出（箭），黄韧带肥厚（箭头），压迫脊髓，椎管狭窄。

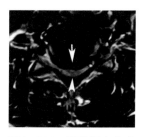

图1–384　颈椎间盘突出

病例1.7.1.10

男，31岁，颈痛伴左侧上肢麻痛4个月，近2周出现左下肢麻木，足拇指明显。病理反射阳性。初诊MRI提示大块颈椎间盘突出，建议手术治疗。患者拒绝，后经牵引、推拿和理疗等治疗半年，症状明显缓解，复查MRI见突出物基本被吸收。

颈椎MRI横断面（初诊，图1-385）：大块椎间盘外侧型突出（箭），明显压迫脊髓和左侧椎间孔出口。

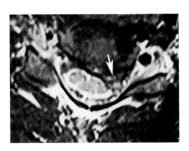

图1-385　颈椎间盘突出

颈椎MRI横断面（复查，图1-386）：椎间盘外侧型突出（箭），突出髓核明显缩小，未压迫脊髓，椎间孔出口轻度受压。

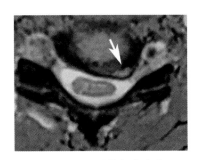

图1-386　颈椎间盘突出

病例1.7.1.11

女，33岁，金融业高级职员。颈痛数年，逐渐出现典型的脊髓型颈椎病的症状，即一侧颈、肩、臂痛和下肢症状。颈椎MRI提示C_{5-6}大块椎间盘后外侧型突出并压迫脊髓。医生建议其立即手术治疗，患者因恐惧手术而选择颈部推拿和牵引等保守治疗。经过4个多月的连续治疗（牵引、推拿和药物治疗），患者的脊髓压迫症状及颈部疼痛等症状明显缓解。复查颈椎MRI提示其椎间盘突出较前明显缩小，脊髓压迫基本消失。

颈椎MRI矢状面+横断面（初诊，图1-387）：颈椎曲度反弓，以C_{5-6}为定点，C_{5-6}、C_{6-7}椎间盘突出（箭），其中C_{5-6}为大块椎间盘旁中央型突出，压迫颈脊髓和左侧椎间孔出口。

颈椎MRI矢状面+横断面（复查，图1-388）：颈椎曲度变直，C_{6-7}椎间盘旁中央型突出（箭），突出髓核较前明显缩小，基本未压迫脊髓。

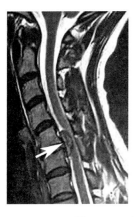
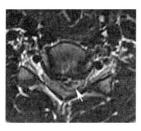
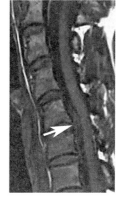
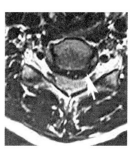

图1-387　颈椎间盘突出　　　　　　　　　　　图1-388　颈椎间盘突出

二、颈椎曲度异常

见图1-389、图1-390。

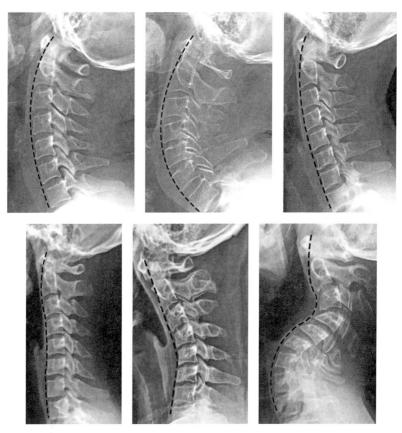

图1-389　颈椎X线侧位片

骨质无明显退行性变化，颈椎曲度变化，分别为曲度正常、增大、减小、变直、反弓、S型

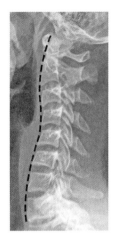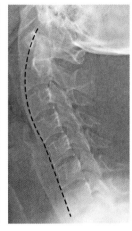

图1-390　颈椎X线侧位片

骨质无明显退行性变化，颈椎曲度异常，分别为上直型、下直型

〔分析与讨论〕

颈椎曲度（cervical lordosis）是脊柱4个生理弧度之一，对人体维持重心、缓冲震荡有着重要作用。由于颈椎间盘呈楔形排列及对胸椎后凸的代偿，颈椎曲度一般呈前凸。研究表明，颈椎曲度受多种因素影响，包括颈椎周围肌群的协调、韧带及椎间盘的弹性、椎骨的形状等，由静止平衡系统和动力平衡系统来维持。椎间盘、双侧钩椎关节和关节突关节构成一个闭合性支撑系统，而相关韧带、肌肉则构成动力系统。因此，胸椎后凸程度、头颅位置、椎间盘狭窄程度、关节突关节垂直增生等因素均会影响颈椎曲度。

正常人颈椎生理曲度的报道各不相同，目前临床常用测量方法有以下5种，Borden法、Harrison法、Cobb法、Ishihara法和CCL角测量法。一般来说，Borden测量法正常C值为12±5mm。颈椎曲度的变化能较准确地反映颈椎整体功能的变化。当颈椎病出现症状时，往往有颈椎曲度的变化，常见改变是生理弧度变直，或反张。患者往往表现为颈部酸胀不适或活动受限。这种征象在颈椎产生严重退变之前就已出现，因此对颈椎病早期诊断具有重要价值。

颈椎曲度随年龄增长而减少。因此，临床评价颈椎曲度要结合年龄判断。研究认为，对青年来说，颈椎曲度的改善与症状、体征的消失呈明显正相关，此时治疗应以恢复颈椎正常生理曲度为重要目标。但随着年龄增大，椎体增生、骨质疏松、韧带钙化等日益显著，颈椎应力状态发生改变，颈椎曲度只在其中参与部分受力，此时颈椎曲度只能作为参考指标。也有研究认为，骨质增生和颈椎曲度变化可以看作颈椎骨性退变和非骨性退变的不同阶段。

根据脊柱载荷的人体倒三角形的力学结构特点，头颈部的各种负荷集中于下颈段，正常生理情况下，C_4所受应力最大。研究表明，颈椎曲度变直时，颈椎活动度减少1/3左右，应力增加5%~95%不等，C_{3-4}、C_{4-5}关节突关节、钩椎关节、椎间盘出现应力集中。也有研究表明，颈椎生理曲度决定了椎间孔的大小、方位，同时也决定了椎管内径和横突孔之间的序列，由此产生了如头痛、头晕、行走不稳等压迫脊髓、神经根或椎动脉导致的症状。

影像学分型：

1.根据D值大小、D点位置和C线形态分为4型，如表1-64。

表1-64　颈椎曲度异常分型（改良Borden法）

分型	D值（mm）	D点位置	c线（形态深浅）
Ⅰ型（前曲型）	>14（男）；>13（女）	C_{4-5}椎体前缘之间，居中	前凸加深
Ⅱa型（全直型）	1~6（男）；1~5（女）	C_{4-5}椎体前缘，居中	变浅或消失
Ⅱc型（下直型）	<10	C_5前下缘之下，下移	下移缩小变浅
Ⅱb型（上直型）	<10	C_4前上缘之上，上移	上移缩小变浅
Ⅲ型（后曲型/反曲型）	<0	C_{4-5}椎体后缘之间，居中	后凸，较浅
Ⅳ型（S型）	多<10	上下各一D值和D点	呈S形，变形

2.根据C值大小或颈椎前凸角度大小分为5型，如表1-65。

表1-65　颈椎曲度异常分型（C值和前凸角）

分型	Borden法（C值，mm）	颈椎前凸角度
增大	>17	>45°
减小	<7	0°~30°
变直	0.1~0.8	0°
反弓	负值	−20°~0°
S型	—	—

注：颈椎前凸角度：颈椎侧位片上，作C_1（前结节中心点和后弓最窄处中心点的连线）与C_7椎体下缘的延长线，作两延长线的垂线，测量两垂线形成的角度（正常范围30°~45°）。

治疗上，针刺、牵引和推拿手法单独使用均能纠正颈椎曲度，其中牵引和推拿是目前见效较快、效果较好的方法。其他如垫枕疗法。同时，要转变生活方式和适当锻炼颈部。

需要注意的是：①体型瘦长的年轻女性很多都有颈椎曲度异常，是否与颈项部肌肉力量不足有关？②职业和工作以及生活习惯的体位对颈椎的影响很大，如长期低头玩手机、长期睡沙发，办公室电脑工作者、沟机工作等。

参考文献

［1］张玉婷，王翔，詹红生.颈椎曲度的测量方法及其临床意义［J］.中国骨伤，2014，27（12）：1062-1064.

［2］白晓东，张韶峰，杨传铎，等.颈椎曲度异常分型及手法矫正治疗［J］.中国康复理论与实践，2006，12（7）：629-630.

［3］王海艳，孙艳红.颈椎侧位X线片对颈椎生理曲度异常分型及早期颈椎病临床诊断价值研究［J］.山西医药杂志，2017，46（5）：520-521.

〔典型病例〕

病例1.7.3.1

男，10岁，长时间低头玩手机后出现斜颈，颈椎活动严重受限。

颈椎X线正侧位片（图1-391）：齿状突前缘与寰椎前弓的后缘间距大于4mm（箭），考虑寰枢椎半脱位；正常颈椎前凸消失，顺列曲线凸向后方，考虑颈椎曲度反弓。

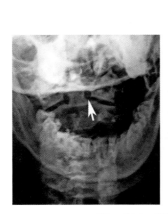
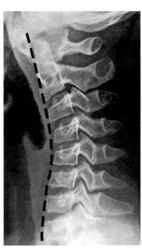

图1-391　颈椎曲度异常

病例1.7.3.2

男，42岁，长期低头玩手机，近1周来左肩外侧疼痛伴间歇性左拇指麻木。

颈椎X线正侧位片（图1-392）：正常颈椎前凸消失，顺列曲线凸向后方，考虑颈椎曲度反弓。

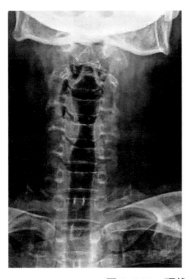
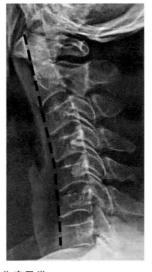

图1-392　颈椎曲度异常

病例1.7.3.3

男，32岁，沟机工10年。

颈椎X线侧位片（图1-393）：颈椎生理曲度异常，上段颈椎曲度变直，下段颈椎前凸，考虑Ⅱb型（上直型）颈椎曲度异常。

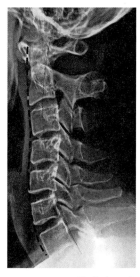

图1-393　颈椎曲度异常

病例1.7.3.4

男，26岁，上举物品时突感颈部疼痛，无法活动。查体：颈部活动严重受限，但各棘突、项韧带和椎旁均无明确的压痛点。

颈椎X线侧位片（图1-394）：正常颈椎前凸消失，顺列曲线凸向后方，考虑颈椎曲度反弓。

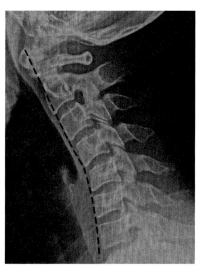

图1-394　颈椎曲度异常

病例 1.7.3.5

男，23岁，突发性颈痛1天。患者1天前起床抬头时突发颈部疼痛，症状逐渐加重，颈椎活动严重受限。

颈椎X线正侧位片（图1-395）：颈椎生理曲度异常，上段颈椎曲度变直，下段颈椎前凸，考虑Ⅱb型（上直型）颈椎曲度异常。

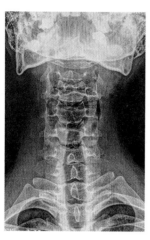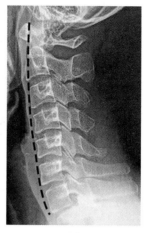

图1-395　颈椎曲度异常

病例 1.7.3.6

男，48岁，左侧耳颞部感觉异常1月余。查体：颈椎曲度变直，各棘突无明显压痛。颈部旋转、后伸及前屈活动均受限。

颈椎X线正侧位片（图1-396）：颈椎生理前凸消失，前后顺列明显变直；C_6~T_1椎体阻滞椎，C_6棘突明显凸起（箭）。

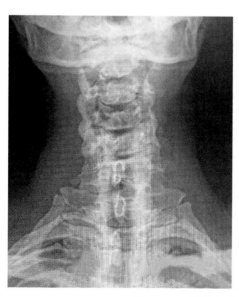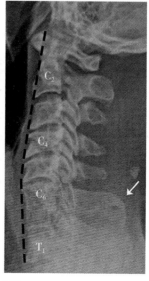

图1-396　颈椎曲度异常

三、退行性变

见图1-397至图1-400。

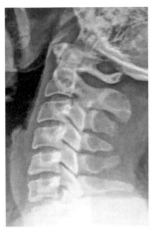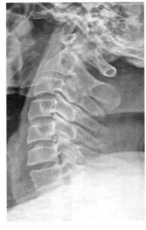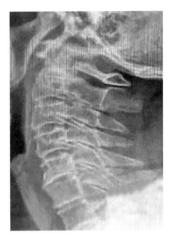

图1-397　颈椎X线侧位片

上述分别是30余岁、40余岁、60余岁的片子，骨与关节的退行性变越来越明显

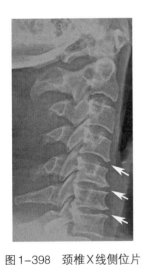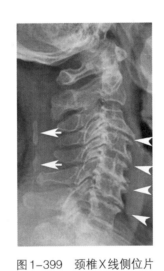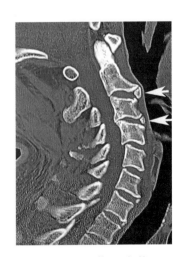

图1-398　颈椎X线侧位片

颈椎明显退变，曲度变直，C$_{4-7}$椎体前缘骨赘形成（箭）、椎间隙狭窄

图1-399　颈椎X线侧位片

C$_{3-5}$水平项韧带钙化（箭），C$_{3-7}$椎间隙狭窄和骨赘形成（箭头）

图1-400　颈椎CT矢状面

颈椎曲度过大，多个椎体前缘骨赘形成，C$_2$和C$_3$椎体前下缘见类圆型钙化影（箭），考虑骨骺

［分析与讨论］

脊柱退行性变（degenerative spinal disease，DSD）是生理性老化过程，一般不引起明显症状。颈椎退行性变是40岁以上人群的常见征象，且随年龄增加而增加。主要包括脊椎

骨骼、椎间盘、椎间关节和韧带退行性变。

1.脊椎骨骼退行性变　椎间盘变性可累及相邻椎体，引起骨髓水肿和脂肪沉积。椎体骨质改变包括椎体边缘部骨质增生、硬化等。还可表现为脊柱曲度异常，如曲度较小、变直，甚至反弓。

2.椎间盘退行性变　纤维环出现网状、玻璃样变及裂隙改变，并向周围膨出，退变处可有钙盐沉着；软骨终板的软骨细胞出现坏死、囊变、钙化、撕裂和裂隙；髓核则表现为脱水、碎裂，并可见真空现象和钙化。

3.椎间关节退行性变　早期表现为损伤性滑膜炎，随病变进展出现关节软骨损伤，关节间隙变窄，软骨下骨质增生、硬化，边缘部骨赘形成，关节囊松弛、钙化，关节脱位等。

4.韧带退行性变　脊椎失稳导致周围韧带受力增加，出现纤维增生、硬化、钙化或骨化，常见于前纵韧带、后纵韧带、黄韧带和项韧带等。

5.继发性改变　上述退行性变可导致椎管、椎间孔及侧隐窝的继发性狭窄。

Wirkaldy-Willis将脊柱退变分为三期，即功能紊乱期、失稳期、代偿稳定期。脊柱的稳定性由脊柱的主动系统（肌肉）、被动系统（脊柱骨骼）、神经控制系统共同维持，三者相互联系、相互作用。被动系统提供内在稳定性，主动系统提供动态稳定性，神经控制系统评估和确定稳定性的需求、协调肌肉反应。①功能紊乱期：脊柱退变的最早阶段，出现功能减退或紊乱，但是任何一个子系统的功能减退或紊乱能通过其他两个子系统来弥补，仍能使脊柱中心区域稳定在生理范围内，故没有脊柱节段性失稳表现；②失稳期：当任何一个子系统的功能减退或紊乱不能通过其他两个子系统来弥补时，导致脊柱节段性失稳，脊柱运动节段产生的位移大于正常生理范围，故出现脊柱畸形、神经症状和疼痛等；③代偿稳定期：随着骨赘形成和椎间关节纤维化，脊柱再次稳定，但其只能将增大的脊柱活动范围减小到生理范围，不能将增大的脊柱中心区域减少到生理范围，故许多患者仍有疼痛、畸形等表现。

脊柱由功能紊乱到失稳，由失稳到代偿稳定，是一个动态的渐进过程，是由量变到质变的过程。一般来说，功能代偿在前，结构代偿在后，长期功能代偿会引起结构变化。

治疗方面，中医学强调"内外兼治，动静结合"，内治以补肝肾、强筋骨、活血通络、祛风除湿为法，如独活寄生汤（《千金要方》）、三痹汤（《校注妇人良方》）、补肾活血汤（《伤科大成》）；外治方法多种，如针灸、推拿、导引或膏摩、药酒等。

需要注意的是：颈椎退行性变，目前临床上基本给予颈型颈椎病诊断。但我们应该认真地思考下，颈椎的解剖结构与腰椎的解剖结构相似，为何没有腰椎病，而仅有颈椎病的诊断？这实际上与颈椎病的历史有关。最早由于对颈椎的解剖结构和病理认识的局限性，我们对颈部的病变都是笼统地以颈椎病加以诊断，并且分型。随着我们的对颈部解剖结构和生理功能以及病理改变认识的逐步提高，学科界目前都是按照颈椎各个解剖结构病变来加以诊断，如后纵韧带骨化症、颈椎间盘突出和颈椎管狭窄症等，而不是笼统地诊断为颈椎病。影像学上应多描述其改变，最好不要仅诊断为颈椎病。

参考文献

［1］王晓东，吕强，刘玉超，等. 探索建立脊柱退行性病变代偿稳定期的诊断标准［J］. 中国中医骨伤科杂志，2010，18（12）：64-65.

［2］王银山，韦日铺，黄美芳. 中医防治脊柱退行性病变的思路和方法探讨［J］. 辽宁中医杂志，2012，39（8）：1528-1529.

［**典型病例**］

病例1.7.3.1

男，38岁，颈部疼痛5月余。查体：头颈部活动稍受限，后伸明显，左右旋转活动基本正常。

颈椎X线侧位片（图1-401）：$C_{4~5}$水平项韧带钙化（右箭）；椎动脉沟变异为桥弓（箭头）；$C_{5~6}$前纵韧带钙化（左箭），$C_{5~6}$椎间隙变窄；颈椎曲度变直。

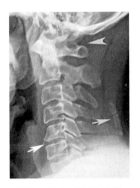

图1-401　退行性变

病例1.7.3.2

男，83岁，无诱因出现颈部僵硬半月，近1周明显加重，颈部活动明显受限。查体：颈椎各方向活动度几乎丧失，椎旁软组织广泛性压痛。

颈椎X线侧位片（图1-402）：$C_{3~6}$水平大块项韧带钙化影（右箭），$C_{4~7}$多个椎间隙狭窄（箭头），$C_{4~5}$、$C_{5~6}$椎体前缘骨赘形成（左箭）。

建议：常规治疗消炎止痛即可，手法慎用正骨松动。

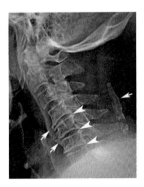

图1-402　退行性变

病例1.7.3.3

女，94岁，反复右侧头颈部疼痛10余年。既往体健。

颈椎X线正侧位片（图1-403）：普遍严重骨质疏松和骨关节炎，考虑颈椎退行性变合并多个椎体融合。

建议：注意保暖，预防摔倒，加强营养，予中医传统疗法，如针灸、按摩等，禁忌正骨。

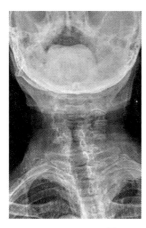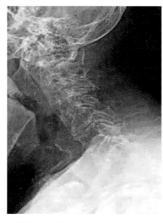

图1-403 退行性变

病例1.7.3.4

男，57岁，枕大神经痛多年，不能震动和转头。

颈椎CT（图1-404）：枢椎左侧关节突骨质较对侧不明原因明显增大（箭），考虑感染、退行性变导致。

分析：解剖学上，一般枕大神经是绕着头下斜肌从里向外上走行，个别穿过头下斜肌，分布于后枕部。临床上的枕大神经痛多是炎症所致，卡压并不常见，由这种骨性结构炎性变所致的骨性肥大刺激所造成的枕大神经痛更少见。

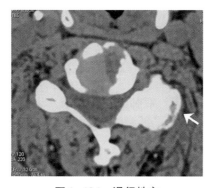

图1-404 退行性变

第二章 胸 椎

第一节 正常表现

中医骨伤科涉及胸部的常见病种有变异和畸形（如脊柱侧弯、阻滞椎、半椎体、脊髓空洞症等），骨折和脱位（如骨折、椎间盘突出等），炎症（如脊髓炎、结核等）、肿瘤（如囊肿、血管瘤、转移瘤等），软组织钙化（如椎间盘钙化、前纵韧带钙化、后纵韧带钙化等）和各类退行性改变。

一、胸椎X线解剖与临床

见图2-1至图2-4。

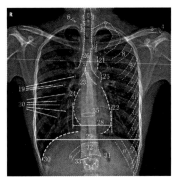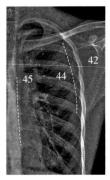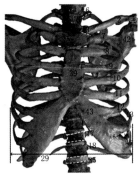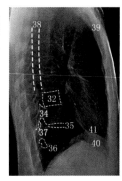

图2-1　胸部X线正位片　　图2-2　局部胸片　　图2-3　胸部骨骼　　图2-4　胸部X线侧位片

1. C_7　2.锁骨　3.胸锁关节　4.肩锁关节　5.肋椎关节　6.肋横突关节　7~18.第一至第十二肋　19.血管影　20.肺纹理　21.主动脉弓　22.左心室　23.上腔静脉　24.右心房　25.肺动脉段　26.气管与主支气管　27.隆突　28.心脏最大直径（心影最大横径）　29.胸廓最大径　30.膈肌与肋膈角　31.胃泡　32.椎体　33.棘突　34.椎弓根　35.椎间隙　36.椎间孔　37.关节突关节　38.椎管　39.胸骨　40.左膈　41.右膈　42.肩胛骨　43.肋软骨　44.肩胛骨脊柱缘　45.脊柱旁线

胸椎X线正侧位片解剖与临床：双肺野纹理清晰，未见明显渗出及实性病变；气管居中，双侧肺门未见明显增大，纵隔未见增宽；心影及大血管形态未见明显异常；双膈面光整，双侧肋膈角锐利。

1.胸椎的整体轮廓为光滑连续的弧线，椎体的前后高度相同，每个椎体的后缘都轻度凹陷，每个椎体都是完整的，无阶梯状改变、中断或扭曲。

2.椎体高度降低、楔形变等是椎体压缩性骨折的征象，椎体前缘游离骨折块，椎弓根间距异常增宽，考虑骨折块出现分离。

3.脊柱旁线（paraspinal line）由左右肺、胸膜与后纵隔软组织接触而成。左脊柱旁线通常位于主动脉弓下方，肥胖者由于脊柱旁脂肪增多可见于主动脉弓的上方；下达膈顶，与膈脚影重叠；平行于脊柱，常可在脊柱和主动脉外侧间形成夹角；一般较薄。右脊柱旁线则更薄更少见；通常仅见于下胸椎；下与膈脚影重合；呈平直状且常位于T_8至T_{12}之间，有研究认为在后前位胸片中该线状影出现率为23%。胸腔积液、淋巴结增大、椎体异常（骨折、感染、肿瘤）、食管肿块、主动脉瘤、后纵隔肿块、半奇静脉扩张（左脊柱旁线）、奇静脉扩张（右脊柱旁线）可伴有脊柱旁线增厚。此外，骨赘形成、大量纵隔脂肪、降主动脉迂曲也是脊柱旁线变形的常见原因。

4.胸椎旁线的局部移位和增宽。在外伤情况下，移位或膨胀常被认为是椎体骨折形成椎旁血肿引起的。

5.肺纹理主要包括肺动脉、肺静脉、支气管、淋巴结和少量间质组织等，注意不要把血管影、乳头误判为结节。

6.肋骨计算：从脊柱旁开始观察计算，从后肋至前肋，由上至下，共12肋，第11~12肋为浮肋。

7.肩胛骨脊柱缘容易被误判为气胸线，需要注意。

二、胸椎CT解剖与临床

（一）胸椎CT平扫

见图2-5至图2-8。

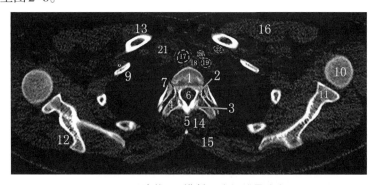

图2-5　胸椎CT横断面（经肱骨头）

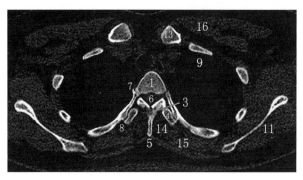

图2-6　胸椎CT横断面（经锁骨胸骨端）

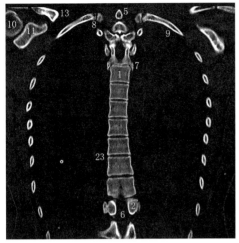
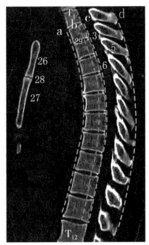
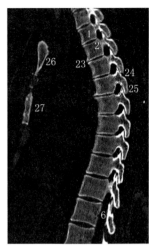

图2-7　胸椎CT冠状面　　　　　图2-8　胸椎CT矢状面（正中矢状位、椎间孔位）

1.椎体　2.椎弓根　3.椎弓板　4.横突　5.棘突　6.椎管与脊髓　7.肋椎关节　8.肋横突关节　9.肋骨
10.肱骨头　11.肩胛骨　12.肩胛冈　13.锁骨（胸骨端）　14.竖脊肌　15.大菱形肌　16.胸大肌　17.气管
18.食管　19.左锁骨下动脉　20.左颈总动脉　21.头臂干　22.左头臂静脉　23.椎间隙　24.关节突关节
25.椎间孔　26.胸骨柄　27.胸骨体　28.胸骨角　29.前柱　30.中柱　31.后柱

胸椎CT解剖与临床：

1.胸椎　从上而下逐渐增大，椎体前凸后凹，呈心形。

2.椎间盘　胸段比颈、腰段略薄，CT检查需用1~1.5mm薄层扫描，正常密度明显低于椎体松质骨，CT值为50~110Hu，一般略高于同层面硬膜囊。

3.肋椎关节　肋骨小头与上下椎体的肋凹相关节（滑膜关节），并与椎间盘平行，是重要的CT解剖标志。

4.椎管　胸段椎管大致呈圆形，矢状径为14~15mm，蛛网膜下腔矢状径为12.5~14.5mm。在$T_{3\sim10}$水平横径与矢状径基本相同，是整个椎管中最窄部分，其余部分横径略大。

5.脊髓　胸段脊髓呈圆形，中等密度，矢状径为7.5~9.5mm，周围环绕呈灰色的蛛网膜下腔；高分辨CT可见椎间孔中的脊神经节和脊神经。

6.关节突关节　上关节突朝后外方，下关节突朝前内方，呈冠状位。

7.横突与肋横突关节　从关节突伸向外上后方，与矢状面约成60°，横突末端与相应的肋结节形成肋横突关节，为滑膜关节。

8.软组织　位于胸椎棘突两侧、横突和肋骨之间的两组肌肉分别为竖脊肌和姿势肌。竖脊肌由外到内分为髂肋肌、最长肌和棘肌；姿势肌位于竖脊肌深部，由横突肌、半棘肌和多裂肌组成。以上结构常连续，难以确定其界限。

9.CT矢状面椎体定位　胸骨角向后平对T_4椎体下缘。

10.脊柱的"三柱"概念　①前柱：前纵韧带、纤维环的前部、椎体的前2/3；②中柱：后纵韧带、纤维环的后部及椎体后缘；③后柱：关节突关节、椎弓根、黄韧带。

"三柱"稳定性原则：如果三柱中有两个柱的完整性被破坏，则会导致脊柱不稳。脊柱骨折分类与稳定性见表2-1。

表2-1　脊柱骨折分类与稳定性

分类	暴力外伤后脊柱的稳定性
楔形骨折	多为稳定。但特殊的楔形骨折常引起脊柱中柱的骨折块突入椎管内，其临床意义可能被低估
爆裂骨折	总是不稳定
机会型骨折	不稳定。常破坏中柱和后柱，前柱也时常受累
骨折脱位	高度不稳定
横突骨折	一种孤立的类型，稳定

（二）胸椎CT三维重建

见图2-9。

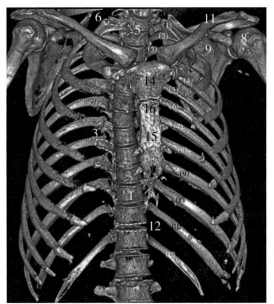
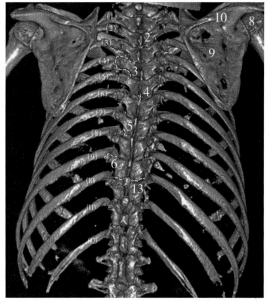

图2-9　胸椎CT三维重建正面观+背面观

1.椎体　2.椎弓板　3.横突　4.棘突　5.肋椎关节　6.肋横突关节　7.肋骨（1~12）
8.肱骨头　9.肩胛骨　10.肩胛冈　11.锁骨（胸骨端）　12.椎间隙　13.关节突关节　14.胸骨柄
15.胸骨体　16.胸骨角

胸椎CT三维重建解剖与临床：可将全部椎体、肋骨完整立体再现，并可旋转观察，定位效果好，可明确肋骨骨折。

三、胸椎MRI解剖与临床

见图2-10至图2-13。

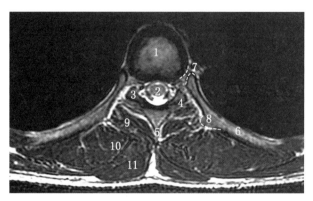

图2-10　胸椎MRI横断面

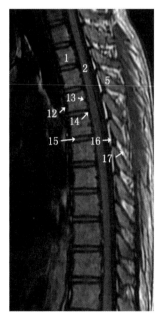

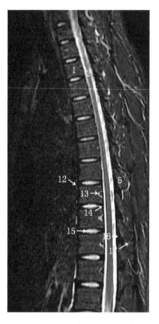

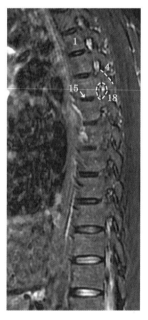

图2-11　胸椎MRI T$_1$正中
　　　　矢状面

图2-12　胸椎MRI T$_2$正中
　　　　矢状面

图2-13　胸椎MRI T$_2$旁正中
　　　　矢状面（神经孔）

1.椎体　2.脊髓　3.横突　4.关节突关节　5.棘突　6.肋骨　7.肋椎关节　8.肋横突关节　9.竖脊肌
10.大菱形肌　11.斜方肌　12.前纵韧带　13.椎静脉丛　14.后纵韧带　15.椎间盘　16.黄韧带
17.棘间韧带和棘上韧带　18.椎间孔

　　胸椎MRI解剖与临床：胸椎曲度存在，各椎体及附件未见明显异常，椎间盘未见明显膨出及突出，椎管未见狭窄；胸髓信号未见异常；软组织未见异常信号影。

　　1.椎体　T$_1$椎体松质骨呈中等信号，外周环绕低信号的皮质骨；随年龄增加，骨髓腔内脂肪成分增多，T_1 可间有弥漫性或斑点状高信号。

2.**椎间盘** T_1 中等信号，中部较周围略低，T_2 相反，中心部高信号，周围略低；正常椎间盘信号比邻近椎体高且十分均匀，取决于水分含量。

3.**脊髓** 胸髓在 T_1、T_2 呈中等信号强度，T_1 高于脑脊液，T_2 低于脑脊液。

4.**椎管** 硬膜外间隙在椎弓与硬脊膜之间、椎间孔区含丰富的硬膜外脂肪，呈 T_1 高信号，T_2 中等信号。

5.**椎内静脉丛** 矢状面上可呈现椎体后缘中等信号的条状影，与椎间盘信号相似。

附：胸椎解剖特点（表2-2）

表2-2　胸椎解剖特点

胸椎分部	特征
椎体	心状，具有 1~2 个与肋头相关节的肋凹
椎孔	与颈椎和腰椎比，圆而小一些
横突	长而壮，指向后外方，从 T_1 至 T_{12} 渐短；$T_{1~10}$ 有与肋结节相关节的横突肋凹
关节突关节	上关节面朝向后方，略外侧；下关节面朝向前方，略内侧
棘突	长，斜向后下方，棘突尖伸到下一个椎体平面

第二节　变异和畸形

一、脊柱侧弯

见图2-14。

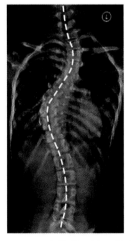

图2-14　全脊柱X线正位片

脊柱呈"S"形，弯曲的凸面指向右侧

［分析与讨论］

（一）概述

脊柱侧弯（scoliosis）又称脊柱侧凸，是指在冠状位脊柱的侧方弯曲。国际脊柱侧凸研究学会定义：Cobb法测量站立位X线正位片的脊柱侧方弯曲，角度大于10°则为脊柱侧弯。<10°称为脊柱不对称。脊柱前/后凸指在矢状位脊柱向前/后弯曲。除了侧方弯曲和前后弯曲，还可能伴有旋转，椎体旋转向着弯曲的凸面。

脊柱侧弯可分为非结构性脊柱侧弯和结构性脊柱侧弯两大类，如表2-3。

表2-3　脊柱侧弯的病因分类分型

分类	定义	分型		
非结构性脊柱侧弯	脊柱及其支持组织无内在的固有改变，可通过改变姿势、牵引等矫正	姿势性		
		癔症性		
		神经根刺激（椎间盘突出、肿瘤、感染）		
		下肢不等长		
		髋关节挛缩		
结构性脊柱侧弯	伴有旋转、结构固定的侧方弯曲，不能通过平卧或侧方弯曲自行矫正	特发性脊柱侧弯（原因不明，约80%）	①婴儿型（0~3岁）	
			②儿童型（4~10岁）	
			③青少年型（11~18岁，多数）	
			④成人型（>18岁）	
		先天性脊柱侧弯	形成障碍	单侧完全形成障碍（半椎体）
				单侧部分形成障碍（楔形椎）
				蝴蝶椎
			分节障碍	单侧未分节（骨桥）
				双侧未分节（阻滞椎）
		神经肌肉性脊柱侧弯	神经源性	脊髓灰质炎、脊髓空洞症、脊髓脊膜膨出等
			肌源性	肌营养不良症
		外伤性脊柱侧弯	骨骼损伤	骨折、椎板切除术后、胸廓成形术、放疗后、脊柱滑脱等
			软组织损伤	烧伤后疤痕、脓胸等
		退行性脊柱侧弯	椎间盘或小关节炎不对称发生	
			骨质疏松	
		代谢和分泌性脊柱侧弯	肢端肥大症、佝偻病、成骨不全、高胱氨酸尿症等	
		遗传和发育性脊柱侧弯	神经纤维瘤病、骨软骨营养不良（侏儒症、黏多糖贮积症）	
		其他	间充质病变（Marfan综合征）、风湿病、骨感染、肿瘤等	

其中，原因不明的特发性脊柱侧弯最常见，约占80%。先天性脊柱侧弯的进展与其具体分型有关，进展程度：单侧不分节+对侧半椎（每年10°）>半椎或双半椎（每年

1°~2.5°/2°~5°）＞阻滞椎或楔形椎（每年＜1°）。

（二）临床表现

脊柱侧弯早期外观不明显，生长发育期迅速发展，可通过Adams前屈试验进行筛查。可出现身高不及同龄人，双肩不等高，胸廓不对称，双侧肩胛骨不等高，脊柱偏离中线，一侧腰部褶皱皮纹等体征。严重者，向前弯腰时可出现"剃刀背"畸形。

（三）影像学诊断

脊柱侧弯的诊断需要明确病因（先天/后天）、患者年龄（骨骼成熟度）、侧弯模式、是否伴有旋转等。其中，脊柱侧弯的放射学评价包括直立位全脊柱的前后位和侧位片。影像学可明确非特发性脊柱侧弯的潜在病因，测量脊柱侧弯严重性以指导临床治疗，决定是否行外科治疗，且可以评估矫正治疗效果。

①脊柱全长X线正侧位片，一般呈"S"形，有3个弯曲，中间为原发侧弯，上下为代偿侧弯。原发侧弯的椎间隙左右不等宽，凸侧宽，凹侧窄。常伴有脊柱旋转，即椎体向凸侧移位，棘突向凹侧移位。其具体机制尚不清楚，可能与脊柱侧弯的进展、胸廓的继发性畸形及外观改变有关。②CT容积重建技术可评估椎体楔形变程度、脊柱旋转角度和附件情况。③MRI可用于排除软组织病变，尤其是椎管内病变，如水肿、压迫、血肿、脊髓畸形、变性等；发现合并的神经系统疾病，如脊髓空洞症、Chiari畸形等，检查指征如表2-4。

表2-4　脊柱侧弯行MRI检查的指征

婴幼儿特发性脊柱侧弯
先天性骨性异常
神经系统检查异常
皮肤异常
严重弯曲但骨骼尚未发育成熟
胸椎左侧弯曲/双侧弯/三侧弯
短段弯曲（4~6个脊椎）
脊柱旋转度减小
进展速度快
胸椎右侧弯曲较长，尾端累及T_{12}，顶点和（或）末端脊椎位置过高或过低

影像学测量：

1.侧弯角度的主要测量方式包括Lippman-Cobb法（图2-15）、Risser-Ferguson法（图2-16）与椎体角和椎间盘角（图2-17）等。（注意：上、下端椎是指脊柱侧弯中向脊柱凹侧倾斜度最大的头侧和尾侧椎体。）

2.旋转的主要测量方法包括Nash-Moe法（图2-18、表2-5）、RAsag法（图2-19）、RAml法、Ho's法（图2-20）和相对旋转法等。Nash-Moe法简单快捷，但精确性差，且术后置入金属物后无法测量；CT测量是目前精度最高的，RAsag法、RAml法和Ho's法测量的是脊椎的绝对旋转角，而以骨盆作参考的相对旋转法误差最小，结合Ho's法可使精度进一步提高。

3.判断骨龄常用的方法有Risser征（图2-21、表2-6）、手腕部X线、椎体骺环、髋臼Y形软骨等。

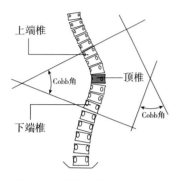

图2-15　脊柱侧弯Lippman-
　　　　　Cobb法

测量上端椎上缘延长线与下端椎下缘延长线所成的角，即为Cobb角。正常应接近0°

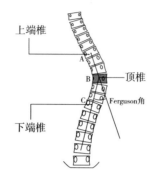

图2-16　Risser-Ferguson法

分别找出上端椎椎体中心点A、顶椎椎体中心点B、下端椎椎体中心点C，AB连线的延长线与BC连线所成的角，即为Ferguson角。正常应接近0°

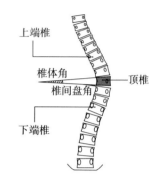

图2-17　椎体角和椎间盘角

顶椎椎体上下缘延长线所成的角为椎体角，顶椎的下缘与下一椎体上缘延长线所成的角为椎间盘角。正常均应接近0°

I度	II度	III度	IV度	V度
			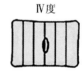	

图2-18　椎体旋转度Nash-Moe测量法

表2-5　Nash-Moe法椎体旋转分度

Nash-Moe法	描述
I度	椎弓根对称
II度	凸侧椎弓根移向中线，但未超过第1格，凹侧椎弓根变小
III度	凸侧椎弓根已移至第2格，凹侧椎弓根消失
IV度	凸侧椎弓根移至中央，凹侧椎弓根消失
V度	凸侧椎弓根越过中线，靠近凹侧

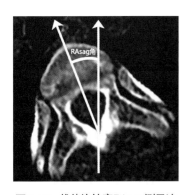

图2-19 椎体旋转度RAsag测量法

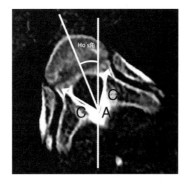

图2-20 椎体旋转度Ho's测量法

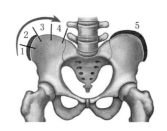

图2-21 骨龄判断Risser征

椎管后壁中点的椎体中轴线与矢状面的夹角为RAsag角

两个椎板内壁交点（A点）与两个椎板、椎弓根内壁交点（C点）连线的角平分线与矢状面的夹角为Ho's角。可避免椎体变形的影响，在实用性和准确性方面较前两种方法可靠

表2-6 Risser征判断骨龄

Risser 征	描　述
I度	骨骺移动25%
II度	骨骺移动50%
III度	骨骺移动75%
IV度	骨骺移动到髂后上棘
V度	骨骺与髂骨融合

注意：0度和I度患者具有显著的脊柱生长潜能，属于高危人群，应积极干预脊柱侧弯。

（四）治疗

脊柱侧弯治疗目的是矫正畸形、获得稳定、维持平衡。针对最常见的青少年型特发性脊柱侧弯的治疗方法包括观察随访、支具治疗、手术治疗。其治疗原则如表2-7。严重脊柱侧弯的患者只能手术治疗，非手术治疗的效果有限。手术的主要目的是平衡和融合脊柱以阻止畸形的进一步发展，其次是矫正侧弯至活动性好的范围。包括侧弯矫形和脊柱融合。

表2-7 Cobb角分度与治疗原则

分度	治疗原则
Cobb 角 < 10°	阴性
Cobb 角 < 25°	严密观察
Cobb 角在 25°~40°	支具治疗
Cobb 角 > 40° 且每年 > 5°	应手术治疗
Cobb 角在 40°~50°	患者未发育成熟应手术治疗，发育成熟且侧弯明显进展也应手术治疗
Cobb 角 > 50°	应手术治疗

需要注意的是：①遇到脊柱侧弯患者应进一步检查CT、MRI和经静脉尿路造影，CT以评价先天性病变如分节不全、阻滞椎等，MRI以评价脊髓、硬膜囊和神经根异常；经静脉尿路造影以评价脊柱侧弯伴有的泌尿生殖管异常；②父母应在孩子小学前注意其脊柱有无侧弯；③严重的脊柱侧弯很难用正骨或整骨手法来矫正，慎用。

[典型病例]

病例2.2.1.1

男，39岁，无特殊不适。查体：两肩、两侧肩胛骨不等高，左侧较高，脊柱偏离中线，向左侧弯曲；前屈时可见"剃刀背"。

胸部X线正位片（图2-22）：脊柱呈"S"形，伴有脊柱扭转，脊柱凸面指向左侧。

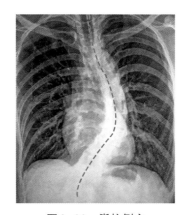

图2-22 脊柱侧弯

病例2.2.1.2

女，15岁，重度脊柱侧弯，考虑手术治疗（图2-23）。

脊柱X线正位片（图2-24）：脊柱侧弯呈"S"形改变，未见半椎体、蝴蝶椎、脊柱裂等发育畸形，考虑青少年型特发性脊柱侧弯。

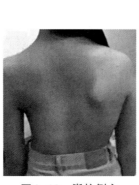 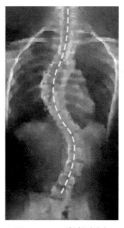

图2-23 脊柱侧弯　　　图2-24 脊柱侧弯

病例2.2.1.3

男，19岁，因"间断胸闷痛4月余"就诊。4个月前无明显诱因出现左胸部闷痛，呈间断性，进食冷水后感觉明显，无加重，无放射痛，无畏寒、发热等不适，查体无特殊。心电图未见异常。

胸部X线正侧位片（图2-25）：脊柱侧弯呈"S"形改变，未见半椎体、蝴蝶椎、脊柱裂等发育畸形，考虑青少年型特发性脊柱侧弯。

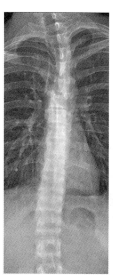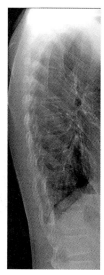

图2-25　脊柱侧弯

二、蝴蝶椎

见图2-26、图2-27。

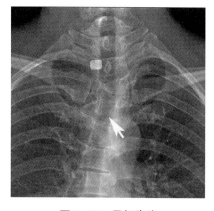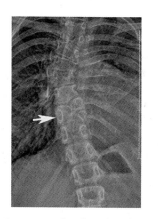

图2-26　局部胸片　　　　　　　　　　图2-27　胸腰段X线正位片

局部椎体轻度侧弯，T_3椎体呈蝴蝶椎样改变（箭），考虑蝴蝶椎　　　　　　　T_{10}椎体中央部缺如，形成蝴蝶椎（箭），胸段脊柱向左侧弯

[分析与讨论]

蝴蝶椎（butterfly vertebra）是由胚胎发育期间脊索在椎体中央矢状面残留，椎体两侧的椎体软骨化中心融合失败，两个软骨化中心异常融合，导致椎体出现矢状裂隙，因而正位片表现为椎体中央变细或中央缺如，由两个尖端相对的楔形所构成，状如蝴蝶，故名蝴蝶椎。研究表明，患者平均年龄为20.5岁，性别间无差异。约61%为单个蝴蝶椎，39%为多个蝴蝶椎。最常见的发病部位是T_1和T_7。蝴蝶椎分类见表2-8。

表2-8　蝴蝶椎分类

分类	描述
第1类（双D型）	只有恒存的矢状裂隙，较第2类常见
第2类（双楔形）	由后部半椎体及恒存的矢状裂隙及冠状裂隙形成，而椎体前半缺如或发育不良

患者通常无特异性表现，多于因慢性胸腰背痛就诊时而确诊。或伴有胸廓畸形，患侧肋间隙不等宽、不协调，脊柱侧弯等，严重者影响患者呼吸功能；如发生在腰椎，患者可有驼背、椎体不稳等表现。

其常与Alagille综合征、Jarcho-Levin综合征、Crouzon综合征和Alagille综合征等并存。目前本病的具体病因不明，可能与宫内感染（如寨卡病毒）影响神经脊索发育有关。

单纯蝴蝶椎预后良好。蝴蝶椎若没有影响到脊椎发育并引起脊柱侧弯，或侧弯畸形不严重，则主要以非手术治疗为主，包括随访观察和支具治疗，理疗、按摩、针灸、电刺激等治疗对该病无效。若脊柱已出现明显侧弯畸形并呈进行性加重，建议手术治疗。有研究表明相对于二维超声检查，四维超声在产前诊断半椎体、分类蝴蝶椎畸形具有重要意义，值得临床推广。

需要注意的是：①蝴蝶椎可合并脊髓损伤、椎间盘突出、脊柱侧弯以及强直性脊柱炎等病症。②蝴蝶椎应注意与压缩性、爆裂性和楔形骨折相鉴别。

参考文献

[1] Katsuura Y，Kim HJ．Butterfly Vertebrae：A Systematic Review of the Literature and Analysis [J]．Global Spine J，2019，9（6）：666-679.

[2] 白萌，周志勇，魏嘉绪，等.先天性蝴蝶椎合并脊髓损伤1例 [J].中国骨与关节损伤杂志，2021，36（5）：545-546.

[3] 尚宁，郭爽萍，舒爽，等.二维及三维超声联合磁共振诊断胎儿蝴蝶椎的临床价值 [J].中国临床医学影像杂志，2020，31（7）：517-519，524.

三、半椎体（HV）

见图2-28至图2-31。

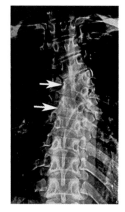 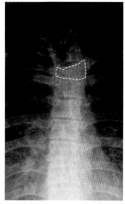 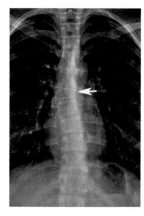 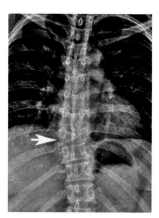

图2-28 胸椎X线正位片

图2-29 胸椎X线正位片

图2-30 胸椎X线正位片

图2-31 胸椎X线正位片

T_{6-7}椎体楔形改变（箭），胸段脊柱向左侧弯，考虑半椎体

T_3椎体楔形改变（虚线），胸段脊柱向左侧弯，考虑半椎体

T_7椎体楔形改变（箭），考虑半椎体；胸段脊柱向右侧弯

T_9椎体楔形改变（箭），考虑半椎体；胸段脊柱向右侧弯

［分析与讨论］

半椎体（hemivertebra，HV）畸形较少见，多发生在胸椎段，可以单发或多发，可伴有椎体裂、脊髓纵裂等畸形。单侧半椎体可致脊柱侧弯，后侧半椎体可致脊柱后凸。胚胎发育时期，椎体和椎弓分别由两个左右对称的软骨骨化中心组成，若成对的椎体软骨骨化中心有一对或一个发育不全，则形成半椎体、前半椎体或后半椎体畸形。其较正常椎体小，呈圆形或椭圆形，偏于中线一侧，随生长发育由于负重影响椎体变为楔形。邻近椎体可代偿性生长，向蝴蝶椎的中央变细部或半椎体缺如部凸出，因此也可不伴有脊柱侧弯。Nasca将半椎体畸形分为六型（表2-9、图2-32）。

表2-9 半椎体Nasca分型

分型	描述
Ⅰ型（单纯剩余半椎体）	相邻的两椎节之间残存的一个圆形或卵圆形骨块，易与相邻的椎体融合
Ⅱ型（单纯楔形半椎体）	椎体呈楔形
Ⅲ型（多发性半椎体）	数节椎体连发
Ⅳ型（多发性半椎体合并一侧融合）	数节椎体连发，且伴有一侧融合，多见于胸椎
Ⅴ型（平衡性半椎体）	两节或多节半椎体左右对称，以致畸形抵消，躯干短缩，但无明显侧弯
Ⅵ型（后侧半椎体）	椎体后方成骨中心发育而中央成骨中心不发育，侧面观椎体呈楔形

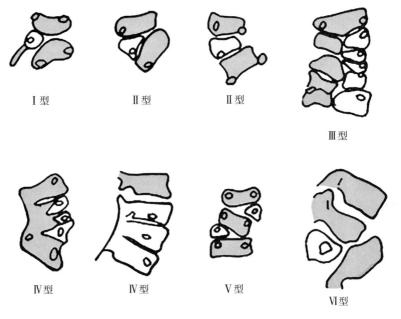

　　Ⅰ型　　　　　　　Ⅱ型　　　　　　　Ⅱ型

　　　　　　　　　　　　　　　　　　　　　　Ⅲ型

　　Ⅳ型　　　　　Ⅳ型　　　　　　Ⅴ型

　　　　　　　　　　　　　　　　　　　　Ⅵ型

图2-32　半椎体Nasca分型

需要注意的是：对于半椎体畸形，大多数非手术疗法，包括手法等治疗无效。

[**典型病例**]

病例2.2.3.1

男，3岁，家长发现患儿背部有些不对称来就诊（图2-33）。

脊柱X线正位片（图2-34）：T_9半椎体（箭），考虑单纯剩余半椎体。

分析：考虑先天发育性畸形所导致的脊柱侧弯。

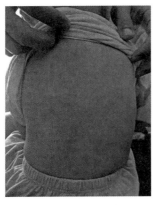

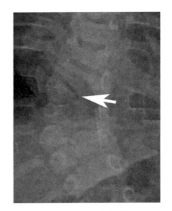

图2-33　半椎体　　　　　　图2-34　半椎体

四、阻滞椎（BV）

见图2-35、图2-36。

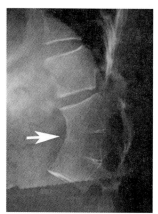

图2-35 腰椎X线侧位片

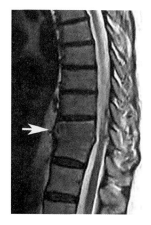

图2-36 胸腰段MRI矢状面

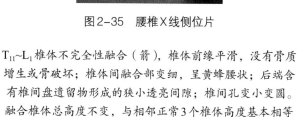

T_{11}~L_1椎体不完全性融合（箭），椎体前缘平滑，没有骨质增生或骨破坏；椎体间融合部变细，呈黄蜂腰状；后端含有椎间盘遗留物形成的狭小透亮间隙；椎间孔变小变圆。融合椎体总高度不变，与相邻正常3个椎体高度基本相等

T_{11-12}椎体完全融合（箭），信号不变

〔分析与讨论〕

阻滞椎（block vertebrae，BV）是脊柱的先天性骨性融合，常累及2个或2个以上椎骨，受累部位2个椎体往往显示完全性骨融合，也可以仅限于椎体、椎弓、棘突的部分融合。常见于颈椎和腰椎，而胸椎少见。详见第一章第二节"五、阻滞椎（BV）"。

目前认为进行性非感染性椎体前部融合是阻滞椎的一种特殊类型，常见于胸腰交界区，多个椎体受累，主要是椎体前1/3融合。新生儿出现脊椎后凸，椎间盘前部缺如，可导致进行性阻滞性后凸畸形，可累及5个椎体。

五、脊髓纵裂（DM）

〔分析与讨论〕

（一）概述

脊髓纵裂（diastematomyelia，DM）是一种罕见的隐性神经管闭合不全，多见于胸腰椎（93%），男女比例约4：1，1~2岁占20%，4~8岁占40%，12~13岁占17%。皮肤特征表现为多毛、血管瘤、脂肪瘤、皮毛窦；85%合并有椎体融合、半椎体、蝴蝶椎或脊柱侧弯等骨性畸形；30%~40%合并脊髓中央管积水。其往往成年后才出现症状，如脊柱侧弯，一侧或双侧下肢节段性萎缩或无力，进行性下肢轻瘫，二便失禁等。其分型如表2-10。

表2-10　脊髓纵裂分型

分型		描述
Ⅰ型 （有间隔）	Ⅰa型	完整间隔，前后贯穿骨性椎管，将骨性椎管和硬膜囊一分为二
	Ⅰb型	不完整间隔，前后未贯穿整个骨性椎管，两侧脊髓位于同一个硬膜囊内
Ⅱ型 （无间隔）	Ⅱa型	纵裂两侧脊髓间为脑脊液
	Ⅱb型	纵裂两侧脊髓间有薄层脊髓组织相连

（二）治疗

一旦确诊应立即手术，避免神经组织不可逆损伤。手术方法有切除骨刺或纤维性隔膜，纠正脊髓栓系。对于先天性脊柱侧弯合并Ⅰ型脊髓纵裂畸形患者，矫形手术过程中骨性纵隔是否会对脊髓造成机械性损伤、损伤程度如何、是否需要对骨性纵隔进行预防性切除或术中切除，行业内尚存在争论。如对骨性纵隔进行预防性切除，则需二次手术，痛苦大，治疗周期长，患者及其家属往往难以接受；若在三维矫形前切除骨性纵隔，理论上可消除其对矫形操作的影响，提高手术安全性，但延长了手术时间，加大了脊髓神经损伤的风险。

需要注意的是：①由于脊柱和脊髓严重畸形，对此类患者严禁重手法，如按压、旋转、扳法以及牵引等疗法，以免伤及脊髓和脊神经；②由于患者椎管畸形和后方椎板未闭合，因此切忌进行针刺和针刀等侵入性的操作，以免引起脑脊液漏、伤及脊髓或造成椎管内的感染。

参考文献

［1］张有为，李红，刘胡，等.CT与MRI联合成像在制定脊髓纵裂畸形手术方案中的价值［J］.海南医学，2013，24（22）：3331-3333.

［2］夏青，孙建民.单纯后路矫形治疗先天性脊柱侧凸合并Ⅰ型脊髓纵裂畸形［J］.中国骨科临床与基础研究杂志，2017，9（3）：146-154.

［典型病例］

病例2.2.5.1

女，18岁，严重脊柱和脊髓发育畸形。

胸椎MRI横断面+矢状面（图2-37）：整个胸椎侧弯右凸，$T_{9\sim12}$椎体呈骨性融合；T_{11}椎体变小，为蝴蝶椎；$T_{9\sim12}$椎体层面脊髓纵裂畸形（箭），且T_{11}椎体层面为骨性纵裂畸形（箭），余为非骨性；$T_{10\sim12}$椎体层面后方椎板未完全闭合；一分为二的双脊髓纵裂畸形（箭），高信号的脑脊液（箭头）。

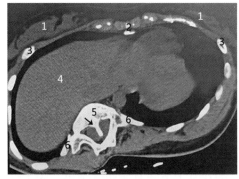
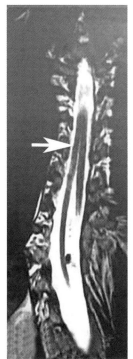
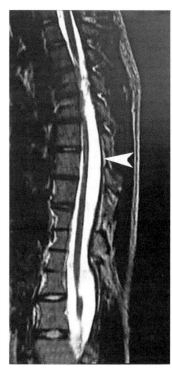
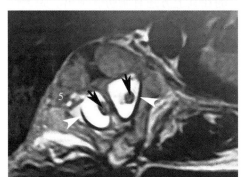

图2-37　脊髓纵裂

1.乳房　2.胸骨　3.肋骨　4.肝脏　5.椎体　6.胸椎横突

六、皮毛窦（DST）

〔分析与讨论〕

（一）概述

皮毛窦（dermal sinus tracts，DST）又称背侧真皮窦、背部皮毛窦，属于先天性神经管闭合不全的一种类型，可出现在枕部到骶尾部间的任何部位，以骶尾部最多见，可与脊髓裂、脊柱裂伴发。先天性皮毛窦是开口于身体中线皮肤的外胚层管道，其可终止于皮下至硬膜囊的任何一点。本病首先是由Walker和Bucy提出的。其发生机制与胚胎早期的变异有关。在胚胎3~8周，神经管闭合过程中胚胎部的神经外胚层与皮肤外胚层本应分离，这时如果受到各种因素（如叶酸缺乏）的影响导致两者不能完全分开，则会导致先天性皮毛窦形成。小儿先天性皮毛窦的发生率约为1/2500，其中约50%的皮毛窦穿过硬脊（脑）膜，其皮损表现各异，部位不一，若未出现明显的临床症状，易被忽视。

（二）临床表现

因其发生与神经管闭合异常相关，故多伴有相关畸形，根据伴发的椎管内病变可为四型（表2-11）。

表2-11　先天性皮毛窦分型

①先天性皮毛窦合并脊髓栓系

②先天性皮毛窦合并脊髓纵裂

③先天性皮毛窦合并皮样或表皮样囊肿

④先天性皮毛窦合并脂肪瘤

此外，皮毛窦易并发细菌性脑膜炎。先天性皮毛窦的皮损特点各异，外观特征多为局部皮肤凹陷，发病部位沿躯干背侧神经中轴分布，以腰骶部多见。瘘口大小不一，四周往往有异常的长毛、色素沉着或毛细血管瘤样改变；有的在其上方还有脂肪瘤突出。先天性皮毛窦往往伴发多种神经管畸形及脊髓先天性肿瘤。因此MRI检查十分必要。

（三）治疗

未感染者择期切除，感染者在感染控制后手术。在手术处理先天性皮毛窦的同时，须一并处理并发的神经管畸形相关疾病，方能获得较好的临床效果。

〔典型病例〕

病例2.2.6.1

女，49岁，腰背痛多年，胸椎推拿后出现胸部持续性不适（图2-38）。

胸部MRI横断面（图2-39）：考虑皮毛窦伴有胸脊髓和椎管的发育畸形（椎管明显增大）（箭），不排除伴有脊髓栓系综合征的可能。

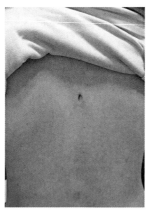 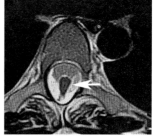

图2-38　皮毛窦　　　　　　　　图2-39　皮毛窦

七、脊柱后凸畸形

〔分析与讨论〕

正常胸椎后凸起始于幼儿开始直立行走，6岁前自然形成，但曲度超过正常范围（25°~45°）时，则考虑异常后凸。患者站立侧位，测量T_3上终板至T_{12}下终板之间的角度。

治疗包括保守治疗（束腹带、理疗、止痛）和外科手术（矫形、脊柱融合术等）。脊柱后凸畸形分类见表2-12。

表2-12　脊柱后凸畸形分类

分类	病种
弓形后凸（长角）	Scheuermann病、强直性脊柱炎、老年性驼背、姿势不良
角形后凸（短角）	脊柱炎、压缩性骨折、病理性骨折、肿瘤、先天性楔形椎

[**典型病例**]

病例2.2.7.1

女，6岁，胸椎后凸进行性加重近3年。查体：胸椎后凸明显。

X线全脊柱拼接正侧位片（图2-40）：脊柱无侧凸，胸椎段脊柱后凸明显，Cobb角60°，胸椎椎体略呈楔形，颈椎、胸椎、腰椎各椎体未见明显畸形及破坏性改变，小关节间隙欠清晰，椎旁未见异常软组织影。考虑脊柱后凸。

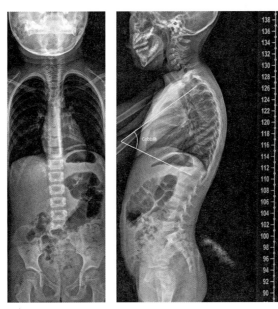

图2-40　脊柱后凸畸形

病例2.2.7.2

男，14岁，未诉不适，家属见患儿体态异常遂来就诊。

X线正侧位片+CT矢状面+三维重建+MRI矢状面（图2-41）：颈椎、胸椎生理曲度变直，椎列不连续，胸腰段以L_1椎体为中心后凸畸形，腰椎轻度向左侧凸；T_{12}、L_1及L_2椎体相对下位椎体不同程度向后移位；T_{11}、T_{12}及L_1椎体楔形变，L_1呈三角形（箭）；各椎间隙未见明显异常。考虑：①脊柱后凸畸形；②T_{12}、L_1及L_2椎体中重度向后移位；③T_{11}、T_{12}及L_1椎体楔形变。

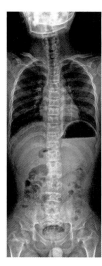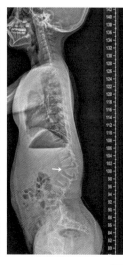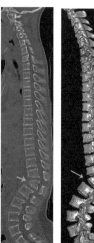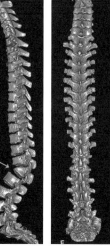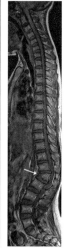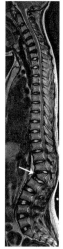

图2-41 脊柱后凸畸形

八、舒尔曼病

[分析与讨论]

（一）概述

舒尔曼病（Scheuermann disease）又称休门氏病，系一种病因未明、以自限性椎体发育障碍为主要病变特征的结构性脊柱后凸畸形。最早由丹麦Scheuermann于1921年报道。常见于10~18岁青少年，家族性发病率高，是青少年脊柱后凸畸形最常见的原因，是引起青少年腰痛的第二常见原因，仅次于腰椎峡部裂。该病具有自限性，严重畸形、症状明显者极少。但中年后脊柱退行性改变出现较早，可伴有椎间盘突出。根据发病部位、机制和预后，可分为典型和非典型舒尔曼病（表2-13）。

表2-13 舒尔曼病分类

分类	首次报道	发病机制	特征	症状
典型舒尔曼病（舒尔曼后凸畸形/幼年性脊柱后凸/脊柱软骨病/Ⅰ型舒尔曼病）	1921年Scheuermann首次报道	椎体骺板软骨先天性发育异常	胸椎或胸腰椎；10~18岁，男性多见	脊柱后凸畸形
非典型舒尔曼病（腰椎舒尔曼病/Ⅱ型舒尔曼病）	1985年Greene首次报道	未发育成熟的腰椎轴向载荷过大	腰椎；运动量大的男性青少年或经常搬重物的人	不明原因腰痛，不存在明显后凸畸形

（二）影像学与诊断

多发椎体楔形变，Schmorl结节形成，终板不规则改变，脊柱后凸畸形（多为胸椎），椎间隙狭窄，终板环状周缘损伤和椎间盘损伤，周围多可见高密度硬化带，可伴有椎间盘膨出或突出，严重者可引起椎管狭窄、脊髓受压，尤其胸腰段，可导致明显胸椎椎间盘突出。典型与非典型舒尔曼病鉴别见表2-14。

表2-14　典型与非典型舒尔曼病鉴别

典型舒尔曼病（Sorensent 标准）	非典型舒尔曼病（Blumenthal 标准）
①≥3 个相邻椎体≥5° 楔形变	①1 个或 2 个椎体楔形变
②多个相邻椎体存在 Schmorl 结节（形态稍大），终板不规则	②≥2 个相邻椎体存在 Schmorl 结节（形态稍大），终板不规则
③脊柱后凸畸形	③无明显脊柱后凸畸形
④无明显外伤和其他病理改变	④腰痛，不伴神经根性疼痛，无外伤、感染、肿瘤病史

本病应与脊柱退行性变、椎体软骨终板骨软骨炎、先天性/姿势性脊柱后凸、椎体峡部裂等相鉴别。

（三）治疗

不伴有严重脊柱后凸畸形时，可采用功能锻炼（姿势训练）、夹脊穴针刺、理疗、佩戴抗后凸支具（Milwaukee支具等）等保守治疗；脊柱后凸＞70°且僵硬、不断进展。伴有疼痛，或存在明显神经损害症状，可手术治疗。

参考文献

[1] 李晔，王以朋. 休门病的诊断和治疗研究进展 [J]. 中国骨与关节外科，2011，4（2）：158-162.

［典型病例］

病例2.2.8.1

男，35岁，活动性、持续背痛，每天必须吃洛索洛芬钠止痛，行关节手法调整后2~3天轻松，之后症状复现。

脊柱MRI矢状面（图2-42）：颈、胸、腰椎广泛Schmorl结节形成（短箭），伴椎体骨髓水肿，多个终板不规则改变（箭头），多个椎间隙狭窄（长箭），考虑不典型舒尔曼病。

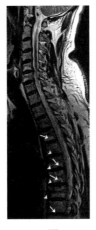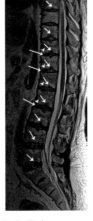

图2-42　舒尔曼病

第三节 骨折、脱位和半脱位

【概述】

脊柱胸腰段损伤约占整个脊柱损伤的50%以上。胸腰交界处（T_{11}~L_1）为脊柱损伤的好发部位，约占52%，L_{1-5}骨折约占32%，T_{1-10}骨折约占16%。男女比例可达4：1。值得注意的是，约20%的患者可出现相邻或非相邻的脊柱损伤，如中上部胸椎骨折常与胸腰连接部或颈椎的继发性骨折有关；有半数患者可并发非脊柱损伤，如肺部挫伤，气胸，肝、脾损伤等。

【分型】

脊柱胸腰段损伤大体分为两类，即轻微损伤和严重损伤。其中，轻微损伤占骨折15%以上，包括横突、棘突、小关节的孤立性骨折。很少导致明显的神经损伤，属于稳定性骨折。临床常用的脊柱胸腰段严重损伤分型如下：

1. **"三柱理论"** 1983年，Denis引入了急性胸腰椎损伤关于脊椎三柱损伤的概念。前柱包括椎体和纤维环的前2/3及前纵韧带；中柱包括椎体和纤维环的后1/3及后纵韧带；后柱包括棘上韧带、棘间韧带、黄韧带、关节突关节及椎弓。脊柱骨折的类型与三柱理论的结合如表2-15。椎体滑脱内容详见腰椎部分。

表2-15 脊柱严重损伤分型与三柱理论

骨折分型	三柱累及情况		
	前柱	中柱	后柱
压缩性骨折	压缩	无	无 / 分离
爆裂骨折	压缩	压缩	无 / 分离
屈曲－分离骨折	无 / 压缩	分离	分离
骨折－脱位	压缩和旋转、剪切	分离和旋转、剪切	分离和旋转、剪切

2. **Magerl分型** 根据损伤机制和骨折形态一般分为压缩性骨折、爆裂骨折、屈曲－分离骨折（又称Chance骨折或安全带骨折）、骨折－脱位、附件骨折（表2-16）。

表2-16 胸腰椎骨折Magerl分型

分型	表现
压缩性骨折	胸椎前方受压缩楔形变。压缩程度根据X线侧位片上椎体前缘高度占后缘高度的比值分为3度。Ⅰ度为1/3，Ⅱ度为1/2，Ⅲ度为2/3
爆裂骨折	胸椎呈粉碎性骨折，骨折块向四周移位，向后移位可压迫脊髓、神经。X线和CT表现为椎体前后径和横径均增加，两侧椎弓根距离增宽，椎体高度减小
屈曲－分离骨折	经椎体－椎弓－棘突的横向骨折，也可以是经前、后纵韧带－椎间盘－后柱韧带部分的损伤
骨折－脱位	胸椎骨折并脱位可能是椎体向前或向后移位，常合并脊髓损伤，伴有关节突关节脱位或骨折

3. **TLICS评分** 随着MRI的出现和广泛应用，2005年美国脊柱创伤研究小组根据脊柱骨折损伤形态（影像学表现）、后方韧带复合体完整性和神经损伤情况，提出胸腰椎骨

折新的评分系统，即TLICS评分（thoraco lumbar injury classification and sveverity score）（表2-17）。TLICS评分强调后方韧带复合体对脊柱稳定的重要性，包括棘上韧带、棘间韧带黄韧带及关节突关节囊等。

表2-17 胸腰椎骨折TLICS评分系统

项目	0分	1分	2分	3分	4分
骨折形态	无异常	单纯压缩	压缩＋爆裂	移位/旋转	分离
后方韧带复合体	无损伤	/	可疑损伤	损伤	/
神经损伤	无损伤	/	神经根损伤	/	/
脊髓/圆锥损伤	/	/	完全损伤	不完全损伤；马尾损伤	/
治疗建议	≥5分手术治疗，≤3分保守治疗（绝对卧床3个月，垫枕治疗），4分根据具体情况选择手术或保守治疗				

【治疗】

见表2-18。

表2-18 胸腰椎骨折治疗

分型	治疗
压缩性骨折	脊柱前柱压缩＜Ⅰ度，后凸成角＜30°，可保守治疗，如卧床及加强腰背肌功能锻炼；脊柱前柱压缩近Ⅱ度，后凸成角＞30°，需手术复位固定或脊柱融合
爆裂骨折	后凸成角较小，椎管受累＜30%，神经系统体征正常，卧床休息2个月后，可戴支具下地活动；椎管受累超过30%，后凸明显，或有神经系统症状，需手术复位、减压、内固定和植骨融合
Chance骨折	用过伸位石膏或支具外固定3~4个月；对明显脊柱韧带结构断裂、椎间盘损伤等不稳定性骨折，需手术复位、内固定和植骨融合
骨折－脱位	无论有无脊髓神经损伤，后路切开复位、内固定；若合并神经损伤，须行椎管减压术
附件骨折	卧床制动休息，疼痛缓解后可下地活动

需要注意的是：①胸椎骨折时应注意鉴别单纯骨质疏松、转移性骨肿瘤、青年性脊柱后凸等疾病。②脊柱骨折大多可累及脊髓，因此须行MRI检查以评估脊髓损伤。③若胸部X线正侧位片难以明确中柱和后柱是否有损伤，建议进一步行CT或MRI检查。④有外伤史的患者，特别是臀部着地受伤后，出现腰背痛的老年患者，一定要排除脊柱的压缩性骨折。最简单的判断方式就是沿着棘突做叩击检查。有明显叩击痛时，往往提示有骨折，应进一步行影像学检查以确诊。⑤老年女性的骨质疏松及其所致的胸腰椎压缩性骨折是个大问题，临床应尽早预防。绝经后原发性骨质疏松与雌激素减少相关，钙吸收减少，流失增加。因此该年龄段的治疗关键不是口服补钙，而是多晒太阳，在紫外线作用下合成维生素D，促进肠道内钙质的吸收。⑥老年女性，查体一定要叩击后背脊柱区，观察是否驼背。

参考文献

[1]殷海东，黄明光，赵洪斌，等.胸腰段脊柱骨折的TLICS评分及治疗方式探讨[J]广东医学，2011，32（19）：2542-2543.

［2］陈立，雷青，任朝晖.TLICS评分在胸腰段脊柱骨折中的应用［J］.医学临床研究,2009,26（6）: 3.

一、压缩性骨折

见图2-43、图2-44、图2-45。

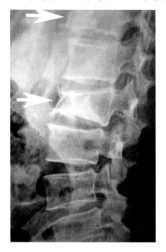

图2-43　腰椎X线侧位片

T_{12}、L_2椎体前部压缩呈楔形（箭），后方椎体高度和骨皮质保持完整，考虑Ⅰ度压缩性骨折

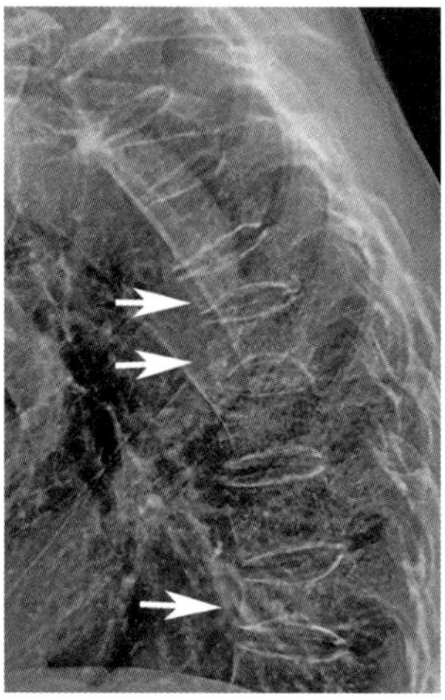

图2-44　腰椎X线侧位片

T_7、T_8、T_{11}椎体前中部压缩呈楔形（箭），考虑Ⅰ~Ⅱ度压缩性骨折

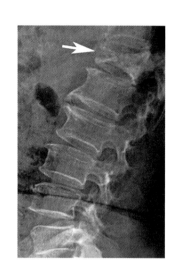

图2-45　腰椎X线侧位片

T_{12}椎体前中部严重压缩呈楔形（箭），考虑Ⅲ度压缩性骨折

［分析与讨论］

楔形压缩性骨折占胸腰椎骨折的大部分（48%），椎体前部被压缩，中柱尚完整，因此很少并发神经损伤，大多属于稳定性骨折。

绝经后骨质疏松症严重的并发症是椎体压缩性骨折，常发生于胸腰段（T_{12}~L_4）。经皮椎体成形术（PVP）及经皮球囊扩张后凸成形术是治疗骨质疏松性椎体压缩性骨折的一种微创手术技术，通过将骨水泥注入因骨折而负载能力下降的椎体内强化椎体强度，从而消减症状，其疗效已获得较为广泛的临床认可。但有一定的渗漏率。骨水泥出现渗漏，易造成术后局部疼痛；若渗漏到椎管内硬膜外或椎间孔内，压迫脊髓、神经根或马尾神经，可能会继发截瘫；若渗漏到椎体前方，可能造成前纵韧带热灼伤、胸主动脉或腹主动脉的物理性压迫；若渗漏至椎旁静脉系统，进入体循环可引起远处器官栓塞，如肺栓塞；若渗漏到椎间盘内，会改变局部生物力学环境，导致椎间盘退变、突出，而渗漏的骨水泥具有杠杆和支点作用，把应力传到邻近椎体导致继发骨折；若渗漏到穿刺针道，可引起椎弓根骨道硬化闭塞、后续注射骨水泥困难。

PVP是一项较为安全有效的微创技术，但骨水泥渗漏等并发症在一定程度上限制了该技术的应用。因此，术者应掌握和适当采用新的防治对策以减少骨水泥渗漏的发生。总之，导致骨水泥渗漏的主要原因有骨折椎体不完整、注射技术不规范、骨水泥注射时机和剂量不当、C臂透视监视不充分、骨水泥毒性反应等，其防治措施包括严格掌握手术适应证、规范注射技术、充分的C臂监视、适时适量注射骨水泥、术中心电监护、选择合适术式等。

参考文献

［1］梁才雄，苏之盟，钟远鸣.椎体成形术骨水泥渗漏防治现状［J］.大众科技，2020，22（2）：68-71，74.

［典型病例］

病例2.3.1.1

男，73岁，患者因"胸椎严重压缩性骨折"于外院行经皮椎体成形术，术后局部疼痛。

胸椎CT横断面+矢状面（图2-46）：T_8椎体出现较严重的骨水泥向前渗漏（箭），T_{10}椎体的骨水泥尚在位（箭头）。

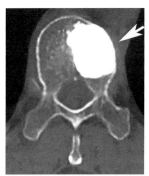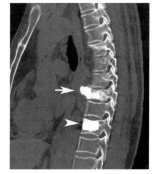

图2-46 压缩性骨折

病例2.3.1.2

男，36岁，跌伤致腰骶部酸痛3个月。查体：叩击T_{12}棘突疼痛（+），背部略后凸。

胸腰椎X线正侧位片（图2-47）：T_{12}椎体前部压缩呈楔形（箭），后方椎体高度和骨皮质保持完整，考虑I度压缩性骨折，损伤只累及前柱，注意由于出血和水肿导致椎旁线的局部突出。

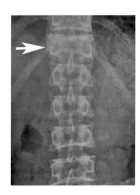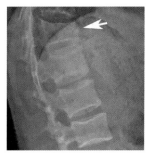

图2-47 压缩性骨折

病例2.3.1.3

女，64岁，腰背酸痛2年余。查体：T_{12}~L_2棘突叩击痛（+）。

腰椎X线侧位片（图2-48）：T_{12}~L_2骨质疏松性椎体压缩性骨折（箭），考虑I度压缩性骨折。注意椎后线完整，考虑单纯压缩性骨折。

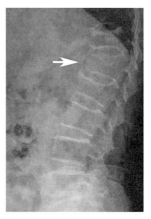

图2-48　压缩性骨折

二、爆裂骨折

见图2-49、图2-50。

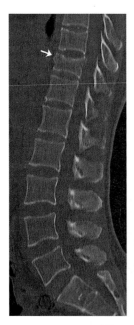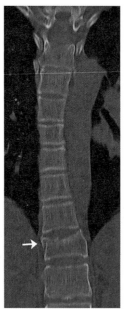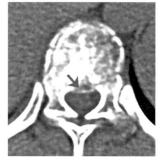

图2-49　胸椎CT矢状面＋冠状面＋横断面

T_{11}椎体稍变扁（白箭），椎体后缘骨质不连续，相应骨片稍突入椎管内（灰箭），椎管前后径约为9mm，余椎体形态尚可，未见明显骨折征象。考虑T_{11}椎体爆裂骨折，椎体后缘骨片突入椎管，椎管轻度狭窄

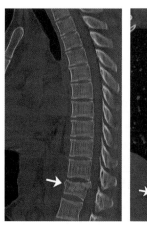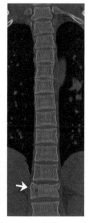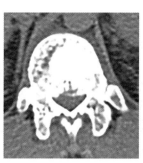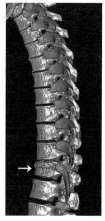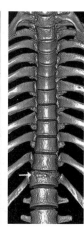

图2-50　胸椎CT矢状面＋冠状面＋横断面

T_{12}椎体变扁（箭），骨质边缘毛糙，密度不均匀，骨质不连续，同层面椎管变窄，周围软组织未见异常。考虑T_{12}椎体爆裂骨折，同层面椎管变窄，建议行MRI检查

〔分析与讨论〕

爆裂骨折占脊柱骨折的14%，常发生在$T_4 \sim L_5$，约50%发生在L_1。由高能量轴向负荷导致的前柱和中柱爆裂性破坏，可导致稳定性或不稳定性骨折，取决于后部结构的完整性。此外，5%~20%爆裂骨折呈多发性损伤，因此评估整个脊柱非常重要；约50%爆裂骨折有潜在的严重神经后遗症，因此明确诊断非常重要。

〔典型病例〕

病例2.3.2.1

男，15岁，高处坠落伤。

胸椎CT矢状面＋冠状面＋横断面（图2-51）：T_6椎体碎裂（箭），前部为著，椎体压缩变扁，邻近椎管未见狭窄，考虑稳定性爆裂骨折。

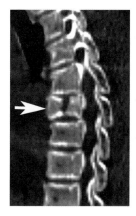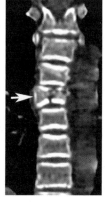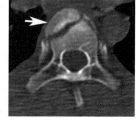

图2-51　爆裂骨折

三、骨折–脱位

〔分析与讨论〕

骨折–脱位是由剧烈的复杂剪切力导致的，三柱均受累，属于严重不稳定性骨折。该损伤占脊柱骨折的15%，可发生在胸腰椎任何部位，多见于胸腰连接部。其分型见表2-19。

表2-19　胸腰椎骨折–脱位分型

分型		发病机制	表现
屈曲–旋转型		张力和旋转力	中柱和后柱完全破裂，前柱楔形变
剪切力型	后–前型	上部节段相对下部节段向前剪切	椎体高度不变，后弓骨折，上部多个棘突骨折，下部上关节突骨折
	前–后型	上部节段相对下部节段向后剪切	棘突骨折，上部椎体前部固定在下部椎体上关节突
屈曲–分离型		张力	上部脊椎相对下部脊椎半脱位或脱位

〔典型病例〕

病例2.3.3.1

男，50岁，跌倒致腰背痛2月余。

腰椎X线侧位片（图2-52）：在T_{11-12}椎体水平存在一种后前剪切类型的骨折–脱位。T_{11}椎弓根峡部裂（箭）、椎体Ⅱ度滑脱，T_{12}及L_5椎体前上缘骨折（箭头）。

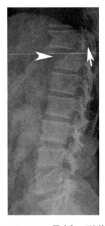

图2-52　骨折–脱位

〔典型病例〕

病例2.3.4.1

男，43岁，轻微腰背痛1月余。查体：T_{12}局部叩击痛（+）。

胸腰段X线侧位片（图2-53）：T_{12}椎弓根峡部裂（箭）、椎体向前Ⅰ度滑脱。

注意：椎体滑脱多见于下腰椎，如L_4和L_5滑脱，发生在T_{12}的滑脱很少见。

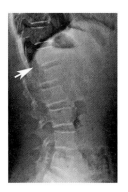

图2-53　附件骨折

四、附件骨折

病例2.3.4.2

女，30岁，高处坠落致全身麻木半小时。

胸椎CT矢状面+横断面（图2-54）：T_1棘突骨质不连续（箭），考虑T_1棘突骨折；T_9右侧横突骨质不连续（箭），考虑T_9右侧横突骨折。

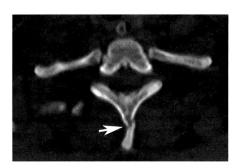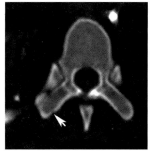

图2-54　附件骨折

第四节　炎症

椎间盘炎

〔分析与讨论〕

椎间盘炎（diskitis）通常由椎体感染蔓延、医源性感染（手术、椎间盘穿刺等）、邻近软组织感染、血行感染等导致。多为金黄色葡萄球菌感染，好发于腰椎，常只累及单个椎间盘和邻近椎体。

〔典型病例〕

病例2.4.1.1

男，67岁，跌倒致腰背部疼痛1天。查体：脊柱后凸畸形，局部压痛，腰部活动受限。

胸椎MRI（图2-55）：T_{12}~L_1椎体楔形压缩改变（箭），T_{12}为著，椎体压缩超过1/2，椎体见斑点片状长T_1、短T_2信号，未见明显水肿信号影。T_{12}~L_1椎间盘压脂像呈高混杂信号改变，考虑T_{12}~L_1陈旧性骨折，T_{12}~L_1椎间盘炎。

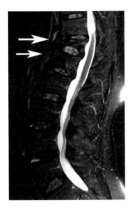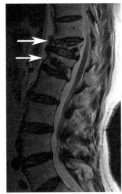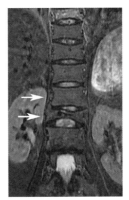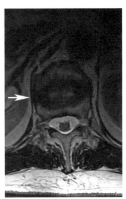

图2-55　椎间盘炎

第五节　肿瘤与类肿瘤

一、血管瘤

见图2-56至图2-59。

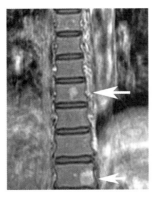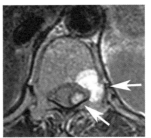

图2-56　胸椎MRI横断面＋矢状面

椎体左侧高信号影（箭），压迫左侧神经根及脊髓，考虑椎体型骨血管瘤。患者有脊髓压迫所致的截瘫表现，建议尽早手术治疗

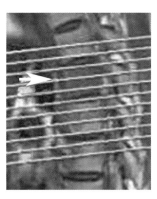
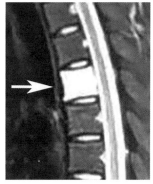

图2-57　脊柱MRI T₁+T₂矢状面

病变椎体T₁呈低信号，T₂呈高信号（箭），考虑椎体型血管瘤

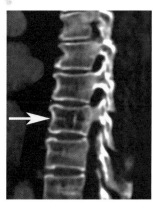
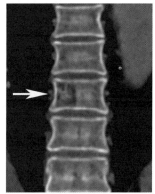
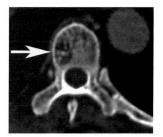

图2-58　胸椎CT矢状面+冠状面+横断面

T₉椎体右侧见类圆形低密度区（箭），直径约1.5cm，其内骨小梁增粗，横断面见"火柴束"征，考虑血管瘤

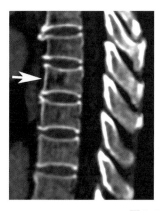
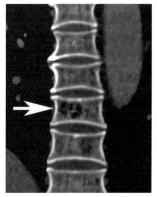
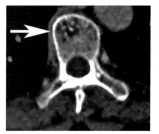

图2-59　胸椎CT矢状面+冠状面+横断面

T₈椎体右前方见斑片状密度减低区（箭），其内骨小梁增粗，横断面见"火柴束"征，考虑血管瘤

〔分析与讨论〕

骨血管瘤（hemangioma of bone）是一种原发于骨骼血管的呈瘤样增生的慢性生长的良性肿瘤，是最常见的血管性肿瘤。好发程度为胸椎＞腰椎＞颈椎，多为单个椎体发病。典型表现是椎体内轮辐状、垂直走向的粗大骨小梁。病变膨胀可累及周围软组织和椎管，类似于恶性肿瘤表现。CT诊断椎体血管瘤有高度特异性，呈"火柴束"样断面。MRI表现为T_1呈高或低信号，T_2呈高信号，增强见明显强化。详见第一章第五节"六、血管瘤"。

二、椎管内肿瘤

见图2-60。

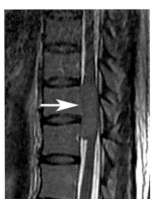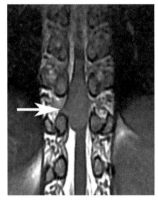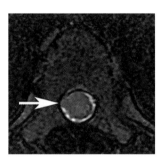

图2-60　胸腰椎矢状面＋冠状面＋横断面

椎管内椭圆形低信号影（箭），呈T_1、T_2低信号，占椎管大部分，边界尚清，考虑髓内肿瘤，不排除神经鞘瘤、脊膜瘤

〔分析与讨论〕

椎管内肿瘤相关内容详见第一章第五节。需要注意的是：在问病、查体时要仔细，做硬膜外麻醉或腰麻时，如有必要应行脊柱MRI检查以排除麻醉禁忌。

〔典型病例〕

病例2.5.2.1

男，45岁，双下肢麻木2月余。

胸椎MRI矢状面＋横断面（图2-61）：$T_{9\sim10}$水平椎管内见边界清楚、椭圆形肿物（箭），呈T_1高信号、T_2稍高信号，考虑髓内肿瘤，室管膜瘤可能性大。

分析：一般椎管内囊肿多发生在骶管内（详见第四章第五节"一、骶管囊肿"），很少发生在胸椎段。

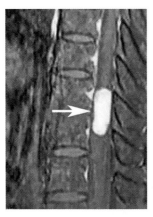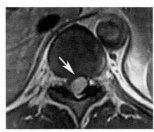

图2-61 椎管内肿瘤

病例2.5.2.2

男，56岁。3个月前自觉双下肢乏力，渐重无力，出现行走困难。半个月前在香港住院8天未查明原因，也未进行任何治疗，期间摔倒2次。回内地医院行颈椎MRI检查，影像科报告未见异常。为明确诊断，推荐我处会诊。查体：霍夫曼征双侧强阳性，提示患者有锥体束的损害。颈椎活动度基本正常。T_{3-4}叩击痛阳性。

胸椎MRI矢状面（图2-62）：T_{3-4}水平脊髓背侧至椎管后壁处见椭圆形肿块（箭），边界尚清，T_1高低混杂信号、T_2高信号，压迫脊髓，考虑髓外硬膜下肿瘤，神经鞘瘤可能性大。

分析：患者择日手术后，症状明显改善。此外需要注意，颈椎病变压迫脊髓时，许多患者最先出现症状的不是颈部和上肢，而是下肢，主要是下肢的行走无力。本例患者为上胸段的脊髓受压，出现相似的症状。

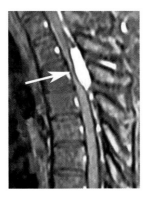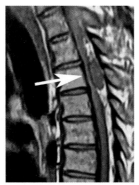

图2-62 椎管内肿瘤

病例2.5.2.3

男，56岁，上腹痛2年，腹部CT提示胆囊结石，于1年半前行胆囊切除术。术后上腹部仍然疼痛，但能耐受。患者无下肢感觉、运动及大小便异常。多家医院检查均没有做胸椎的MRI。查体：腹部无明显压痛点，但两侧肋弓处疼痛。

胸椎MRI矢状面（图2-63）：T_{7-8}水平椎管内见圆形占位性病变（箭），呈T_2低信号，边界清楚，考虑髓外硬膜下良性肿瘤，脊膜瘤可能性大。

分析：病变位于胸椎管内，肿瘤组织压迫相关的神经结构，造成肋弓处疼痛。病变看似在髓内，若有横断面可鉴别髓内、髓外肿瘤。

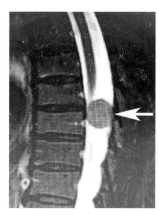

图2-63 椎管内肿瘤

三、转移瘤

〔分析与讨论〕

部分临床医生对骨转移瘤导致的首发症状为颈肩腰腿痛认识不足，简单地将出现颈肩腰腿痛的患者诊断为颈椎病、腰椎间盘突出或软组织损伤等。转移性骨肿瘤的诊断如在原发肿瘤的诊断之后则相对容易，但有些以骨肿瘤为首发症状的转移性骨肿瘤则诊断相对困难，尤其是以颈肩腰腿痛为首发症状的患者。因此，总结了红色预警症状与辅助检查特点，以便更好地区分疾病良恶性。

骨转移瘤的红色预警症状：详细的问诊、查体有助于门诊快速、有效地鉴别骨转移瘤。①基本情况：年龄＞50岁，肿瘤病史，不能解释的体质量减轻，全身不适。②关注患者的疼痛不适感，是否出现无明显诱因的颈肩腰腿疼痛不适，或无明显诱因疼痛突然加重，或出现静息痛，或夜间疼痛明显，尤其是下半夜疼痛剧烈致醒。③此类疼痛往往在使用非甾体类抗炎药等对症治疗1个月后无明显好转，属于持续性顽固性疼痛。④骨转移瘤患者病情发展不符合颈肩腰腿痛等疾病的一般规律，且呈进行性发展。⑤针对患者的疼痛部位，应当进行叩击检查，当患者出现明显叩击痛，不符合一般颈肩腰腿痛的疼痛程度时，应考虑是否合并骨肿瘤。

骨转移瘤的辅助检查特点：当患者出现上述红色预警症状时，应进一步完善实验室检验和影像学检查（包括可疑转移部位和原发部位），并提示影像科医师，以鉴别恶性肿瘤和查找原发肿瘤。80%以上的骨转移瘤来源于乳腺癌、前列腺癌、肺癌、甲状腺癌和肾癌。因此，在问诊、查体和辅助检查时应重点关注上述部位。骨转移瘤的影像学特点如下：X线对骨膜反应和骨质改变显示较佳，骨转移瘤可表现为溶骨性、成骨性和混合性三种，其中溶骨性最多见，多在长骨干骺端或骺端，多有骨膜反应或新生骨形成；CT能更好地显示骨肿瘤膨胀和骨质破坏程度；MRI可以清楚显示病灶大小、形态、范围和性质，以及对髓腔和周围组织、器官的浸润情况。放射性核素骨扫描（ECT）显示病灶核素浓聚，可用于早期筛查全身病灶。正电子发射计算机断层显像（PET-CT）敏感度为90%，推荐用于检测骨转移。

临床上骨转移瘤容易误诊、漏诊。因此，在门诊接诊患者时，若出现上述红色预警症状，应进一步行必要的辅助检查，以排查恶性肿瘤，以免误诊。

需要注意的是：①中老年人轻微外力产生的骨折，应仔细观察X线的细微变化或应进一步拍摄CT、MRI，而不应简单认为是骨质疏松导致的骨折；②全血细胞计数（CBC）、血沉（ESR）、C反应蛋白（CRP）和碱性磷酸酶（ALP）指标与一般疾病不相符地明显升高，应考虑患者不单纯患有颈肩腰腿痛，而合并有其他问题；③跳跃性椎体破坏常与肿瘤转移病灶有关。

参考文献

［1］中华医学会骨科学分会骨肿瘤学组.骨转移瘤外科治疗专家共识［J］.中华骨科杂志，2009，29（12）：1177-1184.

［2］Chou R，Qaseem A，Snow V，et al. Diagnosis and treatment of low back pain: a joint clinical practice guideline from the American College of Physicians and the American Pain Society［J］. Ann Intern Med，2007，147（7）：478-491.

［3］Williams CM，Henschke N，Maher CG，et al. Red flags to screen for vertebral fracture in patients presenting with low-back pain［J］. Cochrane Database Syst Rev，2013，31（1）：CD008643.

［典型病例］

病例2.5.3.1

男，68岁，肺癌术后3年，左颈肩部疼痛难忍，以肩胛上角明显。

颈胸椎MRI T_2矢状面（2-64））：T_1椎体呈低信号，椎体稍楔形变，考虑肺癌骨转移。

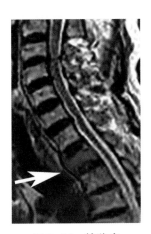

图2-64　转移瘤

病例2.5.3.2

男，70岁，双胸肋部疼痛3月余。在当地一家三甲医院进行了多部位的CT和MRI检查，如头、颈、腰（无胸部），均大致正常。以腰背筋膜炎和肌肉劳损予口服止痛药、针灸、推拿和理疗等对症治疗，疗效不佳，遂来就诊。患者无咳嗽、咳痰和咳血等肺部疾病表现。初步考虑老年性骨质疏松症。进一步问病查体，特别是患者疼痛的发作时间（夜间明显，活动后稍有减轻），查体：脊柱活动度基本正常，胸椎各棘突无明显压痛，$T_{6\sim11}$叩击痛强阳性。初诊考虑为脊柱胸段的恶性肿瘤。建议患者行胸椎MRI以明确诊断。

胸椎MRI T_1+T_2矢状面（图2-65）：多个胸椎的椎体已破坏（箭），考虑胸椎转移瘤。

分析：本例患者胸椎的破坏累及肋间神经，出现不典型的肋间神经痛症状，是导致误诊的原因之一。

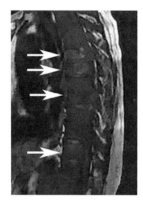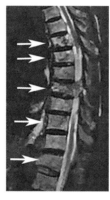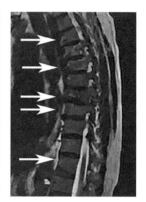

图2-65　转移瘤

病例2.5.3.3

女，73岁，腰背酸痛不适3月余。查体：$T_{5\sim7}$局部叩击痛明显。

胸椎MRI矢状面（图2-66）：$T_{6\sim7}$椎体骨质破坏变扁（箭），呈低信号，考虑骨转移瘤。

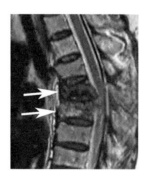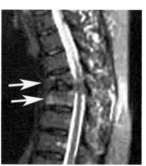

图2-66　转移瘤

病例2.5.3.4

女，48岁，腰背疼痛1月余，夜间痛明显。查体：T_{11}叩击痛强阳性。

腰椎MRI T_2矢状面（图2-67）：T_{11}椎体和L_4椎体后上方呈低信号（箭），T_{11}椎体破坏明显，椎间盘基本正常，考虑骨转移瘤。

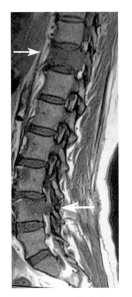

图2-67 转移瘤

第六节　软组织钙化

一、后纵韧带骨化症（OPLL）

见图2-68至图2-71。

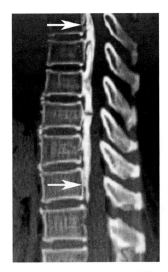

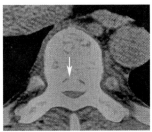

图2-68 胸椎CT矢状面+横断面

$T_{5\sim10}$椎体后缘连续的后纵韧带骨化（箭），压迫胸段脊髓，造成椎管狭窄，考虑连续型OPLL

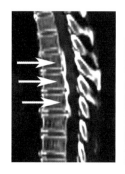
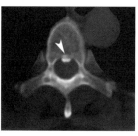
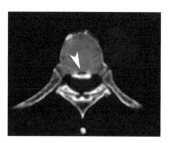

图2-69　胸椎CT矢状面＋横断面

胸椎各椎体骨质变尖，T_{6-8}椎体后纵韧带见连续钙化影（箭），横断面观察钙化影为方形（箭头），考虑块状型、连续型OPLL

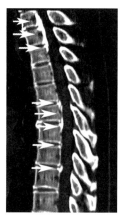
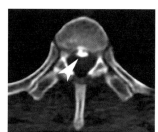
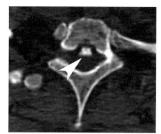

图2-70　胸椎CT矢状面＋横断面

T_{1-3}、T_{5-9}多个胸椎后纵韧带见钙化影（箭），横断面观察钙化影为方形（箭头），考虑块状型、混合型OPLL

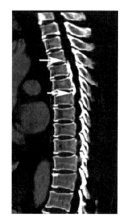
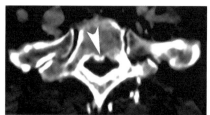
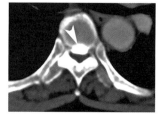

图2-71　胸椎CT矢状面＋横断面

胸椎各椎体骨质变尖，T_{4-7}椎体后纵韧带见连续钙化影（箭），横断面观察钙化影为方形（箭头），椎管前后径变窄，考虑块状型、连续型OPLL，局部椎管狭窄

[分析与讨论]

后纵韧带骨化症（ossification of cervical posterior longitudinal ligament，OPLL）是脊柱后纵韧带进行性异位骨化压迫脊髓和神经根而导致其功能受损的一种疾病，是日本及其他东亚国家颈胸段脊髓病和神经根病的常见原因之一，多发于颈椎，胸椎次之。自1960年Tsukimoto等首次报道OPLL以来，对其病因及发病机制的探索便层出不穷。胸椎后纵韧带骨化症（T-OPLL）的发病可能与基因、代谢、应力、环境等多方面因素有关，本病一经确诊应及时手术治疗以避免神经功能恢复困难甚至造成终身残疾。T-OPLL为胸段后纵韧带异位骨化累及后方脊髓进而出现相应压迫症状的疾病，多见于中上段胸椎，且常合并黄韧带骨化造成脊髓前后压迫，加之胸段椎管狭小、脊髓血供相对较差，一旦出现神经压迫症状，保守治疗多无效，需要借助手术方法进行彻底减压。详见第一章第六节"一、后纵韧带骨化症（OPLL）"。

该病起病隐匿，发病机制不明，且保守疗效差、手术风险大，长期以来一直是脊柱外科领域富有挑战性的临床难题之一。目前研究尚未细化至单纯针对T-OPLL的层面，因而相关报道相对少见。随着研究的不断深入，发现基因、代谢、应力、环境等多方面因素的影响均与OPLL的发病有关，但其具体发病机制尚不明确。近年来，随着基础研究及手术技术的不断发展与提高，T-OPLL在发病机制及手术治疗等方面获得了一定进展。

上胸椎OPLL最常见症状为下肢麻木、下肢无力及步态不稳，下胸椎及胸腰段OPLL多表现为脊髓圆锥综合征或马尾综合征。胸椎OPLL的手术治疗一直是脊柱外科的难点之一。随着手术技术及医疗器械的不断发展，出现了多种不同术式。各种不同的减压方式有其各自的优缺点，关于术式的选择目前尚无共识。手术方案的选择需要根据患者实际情况、术者手术经验等进行综合考虑。由于胸椎及胸脊髓本身的特殊性，手术易发生脊髓损伤，造成严重后果。这些都需要术者根据患者的实际情况、自身的手术经验和手术器械的条件来确定具体的手术方案。如何安全有效地实现胸脊髓彻底减压是脊柱外科医师研究的焦点。

参考文献

［1］陈文杰，王洪立，姜建.胸椎后纵韧带骨化症的研究进展［J］.中国骨与关节外科，2014，7（3）：254-257.

［2］龚宏达，陈仲强，孙垂国.胸椎后纵韧带骨化症的临床治疗研究进展［J］.脊柱外科杂志，2018，16（1）：53-56.

二、弥漫性特发性骨肥厚（DISH）

见图2-72至图2-77。

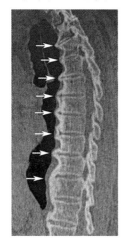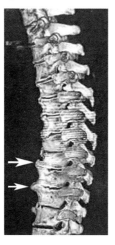

图2-72　脊柱CT矢状面+三维重建

所有胸椎段椎体前缘的前纵韧带发生连续性钙化
（箭），呈条状骨化影，考虑Ⅰ型DISH。建议行骨
盆X线正位片检查，以排除骶髂关节病变

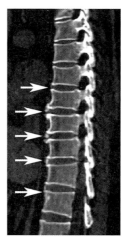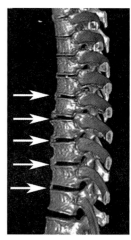

图2-73　胸部CT矢状面+横断面

$T_{8\sim12}$椎体前纵韧带间断钙化影（箭），考虑Ⅱ型
DISH

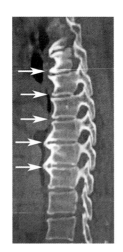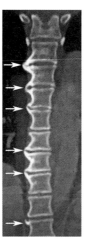

图2-74　胸部CT矢状面+冠状面

超过4个节段的胸椎前纵韧带和椎体边缘发生骨赘
（箭），考虑Ⅲ型DISH

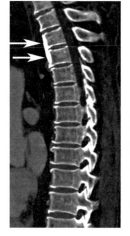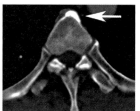

图2-75　胸部CT矢状面+横断面

胸椎椎体前缘骨质变尖，$T_{3\sim4}$胸椎前纵韧带钙化
（箭）

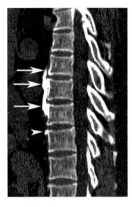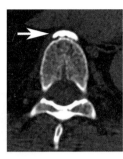

图2-76 胸部CT矢状面+横断面

胸椎椎体前缘骨质变尖，$T_{7\sim9}$前纵韧带连续钙化影（箭），$T_{9\sim10}$前纵韧带点状钙化影（箭头），考虑Ⅲ型DISH

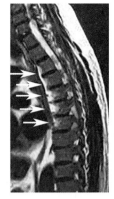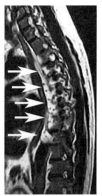

图2-77 胸椎MRI矢状面

连续5个胸椎前缘炎性改变（箭），考虑Ⅰ型DISH

〔分析与讨论〕

弥漫性特发性骨肥厚（diffuse idiopathic skeletal hyperostosis，DISH）是一种原因不明的特殊骨病，是以脊柱及脊柱外韧带广泛骨化为主要特征的骨关节退行性疾病，又称Forestier's病。DISH病变特点为韧带和肌腱附着点发生骨化，以脊椎明显，最常累及下胸椎（$T_{7\sim11}$最好发），其次为下颈段（$C_{4\sim7}$）、腰椎。详见第一章第六节"二、弥漫性特发性骨肥厚（DISH）"。

〔典型病例〕

病例2.6.2.1

男，57岁，腰背痛10余年，起床和翻身困难。

胸腰椎CT矢状面（图2-78）：所有的前纵韧带均发生钙化，考虑DISH。但要排除强直性脊柱炎，建议加拍骨盆X线正位片。

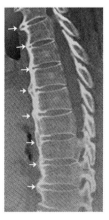

图2-78 DISH

三、黄韧带钙化与骨化（CLF，OLF）

见图2-79、图2-80。

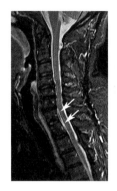 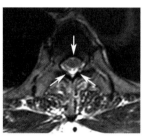

图2-79　胸椎MRI矢状面＋横断面

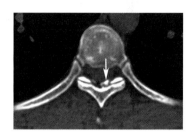

图2-80　胸椎CT横断面

$C_7\sim T_1$椎体后缘及黄韧带见条状低信号影（箭），椎管面积变小，硬膜囊受压，考虑$C_7\sim T_1$椎体水平后纵韧带及黄韧带钙化

T_9左侧黄韧带见点条状高密度影（箭），椎管面积变小，硬膜囊受压，考虑T_9椎体黄韧带钙化

〔分析与讨论〕

黄韧带钙化症（CLF）与黄韧带骨化症（OLF）已被公认为是独立疾病。两者临床表现相似，首诊症状多为上肢麻木及感觉异常，伴有颈部疼痛、活动受限，肌肉萎缩、四肢痉挛性瘫痪等。详见第一章第六节"三、黄韧带钙化与骨化（CLF，OLF）"。

〔典型病例〕

病例2.6.3.1

男，62岁，腰痛伴左臀及左下肢胀痛、左足背麻木3月余。查体：腰椎活动可，直腿抬高试验阴性，左足拇指背伸肌力减弱。腰椎CT提示$L_1\sim S_1$椎间盘膨出，神经根受压。

胸椎CT横断面（图2-81）：T_9双侧黄韧带处见点条状高密度影（箭），硬膜囊受压，考虑T_9椎体黄韧带钙化。

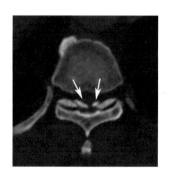

图2-81　黄韧带钙化

四、椎间盘钙化症

见图2-82、图2-83。

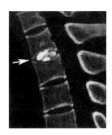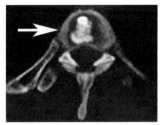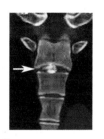

图2-82　胸椎CT横断面＋矢状面＋冠状面

椎间盘高密度影（箭），考虑椎间盘钙化

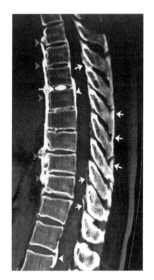

图2-83　胸腰椎CT矢状面

椎体前方连续4个节段以上的纵行钙化影（灰箭头），考虑弥漫性特发性骨肥厚（DISH）；椎体后缘节段
性的纵行钙化影（白箭头），考虑后纵韧带骨化症（OPLL）；黄韧带和棘上韧带多节段的钙化（短箭）；
胸椎间盘钙化（长箭）。建议进一步行骨盆X线正位片明确有无强直性脊柱炎

〔分析与讨论〕

脊柱椎间盘钙化症临床并不少见，多见于腰椎和胸椎，颈椎较少，好发于儿童，详见
第一章第二节"十四、儿童钙化性椎间盘病（CDC）"。本病大多可自愈，病程短，愈后不
留痕迹。病因尚不明确。早期可有局部疼痛、活动不适，症状不典型。影像学可见椎间隙
高度无明显改变，钙化阴影多在数周至数月内消失。治疗首要局部制动，避免剧烈活动，
口服消炎止痛药对症处理。

第七节　退行性改变

一、胸椎间盘突出

见图2-84、图2-85。

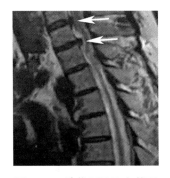

图2-84　胸椎MRI T₂矢状面

T₁₋₂及C₇~T₁椎间盘突出（箭），
压迫后方脊髓

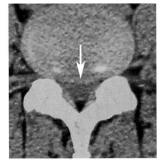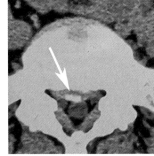

图2-85　胸椎CT横断面

突出的椎间盘钙化（箭），考虑中央型椎间盘突出，非手术治疗难度大

〔分析与讨论〕

参考第一章第七节"一、颈椎间盘突出（CDH）"。

许莫氏结节（Schmorl's node）临床常见，与椎间盘物疝入椎体有关。其影像学表现典型，易诊断。本病于1927年由Schmorl首先提出。其病理改变是突出的髓核经相邻上、下椎体软骨终板的薄弱区突入椎体松质骨内，形成压迹，即Schmorl结节，是一种特殊类型的椎间盘突出。典型的许莫氏结节常见于下胸椎和上腰椎，通常累及下终板，男性较女性多见。主要是由终板本身的异常，或椎体软骨下骨的异常引起的。本病可自发，或因轴位负荷压力所致，特别易在运动员或外伤病例中出现。但位于L₃或L₄椎体的病变提示病变与急性外伤无关。因外伤通常波及胸腰段。许莫氏结节的形成不一定意味着疼痛，只有少部分会出现症状。治疗一般不需要侵袭性的治疗手段，仅对症治疗即可。外科治疗尚未达成共识。

需要注意的是：①许莫氏结节患者可以做正骨手法；②许莫氏结节不会演变为脊椎炎；③许莫氏结节与AS无关联。

〔典型病例〕

病例3.7.3.1

男，31岁，公司职员。无明显外伤史，慢性腰背痛多年，严重影响工作和日常生活。

胸腰椎MRI T₂矢状面（图2-86）：T₅₋₆、T₈₋₉、T₁₁~L₁、L₂₋₃多个椎间盘向椎体突出（箭），

形成许莫氏结节。

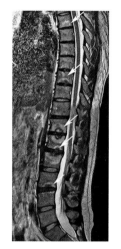

图2-86　胸椎间盘突出

二、退行性变

〔分析与讨论〕

脊柱退行性变（degenerative spinal disease）是椎间盘和椎小关节的关节软骨退行性改变，并累及椎体和椎旁韧带的一种病变。临床常见，好发于活动度较大的中下段颈椎和下段腰椎。参考第一章第七节"三、退行性变"和第三章第七节。

〔典型病例〕

病例2.7.2.1

女，84岁。

胸腰椎X线侧位片（图2-87）：胸腰椎严重的、广泛性骨质疏松和退变及部分椎体的楔形变，前方的腹主动脉钙化（箭）。

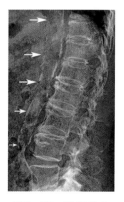

图2-87　退行性变

第三章 腰椎

第一节 正常表现

中医骨伤科涉及腰部的常见病种有变异和畸形（如脊柱侧弯、蝴蝶椎、脊髓栓系综合征、脊柱隐裂、移行椎、阻滞椎等）、骨折和脱位（如峡部裂、椎体骨折、横突骨折等）、炎症（如布鲁氏菌性脊柱炎、关节突关节炎、终板炎、结核等）、肿瘤（如囊肿、骨巨细胞瘤、脊膜瘤、神经鞘膜瘤、血管瘤、脂肪瘤、转移瘤等）、软组织钙化（如DISH、OPLL等）和各类退行性改变。其中，导致腰痛的常见原因主要如表3-1。

表3-1　腰痛病因分类

类别	病因
损伤性	腰椎间盘突出症，肌肉、韧带劳损，第三腰椎横突综合征，胸腰筋膜炎，盘源性腰痛，韧带病变，峡部裂与真性滑脱，臀上皮神经炎，关节突关节病变，终板炎
退行性	骨赘形成、椎管狭窄、骨质疏松症、假性滑脱
炎症与结核	腰椎结核、弥漫性特发性骨肥厚（DISH）
结缔组织病与代谢性疾病	强直性脊柱炎（AS）、类风湿关节炎（RA）、高尿酸血症与痛风性关节炎
肿瘤	肺癌、乳腺癌、直肠癌等转移瘤
变异与畸形	腰椎骶化、脊柱隐裂、脊髓栓系综合征
内脏病变	肾结石、肾盂肾炎

一、腰椎X线解剖与临床

（一）腰椎X线正位片（图3-1、图3-2）

腰椎X线正位片解剖与临床：顺列呈垂直线。

1.腰部　上界为第12肋，下界为髂骨的髂嵴，两侧为腋中线。

2.椎体　较大，呈四方形，两侧略凹。

3.关节突关节　上关节突朝内，下关节突朝外，关节间隙呈矢状位。

4.椎弓根　椎体侧缘，左右分别可见类圆形椎弓根影，椎弓根间距从L_1至L_5逐渐增宽。

5.棘突　两侧椎板之间中央为棘突根影，呈水滴状的致密影。

6.横突　L_3横突最长最大，受损机会多，L_4横突较小，略翘起呈尖刀状，L_5横突宽大，常有变异或双侧不对称。骨放射学家杨世垺教授总结：腰椎横突"三长四翘五宽"，即L_3横突最长，L_4横突上翘，L_5横突最宽。这在胸椎腰化合并L_5骶化时非常实用。横突骨折，大多是由旋转或过度侧弯导致；严重的高能创伤后，横突骨折易被忽略或认为问题不大，特别是出现肺部、腹部、血管及脑损伤时。在正位片上，腰骶关节错位（一种罕见损伤）常伴有多个横突骨折，称为"哨兵征"。

7.腰大肌 由腰大肌外脂肪层形成的斜行透亮线，从T_{12}至髂翼上缘，双侧对称。

注意：常有肠内容物的致密软组织影及肠内气体的透明阴影干扰。

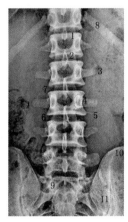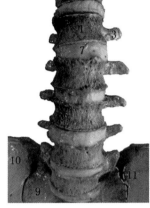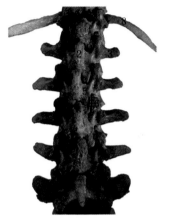

图3-1　腰椎正位片　　　　　　图3-2　腰椎骨骼标本

1.椎体　2.棘突　3.横突　4.椎弓根　5.椎弓板　6.关节突关节　7.椎间隙/椎间盘　8.第12肋
9.骶骨　10.髂骨　11.骶髂关节

（二）腰椎X线侧位片（图3-3、图3-4）

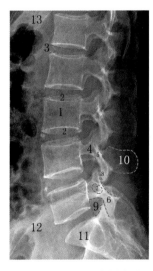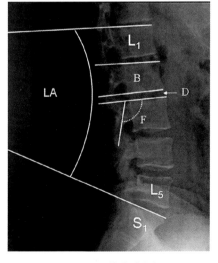

图3-3　成人腰椎侧位片　　　　图3-4　腰椎曲度测量

1.椎体　2.终板　3.椎间隙　4.椎弓根　5.椎弓峡部　6.椎弓板　7.横突　8.关节突关节　9.椎间孔
10.棘突　11.骶骨　12.髂骨　13.肋骨
LA：腰椎前凸Cobb角；B：椎体；D：椎间盘楔形；F：关节突关节角度

腰椎X线侧位片解剖与临床：整体轮廓为光滑连续的弧形，L_4最前凸，弧弦距为18~25mm。

1.椎体 前后高度一致；每个椎体的后缘都轻度凹陷，为滋养孔；每个椎体都是完整的，无阶梯状改变、中段或扭曲；椎间隙由上向下逐渐增宽，一般L_{4-5}间隙最宽，L_5~S_1稍窄，椎间隙前侧稍宽。椎体高度降低或楔形变是椎体压缩性骨折的征象。椎体发生楔形变时椎体后缘正常凹陷消失，说明中柱向后移位。

2.关节突关节 关节间隙的方向与投照方向垂直，故不能显示，但常变异，关节面方向由矢状位变为冠状位。

3.椎间孔 L_1、L_2椎间孔略呈卵圆形，L_{3-5}趋向多角形。

4.椎管 矢状径（前后径）是同一节段从椎体后缘至棘突根部的最短距离，不应小于13mm。

5.生理曲度 腰椎前凸，是脊柱腰段向腹部突出形成脊柱腰段的向前突出的弧线，它的形成与腰椎椎体和椎间盘楔形有关。椎体及椎间盘向背侧楔形改变可以增加腰椎前凸弧度；反之亦然。在测量腰椎前凸角时一个非常基本的问题是到底纳入多少个脊柱节段。最为常见的评估腰椎前凸角度的方案是纳入5个腰椎节段，使用Cobb法来测量角度：头端测量线在L_1椎体的上终板，尾端测量线在S_1的上终板。但其应用上有个缺点，理论上，两个不同方向的脊柱弧度可以出现相同的Cobb角度（图3-5）。测量方法和患者拍摄体位目前仍存在争议（图3-6）。依据现有的研究证据，腰椎前凸角度测量时的最佳体位是：患者站立位，双上肢上举，肩关节轻度屈曲30°。若患者无法站立，则推荐水平仰卧腰椎伸直位（髋、膝伸直位）。目前大部分学者均认为腰椎前凸和脊柱前移存在正相关性，但和脊柱退行性病变的关系尚不清楚。

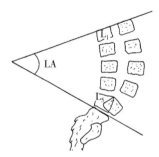

图3-5 腰椎曲度测量示意图

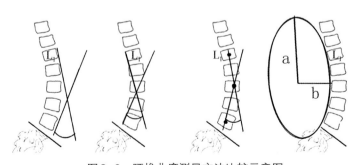

图3-6 腰椎曲度测量方法比较示意图

注意：70%~90%平片上的异常可在侧位片上观察到。

（三）腰椎X线斜位片（图3-7）

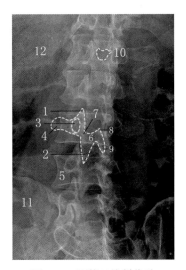

图3-7　腰椎X线斜位片

1.上关节突　2.下关节突　3.椎弓根　4.横突　5.椎体　6.椎弓板　7.椎弓峡部　8.对侧上关节突
9.对侧下关节突　10.椎间孔　11.髂骨　12.肋骨

　　腰椎X线斜位片（45°）解剖与临床：显示腰椎关节突关节、椎弓根及椎弓峡部较好，椎间孔通常不能清楚显示。"Scotty狗"征具有特征性，"狗"的各部分与腰椎结构对应：嘴和鼻——横突，眼睛——椎弓根，耳朵——上关节突，颈部——椎弓峡部，躯干——椎弓板，前腿——下关节突，后腿——对侧下关节突，尾巴——对侧上关节突。

（四）腰椎X线动力位片（图3-8）

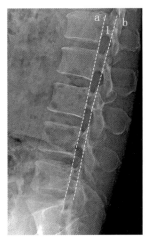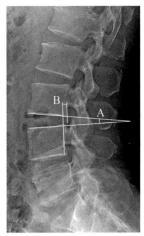

图3-8　腰椎X线动力位片

a线　b线　1.椎管

　　腰椎X线动力位片解剖与临床：腰椎X线动力位片解剖与临床：观察腰椎活动幅度

和顺列稳定性，椎体向前或向后滑动、椎间隙异常增宽或变窄，主要用于腰椎不稳症（lumbar instability，LI）患者，也可用于评价腰椎术后的功能恢复情况。

采用Dupuis法测量椎体滑移与成角：在腰椎X线动力位片上做两条直线，其位置分别在目标椎间隙的上位椎体下终板和下位椎体上终板，两条直线相交的角度即为不稳椎体的角度（图3-8A）；相对于下位椎体后缘，上位椎体后缘发生了水平位移，即为椎体的水平滑移（图3-8B）。椎间角度A＞15°（也有学者认为10°），椎体滑移B＞3mm可诊断为腰椎不稳症。

注意：拍摄时尽量让家属陪同，家属站立在患者正前方，扶患者双手，既可防止患者摔倒，也有利于动力位片的拍摄，使准确性更高。

二、腰椎CT解剖与临床

（一）腰椎CT平扫（图3-9至3-14）

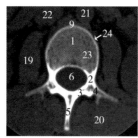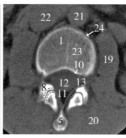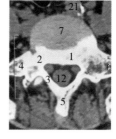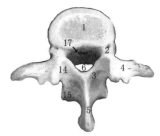

图3-9　腰椎CT横断面　　　　图3-10　腰椎CT横断面　图3-11　腰椎骨骼标本

腰椎CT平扫解剖与临床：

1.**椎体**　横断面上$L_{1\sim5}$形状依次由圆形逐渐地变成横椭圆形。椎体静脉由椎体中部前后缘进入松质骨内，称椎静脉管，呈"Y"形、"U"形及"树枝"状，管壁边缘自然、光滑。

2.**椎间盘**　腰椎间盘较颈胸椎间盘厚，且从上到下逐渐增厚，一般$L_{4\sim5}$椎间盘最厚，且椎间盘前缘均大于后缘；面积一般略大于椎体面积，但边缘不应超过2mm。

3.**关节突关节**　上部呈矢状位，下部呈冠状位。

4.**椎管**　不同节段的椎管形状各异，L_1、L_2呈卵圆形，L_3、L_4近似三角形，L_5多呈三叶形。矢状径正常值是15~25mm。椎管越大，越不易引起腰腿痛。

5.**侧隐窝**　在腰部较狭窄，L_5椎管呈三叶形，侧隐窝很明显。正常值3~5mm，小于3mm为侧隐窝狭窄。

6.**脊髓**　下端平L_1下缘，末端变细，呈圆锥状，称脊髓圆锥，再向下延伸为无神经组织的细丝，附于尾骨背面，称终丝。

7.**软组织**　呈阶段性位于椎弓之间，正常值2~4mm，几乎占满整个椎弓间隙；硬膜囊外周及侧隐窝内有脂肪组织，腰段较为丰富，厚度达3~5mm，可衬托出硬膜囊和脊髓。

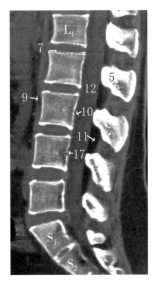

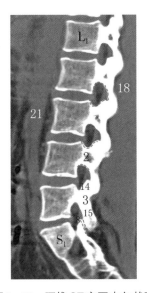

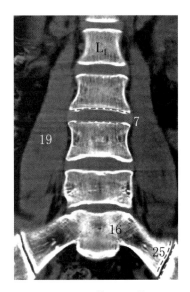

图3-12 腰椎CT正中矢状面 　图3-13 腰椎CT旁正中矢状面 　图3-14 腰椎CT冠状面
（椎间孔）

1.椎体　2.椎弓根　3.椎弓板　4.横突　5.棘突　6.椎管　7.椎间隙/椎间盘　8.关节突关节

9.前纵韧带　10.后纵韧带　11.黄韧带　12.脊髓　13.侧隐窝　14.上关节突　15.下关节突

16.骶骨　17.椎基底静脉　18.椎间孔　19.腰大肌　20.竖脊肌　21.腹主动脉　22.下腔静脉

23.骨松质　24.骨皮质　25.骶髂关节

（二）腰椎CT三维重建（图3-15、图3-16、图3-17）

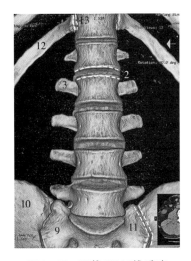

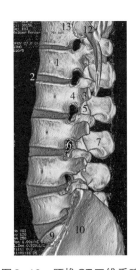

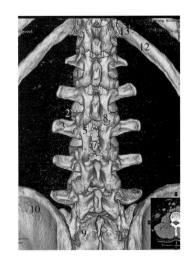

图3-15 腰椎CT三维重建 　图3-16 腰椎CT三维重建 　图3-17 腰椎CT三维重建
（侧面观） 　　　　　　　　（后面观） 　　　　　　　　（前面观）

1.椎体　2.椎间隙/椎间盘　3.横突　4.椎弓根　5.椎弓板　6.椎间孔　7.棘突　8.关节突关节　9.骶骨

10.髂骨　11.骶髂关节　12.肋骨　13.肋椎关节

腰椎CT三维重建解剖与临床：可清楚显示骨折的部位、类型、严重性、移位程度及相应的软组织情况，较X线平片有明显优势。

三、腰椎MRI解剖与临床

见图3-18至图3-22。

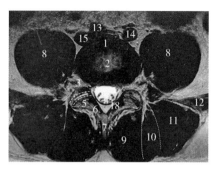

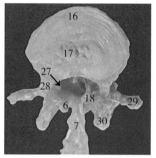

图3-18　腰椎MRI T₂横断面　　　　　图3-19　腰椎新鲜标本

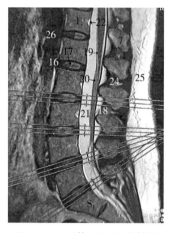

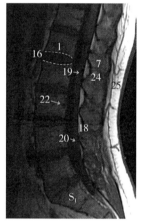

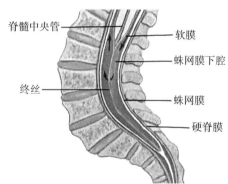

图3-20　腰椎MRI T₂矢状面　　图3-21　腰椎MRI T₁　　图3-22　腰椎MRI矢状面示意图
　　　　　　　　　　　　　　　　　　矢状面

1.椎体　2.终板　3.神经根与鞘　4.硬膜囊　5.关节突关节　6.椎弓板　7.棘突　8.腰大肌　9.多裂肌　10.最长肌　11.腰髂肋肌　12.腰方肌　13.右髂总动脉　14.左髂总动脉　15.髂总静脉　16.纤维环　17.髓核　18.黄韧带　19.脊髓圆锥　20.终丝　21.脑脊液　22.椎基底静脉　23.蛛网膜下腔　24.棘间韧带和腰棘间肌　25.皮下脂肪　26.腹主动脉　27.椎间孔　28.椎弓根　29.横突　30.上关节突

腰椎MRI解剖与临床：应全面细致阅片，包括脊柱序列，终板信号，椎间盘信号、高度和突出情况，椎管狭窄程度，各韧带厚薄和信号，肌肉纹理和脂肪化情况等。

1.椎体内信号较均一，骨髓腔呈中等偏高信号；骨皮质及前、后纵韧带均为低信号，难以区分；椎管内脂肪组织为高信号，黄韧带为中等信号，侧方的静脉丛和神经根为低信号。

2.脊髓位于椎管内，上端在平枕骨大孔处续于延髓，末端变细称为脊髓圆锥。成人于L₁下缘处延续为无神经组织的终丝（filum terminate），在S₂水平以下被硬脊膜包裹，止于尾骨背面。腰髓约平对 T_{10}~T_{12}，骶髓和尾髓约平对 L_1。腰骶尾的脊神经前后根丝在脊髓蛛网膜下隙内下行一段距离再出相应的椎间孔，这些脊神经根丝形成马尾（cauda equina）。

3.在椎体后壁和两椎弓根之间，有一明显骨质缺如区，为椎基静脉、动脉和神经等进出椎体的通道，称为椎基静脉孔（basiverte-bral veinforamen，BVF），或椎基底静脉孔。由于脂肪存在，T_1 为低信号，T_2 为高信号。研究显示，BVF 远大于机体其他部位的静脉孔，大口径的 BVF 使椎体后壁形成一骨皮质的缺损区域，且周围的骨密质也无明显增厚来加强椎体后壁，使椎体后壁硬度降低，也使椎体后壁局部应力承载缺失或降低，导致 BVF 周围骨质应力集中。胸椎椎体后缘 BVF 所在位置可在应力作用下形成骨折线，造成椎体后缘骨折块的形成。

4.出口根（exiting nerve root）、走形根（traversing nerve root）的概念主要应用于脊柱微创领域，为相对命名，主要参照椎间盘。如：在 L_{4-5} 椎间盘水平，出 L_{4-5} 椎间孔的是 L_4 神经根，而向下走行出 L_5~S_1 椎间孔的是 L_5 神经根。因此，在 L_{4-5} 椎间盘水平，L_4 神经根是出口根，L_5 神经根是走形根。

5.阅片细节注意：

（1）神经根冗余征：矢状面观察，蛛网膜下隙出现增长、增粗、迂曲的神经根，冗余的尾端往往提示椎管狭窄的责任节段。手术减压后冗余征往往会消失。

（2）神经根沉降征：横断面观察，正常情况马尾神经应该沉降在硬膜内背侧，即为沉降征阴性。若马尾神经在硬膜内均匀悬浮或分散，大量超过水平中线，即为阳性，提示椎管狭窄。

（3）硬膜外脂肪增多症（硬膜外脂肪瘤病）：矢状面和横断面观察，椎管内硬膜外脂肪过度积聚，压迫马尾神经或神经根。

（4）关节突关节积液：矢状面和横断面观察，关节突关节的关节间隙增大，关节内 T_2 像高信号，为关节积液，提示腰椎不稳。

（5）关节突关节囊肿：矢状面和横断面观察，关节突关节囊肿因囊内滑液多少和囊壁厚薄在 MRI 表现上略有差异，常提示腰椎不稳，同时囊肿可突入椎管内，压迫硬膜和（或）神经根而引起症状。

（6）游离髓核：游离髓核 MRI 上表现与正常髓核信号相同，增强 MRI 可见中央髓核不强化，周围包裹的肉芽组织强化，表现为环形强化。注意与肿瘤相鉴别。

（7）椎间孔和极外侧椎间盘突出：椎管内椎间盘突出不易漏诊（中央型和旁中央型），但椎间孔和极外侧椎间盘突出易漏诊，尤其是椎管内硬膜形态良好，无明显受压迹象时。注意 MRI 矢状面椎间孔处是否受压。

（8）脂肪浸润：研究提示，腰椎肌肉的退变、萎缩、不对称和脂肪浸润等改变与腰痛密切相关，被认为是腰椎功能障碍量化的表现。其中，脂肪浸润可分为3度（Ⅰ度：肌内不显示脂肪信号或单个线状、点状脂肪信号；Ⅱ度：肌内显示多发灶性脂肪信号；Ⅲ度：肌内显示网格状或羽毛状脂肪信号）。急性非特异性腰痛患者的腰椎肌肉脂肪浸润较健康人严重。

附：腰椎解剖特征（表3-1）

表3-1　腰椎解剖特征

腰椎分部	特征
椎体	块状，从上看呈肾形
椎孔	三角形，比胸椎大，比颈椎小
横突	长而细，副突在每个横突基底部后面
关节突关节	上关节面朝向后内侧/内侧，下关节面朝向前外侧/外侧，乳突在每个上关节突后面
棘突	短而壮，厚而宽，呈矩形

第二节　变异和畸形

一、脊柱侧弯

见图3-23。

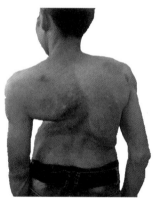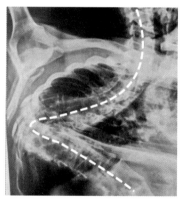

图3-23　脊柱外观及正位片

严重的脊柱侧弯容易影响心肺功能

［分析与讨论］

　　脊柱侧弯（scoliosis）是指在冠状位脊柱的侧方弯曲。下面介绍三种先天性原因（蝴蝶椎、半椎体、阻滞椎）导致的脊柱侧弯和青少年特发性脊柱侧弯。详见第二章第二节"一、脊柱侧弯""二、蝴蝶椎"与"三、半椎体（HV）"。

　　1968年Winter等根据X线正侧位片将先天性脊柱侧弯分为三种类型：①椎体形成障碍（如半椎体、楔形椎、蝴蝶椎）；②椎体分节障碍（单/双侧分节障碍，如骨桥、阻滞椎）；③混合型。

［典型病例］

（一）蝴蝶椎—脊柱侧弯（图3-24至图3-27）

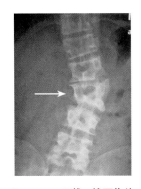

图3-24　腰椎X线正位片

L₃蝴蝶椎（箭），椎体向左侧弯曲

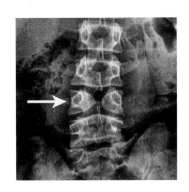

图3-25　腰椎X线正位片

L₄蝴蝶椎（箭），椎体向右侧弯曲

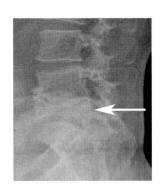

图3-26　腰椎X线侧位片

L₅蝴蝶椎（箭）

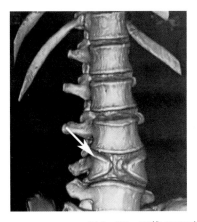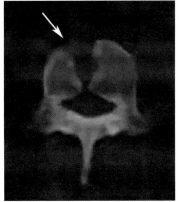

图3-27　腰椎CT三维重建+横断面平扫

L₄蝴蝶椎（箭）

病例3.2.1.1

男，11岁，因"双足痛1年"就诊。查体：双足跟压痛，直腿抬高试验明显受限，4字试验可疑阳性。

腰椎X线正位片（图3-28）：L₄椎体为先天性蝴蝶椎畸形（箭）。

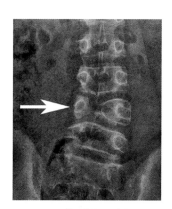

图3-28　蝴蝶椎—脊柱侧弯

（二）半椎体—脊柱侧弯（图3-29、图3-30）

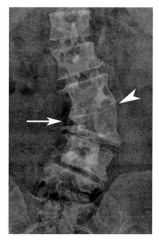

图3-29　腰椎X线正位片

第4腰椎为半椎体（箭），考虑Ⅱ型（单纯
楔形半椎体），导致脊柱向左侧弯；骶椎腰
化、L_{3-4}阻滞椎（箭头）

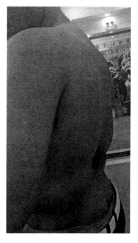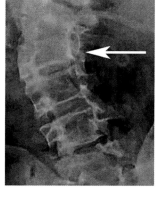

图3-30　腰椎外观及X线正位片

L_2半椎体畸形（箭），脊柱向右侧弯，考虑Ⅰ型（单纯
剩余半椎体）

病例3.2.1.2

女，4岁，身高较同年龄段儿童偏矮。

脊柱X线正位片+斜位片（图3-31）：L_{1-2}半椎体（箭），导致脊柱 向左侧弯，考虑Ⅳ
型（多发性半椎体合并一侧融合）。

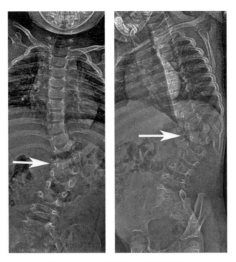

图3-31 半椎体—脊柱侧弯

病例3.2.1.3

男，22岁，因"自觉后背右侧隆起"就诊（图3-32）。

脊柱X线正位片（图3-33）：L₁半椎体（箭），考虑Ⅰ型（单纯剩余半椎体）。

分析：考虑椎体先天发育性畸形导致脊柱侧弯。对此矫正有难度，目前尚不是十分严重，建议简单对症处理。

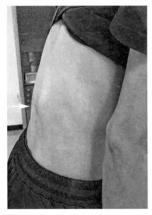

图3-32 半椎体—脊柱侧弯

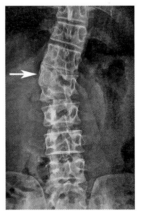

图3-33 半椎体—脊柱侧弯

（三）阻滞椎–脊柱侧弯（图3-34）

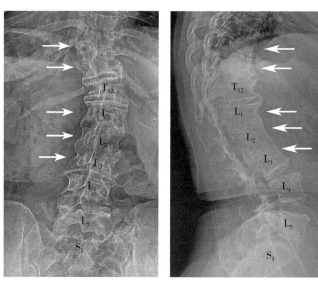

图3-34　腰椎X线正侧位片

$T_{10~11}$、$L_{1~3}$椎体融合（箭），形成阻滞椎，导致脊柱胸腰段向左侧凸

（四）青少年特发性脊柱侧弯

病例3.2.1.4

女，15岁，诊断为青少年特发性脊柱侧弯。

脊柱三维重建后面观（图3-35）：腰椎向右侧弯曲，未见明显半椎体、蝴蝶椎等畸形；$S_{2~5}$骶椎隐裂（箭）。

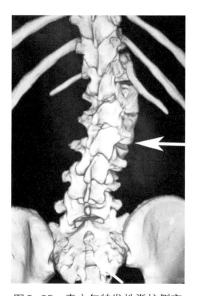

图3-35　青少年特发性脊柱侧弯

二、脊髓栓系综合征（TCS）

见图3-36、图3-37、图3-38。

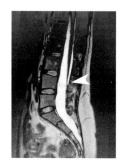 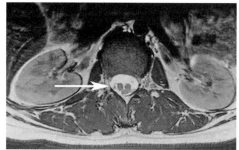

图3-36　腰椎MRI矢状面＋横断面

脊髓圆锥位置过低，达L₄椎体水平（箭头），且脊髓分为两部分畸形（箭），属于严重畸形。考虑脊髓栓系综合征与脊髓纵裂

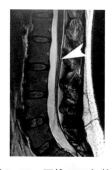

图3-37　腰椎MRI矢状面

脊髓圆锥的位置偏低（箭头），需排除脊髓栓系综合征，建议结合横断面观察

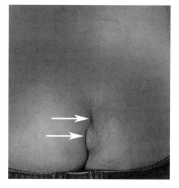

图3-38　皮肤异常改变

患者臀部后正中线的皮肤上有皮赘和小窦道（箭），可能有骶管和骶神经，甚至是脊椎圆锥的发育畸形，即脊髓栓系综合征。建议对有此类皮肤改变的患者行腰骶部MRI检查

〔分析与讨论〕

（一）概述

脊髓栓系综合征（tethered cord syndrome，TCS）系指脊髓受到各种因素（先天和后天）的纵向牵拉而导致的神经功能受损及畸形的症候群。包括脊髓低位（低于L₂椎体下缘）、终丝增粗（＞2mm）和终丝、马尾粘连。如：膨出脊膜、病变终丝、脊髓纵裂纤维束或骨嵴的固定牵拉，脂肪瘤、皮样囊肿等粘连压迫而缺血缺氧。研究表明，脊髓末端主要位于T₁₂~L₁椎间盘水平，男女有明显差别，但与身高、年龄无关。该病儿童多见，也可到成人

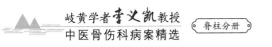
才发病或加重而就诊。

（二）发病机制

TCS属于神经管畸形，为胚胎14d后位于胚板背侧外胚层的神经板发育障碍所致。目前病因尚不清，最早可追溯至椎管发育早期。胚胎早期脊髓末端附着于椎管的最下端，脊髓与椎管等长，随着胎儿的发育，椎管的发育快于脊髓的增长，于是脊髓末端相对升高，至成人时，圆锥上升至L_1水平，圆锥向下延续为终丝，附着在骶尾骨上，由于牵拉，脊髓末端未能上移；而终丝变粗，也可构成本病。

如果已经出现了神经损害，那就很有可能会逐渐加重。由于成人的脊柱已经不再生长，所以儿童出现加重的危险性要大于成人。但是有脊髓栓系综合征的成年人也可能出现加重情况，这是平常活动中对栓系脊髓反复累积牵拉造成的，如脊柱的突然屈曲动作可能会引起脊髓栓系综合征的发作。长期处于栓系状态的脊髓如果突然受到牵拉可能会出现不可逆的损害。

（三）临床表现

1.难以描述的疼痛或不适，常因久坐、身体过度屈曲引起，可有放射痛但无皮肤节段分布特点。

2.渐进性肌无力，肌张力增高，痉挛。

3.下肢大范围不均匀分布的运动、感觉功能受累，但没有节段性特点。

4.超过95%的患者腱反射减弱。

5.膀胱或直肠功能紊乱，可在数周内消失，渐进性二便失禁。

6.若脊髓纤细伸展，更易出现广泛的运动与感觉减退。

7.腰骶部皮肤异常改变，包括皮肤斑点或痣、皮赘、窦道、皮下脂肪瘤、多毛等。

（四）影像学

正常脊髓MRI表现：矢状面和冠状面脊髓位于椎管中心，呈中等信号的带状影，周围有蛛网膜下腔环绕。在矢状面可充分连续地显示脊髓的全长，脊髓在枕骨大孔与延髓连接，在L_{1-2}水平形成圆锥，并向下延续为终丝，沿硬脊膜囊后缘下行，达$L_5 \sim S_1$水平，并漂浮于脑脊液中。MRI对圆锥定位，终丝形态、粗细和固定位置，脊髓、脊柱畸形及软组织信号等的显示，具有不可替代的优势。

（五）治疗

目前认为保守治疗仅限于对症治疗，如理疗、肌松剂和止痛药等。手术（脊髓栓系松解术）是治疗脊髓栓系综合征唯一的有效办法，松解术实行越早脊髓损伤越轻、症状缓解越彻底，晚期形成不可逆脊髓损伤后手术效果差，故提倡早期发现、早期诊断、早期手术治疗。传统多用分离、切除、清除和离断等方式，随着学科发展，现逐渐开展显微镜下手术，配合应用神经电刺激仪、激光刀、超声吸引器、双极电凝等精密仪器，具体手术方式应根据临床症状和影像学检查制定个体化方案。具体而言如表3-2。

表3-2 TCS分型、病理特点与手术治疗

	分型	病理特点	手术方式
原发型	脊髓脊膜膨出型	脊髓发育异常	先行脊髓栓系松解（切除无功能的纤维束），再行脊膜膨出修补
	脂肪瘤型	脂肪瘤与脊髓末端分界不清，限制脊髓上升，压迫脊髓	难以分离，手术疗效差；显微神经外科、超声乳化技术
	脊髓纵裂型	分为纤维性和骨性，纤维束和骨嵴限制脊髓上升导致脊髓低位，绝大多数终丝增粗	先探查切断终丝，再切除纤维束或骨嵴
	肿瘤型	皮样和骶管囊肿，与终丝关系密切	/
	脊髓末端位置正常型	终丝病变所致，包括增粗（直径≥2mm）、失去弹性或脂肪变	微侵袭外科技术、内镜技术
	混合型	以上几种类型同时存在	/
继发型	脊膜膨出修补术后	只进行脊膜膨出修补，未松解脊髓栓系；脊髓膨出较多，难以完全修补	内镜技术
	炎性反应、外伤等	蛛网膜炎等	/

参考文献

[1] 刘福云.脊髓栓系综合征的诊断与治疗 [J].实用儿科临床杂志，2008，23（11）：812-814.

[2] 刘金瑜，张云鹤，杜晓艳，等.脂肪瘤型脊髓栓系综合征的诊断和治疗 [J].中国实用神经疾病杂志，2016，19（22）：18-19.

[3] 张林，殷玉华.脊髓栓系综合征治疗的研究进展 [J].中国临床神经外科杂志，2016，21（5）：310-312.

［典型病例］

病例4.2.2.1

男，30岁，长期腰骶部疼痛，无放射痛。查体：除腰椎前凸曲度增大外，余基本正常。疼痛无具体神经分布范围。

腰椎MRI横断面+矢状面（图3-39）：脊髓水平偏低（箭），水平位上在L_{3-4}仍可看到增粗的终丝，考虑脊髓栓系综合征。

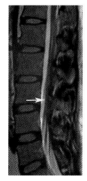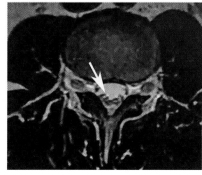

图3-39 脊髓栓系综合征

三、脊柱裂

见图3-40至图3-44。

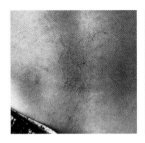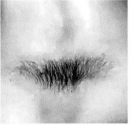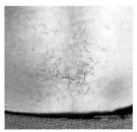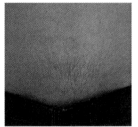

图3-40　皮肤异常改变

腰骶部的皮肤见明显体毛

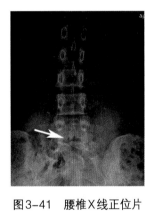

图3-41　腰椎X线正位片

L_5椎板未愈合（箭），考虑脊柱隐裂

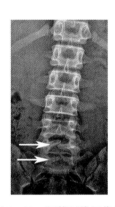

图3-42　腰椎X线正位片

L_5和S_1椎弓板未愈合（箭），考虑脊柱隐裂

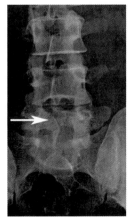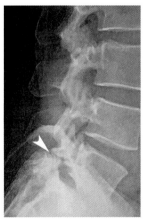

图3-43　腰椎X线正侧位片

L_5双侧椎弓板均未愈合形成棘突（箭头），考虑脊柱隐裂；L_5峡部裂

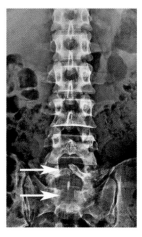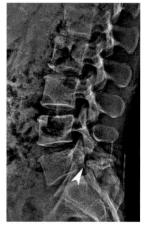

图3-44　腰椎X线正侧位

L~5~、S~1~双侧椎弓板均未愈合形成棘突（箭头），考虑脊柱隐裂；L~5~峡部裂

〔分析与讨论〕

（一）概述

脊柱裂（spinal bifida）又称先天性椎管闭合不全、脊柱神经管闭合不全（spinal dysrhaphism）、椎弓裂或椎板裂，是胎儿在胚胎发育过程中，椎管闭合不全而引起的一种常见的先天性解剖学变异和畸形。可发生在脊柱的背侧或腹侧，但绝大多数发生于背侧的中线上。脊柱裂可以从较小的变异或畸形（如棘突缺如、椎弓板闭合不全等）到严重的畸形（如脊膜膨出等）。

（二）发病机制

造成脊柱裂畸形的病因尚不明确，有研究认为脊柱裂与孕妇妊娠早期胚胎受到化学性或物理性的损伤刺激有关。孕妇的保健，如摄入足量叶酸等对预防胎儿脊柱裂畸形非常重要。胎儿在胚胎第3个月时，由两侧的中胚叶形成脊柱成分，并呈环形包绕神经管而构成椎管。此时若神经管不闭合，椎弓根也无法闭合而保持开放状态，使得本应闭合的椎管形成开放的椎管，即脊柱裂。最常发生在腰骶部，其次是胸椎和颈椎。

（三）分类

脊柱裂可分为开放性脊柱神经管闭合不全（OSD）和闭合性脊柱神经管闭合不全（CSD），即显性和隐性；前者以有无神经基板外露、脊髓外翻、脑脊液漏为区别，后者以有无脊膜或神经组织通过脊柱裂膨出至椎管外、形成囊性包块为区别，因而显性脊柱裂又称为囊性脊柱裂（图3-45）。

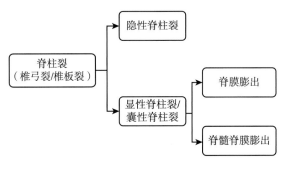

图3-45　脊柱裂分类

（四）影像诊断

X线和CT可清楚地显示腰椎隐裂。MRI对脊膜膨出和脊髓栓系是重要的诊断手段，不仅可以判断肿块性质，还能鉴别肿块是否与椎管腔相通，是否伴有脊髓疝出，对手术方案的制定有重要的指导作用。临床上椎旁囊性肿块并不少见，如胸腹段纵隔的淋巴管瘤、滑膜囊肿等，应注意鉴别，以免将膨出脊膜当成脊柱旁肿块切除，造成术后脑脊液漏、中枢感染、神经损伤等严重并发症。MRI是主要的鉴别方法。然而，有时单纯脊膜膨出通向椎管腔的蒂部往往很细小，需要仔细读片，甚至做蒂部的薄层扫描，才能确诊。

（五）临床表现与治疗

大多数隐性脊柱裂无明显的临床症状；少数有局部皮肤异常或神经压迫症状，如局部稀疏的短毛或浓厚丛生的长毛、血管瘤、脂肪瘤、皮肤小凹陷或皮肤瘘管，病变节段水平面以下肢体感觉和运动功能障碍。无症状或仅有局部皮肤异常者无需治疗；神经损害轻微者，可应用针灸、理疗、营养神经药和血管扩张药；神经损伤较重者，可行手术治疗，如椎板切除、瘢痕切除、神经松解等。此外，当隐性脊柱裂伴有脊髓栓系综合征（TCS），只要患儿一般状况可耐受麻醉与手术，应尽早行手术治疗。

囊性脊柱裂者出生后即有后颈部中线囊性肿物，随年龄逐渐增大，基底部可触及骨缺损，苦笑或用力时肿物增大；常伴有肢体感觉、运动或括约肌功能障碍；少数可合并脑积水、唇裂、腭裂等畸形。对于膨出囊稳定、无增大可能的显性脊柱裂手术时机同前者，对于膨出囊薄壁、可能在短期内增大者，应尽快手术。对开放性脊柱裂，国际上的共识认为应在出生后24h内施行手术。

需要注意的是：①严格来看，"脊柱裂"是指椎弓的融合缺陷，实际上，脊柱裂与脊柱神经管闭合不全通用；②一般脊柱裂多见于骶椎和腰椎，颈椎并不多见，这点临床需要注意，特别是开展侵入性治疗时；③一般选择X线正位片和CT进行骨性结构观察，MRI观察软组织情况；④一般正常人腰骶部皮肤无明显体毛，临床上见此处有体毛者需要注意其是否有腰椎、骶椎、神经根，乃至脊髓的解剖学变异或畸形，如腰骶椎隐裂、脊髓栓系综合征、硬脊膜膨出和脊柱裂等，大多属于先天性畸形；⑤新生儿椎骨有3个骨化中心，一个位于椎体，另两个位于两侧椎弓，出生后第1年，椎弓骨化中心继续发育，直至两侧椎弓完全融合，由腰椎开始，4年后达颈椎，在椎弓骨性闭合完成前，多个未闭合的椎弓可形成脊柱裂样征象，此时不应视为畸形变异。

参考文献

[1] 修波. 脊柱裂研究进展 [J]. 中华神经外科疾病研究杂志，2017，16（2）：97-100.

〔典型病例〕

病例3.2.3.1

男，28岁，腰骶酸痛2年余，劳累后加重。

腰椎X线正位片（图3-46）：L$_5$、S$_1$双侧椎弓板均未愈合形成棘突（箭），考虑脊柱隐裂；双侧第12肋骨变异短小（箭头）。

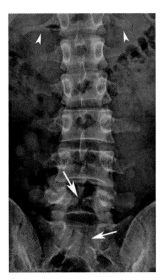

图3-46　脊柱裂

病例3.2.3.2

女，64岁，腰痛多年，既往无手术病史。

腰椎X线正位片（图3-47）：L$_1$~S$_1$多个椎弓板发育不良未愈合（箭），形成多个椎弓板明显隐裂，其中以L$_{3~5}$椎弓板最为明显。

腰椎X线侧位片（图3-48）：腰椎曲度正常，椎间隙尚可，无骨质破坏，未见明显异常。

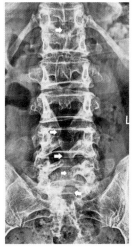 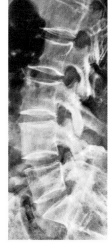

图3-47　脊柱裂　　　图3-48　脊柱裂

四、腰骶移行椎（LSTV）

见图3-49至3-57。

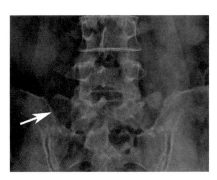 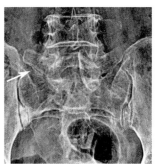

图3-49　腰椎X线正位片

末节腰椎一侧横突肥大（箭），考虑ⅠA型腰骶移行椎

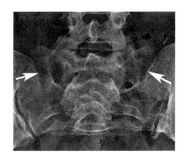

图3-50　腰椎X线正位片

末节腰椎双侧横突肥大（箭），ⅠB型腰骶移行椎

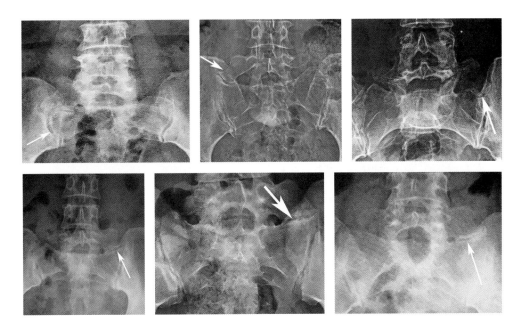

图3-51　腰椎X线正位片

末节腰椎一侧横突肥大（箭），同侧骶骨相接形成关节样结构，考虑ⅡA型腰骶移行椎

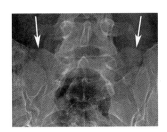

图3-52　腰椎X线正位片

末节腰椎双侧横突肥大（箭），与骶骨相接形成关节样结构，考虑ⅡB型腰骶移行椎

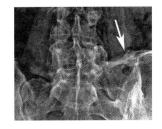

图3-53　腰椎X线正位片

末节腰椎一侧横突肥大（箭），与同侧骶骨骨性融合，考虑ⅢA型腰骶移行椎

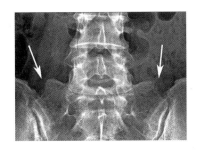

图3-54　腰椎X线正位片

末节腰椎双侧横突肥大（箭），与骶骨骨性融合，考虑ⅢB型腰骶移行椎

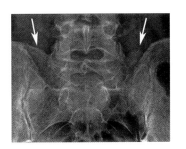

图3-55　腰椎X线正位片

末节腰椎双侧横突肥大（箭），左侧与骶骨骨性融合，右侧与骶骨相接形成关节样结构，考虑混合型腰骶移行椎

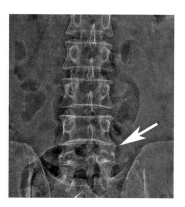

图3-56　腰椎X线正位片

末节腰椎双侧横突正常，与上节腰椎椎间融合（箭），考虑特殊型腰骶移行椎

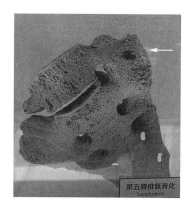

图3-57　第五腰椎骶骨化标本

末节腰椎左侧横突肥大（箭），与同侧骶骨骨性融合，考虑ⅢA型腰骶移行椎

［分析与讨论］

（一）概述

脊柱有5个移行带，即枕颈带、颈胸带、胸腰带、腰骶带和骶尾带。在移行带中由脊柱分节不良导致的脊椎变异称为移行椎。整个脊椎总数不变，移行椎分为颅侧移行和尾侧移行。据统计，人体脊椎正常者仅占40%，颅侧移行占26%，尾侧移行占34%。

腰骶移行椎（lumbosacral transitional vertebrae，LSTV）是一种常见的发育畸形，系指最末节腰椎横突的形态异常。根据移行方向可分为腰椎骶化和骶椎腰化两类。1917年，Bertolotti首次在腰痛患者中发现腰骶移行椎。若区分二者，须拍摄脊柱全长侧位片，由头侧向尾侧对腰椎计数，若为4个腰椎，则系腰椎骶化，若为6个腰椎，则系骶椎腰化。此外，腰椎MRI可显示脊椎双侧第12肋骨头，由此可判断腰骶移行椎类型。需要注意的是，当患者有胸腰移行椎或肋骨变异（腰肋变异）时，此方法不再准确，应考虑全脊柱成像。总体来看，腰椎骶化较常见，骶椎腰化相对较少。但在临床中区分二者并非必要，故多将二者统称为腰骶移行椎。

（二）影像学

Castellvis分类是在影像学基础上根据横突的形态学异常及其与骶骨形成假关节或融合的情况，将腰骶移行椎分为四型，如表3-3。研究显示，Ⅱ型最多，Ⅲ型和Ⅰ型次之，Ⅳ型最少。目前Castellvis分类最常用，较简单实用，但没有将腰骶移行椎的椎间盘形态特点纳入考虑。杜心如等研究发现，腰骶移行椎可能伴有或不伴有椎间盘异常（椎间盘融合），且其在不同类型移行椎中有差异。Ⅰ型椎间盘多正常，Ⅱ型接近正常，Ⅲ型和Ⅳ型椎间盘基本有不同程度的发育不良。因此除了X线外，可进一步根据CT或MRI进行分类，指导临床治疗，故将伴有椎间盘异常者归为特殊型。

表3-3　腰骶移行椎改良Castellvis分类法

分型	表现
Ⅰ型（横突发育异常）	横突肥大呈三角形，宽度超过19mm；单侧为ⅠA，双侧为ⅠB
Ⅱ型（不完全腰/骶化）	横突肥大，形状类似骶骨翼，与骶骨相接形成关节样结构；单侧为ⅡA，双侧为ⅡB
Ⅲ型（完全腰/骶化）	横突与骶骨发生骨性融合；单侧融合为ⅢA，双侧融合为ⅢB
Ⅳ型（混合型）	双侧横突肥大，一侧与骶骨相接形成关节样结构（Ⅱ型），另一侧与骶骨骨性融合（Ⅲ型）
特殊型（椎间融合）	椎间盘融合

一般认为，腰骶移行椎不直接引起疼痛，但可能会导致腰椎生物力学结构发生改变，进而导致腰背痛。其中，Ⅰ型中L_{4-5}和$L_5\sim S_1$椎间盘突出发生率与正常腰椎无差异；Ⅱ型不易发生$L_5\sim S_1$椎间盘突出；Ⅲ、Ⅳ及特殊型发生L_{4-5}及以上椎间盘突出，$L_5\sim S_1$均无突出；腰骶移行椎易发生L_4峡部裂及L_{4-5}滑脱。

（三）治疗

一般采用保守治疗，佩戴支具、理疗、腰骶部训练、中医传统疗法等。当保守治疗无效时，可考虑融合或切除移行椎横突。

参考文献

［1］杜心如，赵玲秀，顾少光．222例腰骶移行椎影像学形态特点及其临床意义［J］．解剖与临床，2010，15（2）：80-83.

［2］王军，潘阿善，王晨光，等．第12肋骨头的MRI表现及对腰骶部移行椎的诊断价值［J］．中医正骨，2011，23（12）：22-23，26.

［3］刘春生，杜心如，赵玲秀，等．腰骶移行椎类型与腰椎间盘突出、椎管狭窄及滑脱节段关系的临床研究［J］．中国骨肿瘤骨病，2009，8（1）：6-10.

［**典型病例**］

病例3.2.4.1

女，56岁，腰骶部疼痛数年，劳累后加重。

腰椎X线正位片（图3-58）：末节腰椎一侧横突肥大（箭），考虑ⅠA型腰骶移行椎。

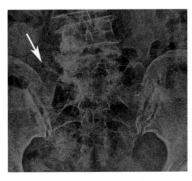

图3-58　腰骶移行椎

病例3.2.4.2

男，29岁，腰痛数年。

腰椎X线正位片（图3-59）：S_1右侧假关节形成（箭），考虑骶椎腰化。

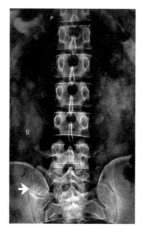

图3-59　腰骶移行椎

五、横突间假关节

见图3-60。

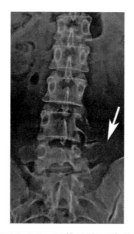

图3-60　腰椎X线正位片

L_4、L_5左侧横突均增宽（箭），两者间形成水平状假关节，"关节面"光滑，"关节间隙"较一致，骨质无硬化，未见腰骶移行椎、峡部裂及隐性脊柱裂等病变

［分析与讨论］

腰椎横突间假关节考虑为先天发育畸形。临床仅有少量病例报道，文献支持其疼痛机制与腰骶移行椎类似，可参照腰骶移行椎治疗方法。

参考文献

［1］侯黎升，崔洪鹏，阮狄克，等.腰椎横突间假关节形成一例报告［J］.中华骨科杂志，2009，29（7）：638.

六、腰肋

见图3-61至图3-64。

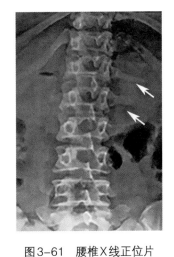

图3-61　腰椎X线正位片

L$_{1\sim2}$左侧横突过长（箭），形成类似肋骨的结构，考虑腰肋；棘突均向左侧偏歪，考虑椎体向右侧旋转所致

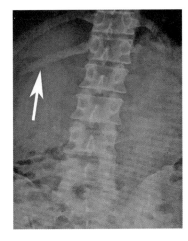

图3-62　腰椎X线正位片

L$_1$右侧横突过长（箭），考虑腰肋

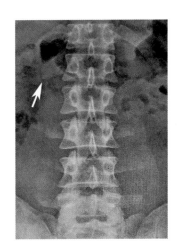

图3-63　腰椎X线正位片：

L$_1$右侧横突过长（箭），考虑腰肋

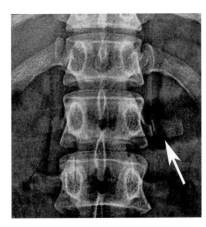

图3-64　腰椎X线正位片

L$_1$左侧横突过长，且形成假关节（箭），考虑腰肋

［分析与讨论］

肋骨畸形（rib deformity）较常见，如表3-4。腰肋是其中一种较罕见的先天发育畸形。参考第一章第二节"七、颈肋"。

表3-4 肋骨畸形分类

分类	描述
颈肋	C_7横突可见1根或1对长短、形态不同的肋骨，多无临床症状
第1肋畸形	完全不发育、两侧不对称、短小、肋骨端分叉
肋骨分叉/叉状肋	最常见，一个或多个肋骨的胸骨端呈叉状，勿以为肺内病变
肋骨联合	多见于右侧第5~6后肋（脊柱旁），多以骨桥相连，肋间隙变窄
腰肋	肋骨常发育不全、短小，与L_1横突形成关节
肋骨发育不全	较少见，肋骨一部分或多数发育不全，甚至缺如，多见于第11和第12肋

腰肋畸形一般不影响人体功能，无重要意义。如有胸部外伤史，应与横突骨折相鉴别，且对肋骨骨折的定位诊断和剖胸切口的体表定位有一定影响。可通过胸部骨骼三维重建确诊。

参考文献

［1］梁书增，程辉.先天性腰肋畸形在胸部创伤中的意义：附2例报告［J］.创伤外科杂志，2014，16（3）：243.

［2］王博，李俊海，韦庄怡，等.腰肋畸形1例［J］.安徽医学，2017，38（12）：1628.

［3］宋久宏，刘福学，纪世宽.罕见腰肋畸形1例［J］.中国冶金工业医学杂志，2004，21（5）：20.

［典型病例］

病例3.2.6.1

女，40余岁，腰痛伴右下肢麻痛半年，加重半月。

腰椎X线正位片（图3-65）：L_1双侧横突过长（箭），考虑腰肋形成。

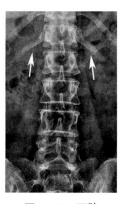

图3-65　腰肋

七、阻滞椎（BV）

见图3-66、图3-67、图3-68。

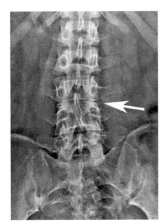 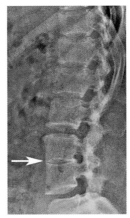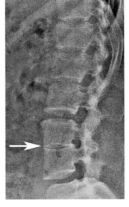

图3-66　腰椎X线正侧位片

L$_3$、L$_4$椎体、椎弓板和棘突融合（箭），椎间隙中间残留椎间盘，椎间孔变窄变圆，考虑L$_{3-4}$阻滞椎

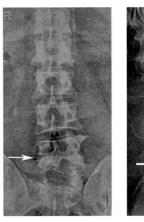 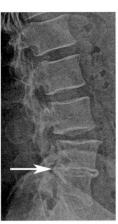

图3-67　腰椎X线正侧位片

L$_4$、L$_5$椎体、椎弓板和棘突融合（箭），椎间隙中间残留椎间盘，椎间孔变窄，考虑L$_{4-5}$阻滞椎

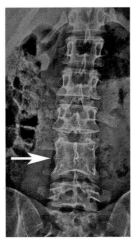 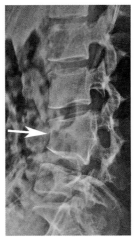

图3-68　腰椎X线正侧位片

L$_4$、L$_5$椎体、椎弓板融合（箭），椎体楔形变，椎间孔变窄变圆，考虑L$_{4-5}$阻滞椎，不排除是L$_4$椎体自身发育畸形

〔分析与讨论〕

阻滞椎（block vertebrae，BV）是脊柱的先天性骨性融合，常累及2个或2个以上椎骨，受累部位2个椎体往往显示完全性骨融合，也可以仅限于椎体、椎弓、棘突的部分融合。发病

率较低，无性别偏向。最常见于颈椎和腰椎，而胸椎少见。详见第一章第二节"五、阻滞椎（BV）"。需要注意的是：由于骨结构的异常，此类解剖学改变常伴有椎管和神经根的异常。

[典型病例]

病例3.2.7.1

男，35岁，少年时曾患脊柱结核，治愈后椎体间融合。

腰椎X线侧位片（图3-69）：L_{2-3}椎体前部不完全性融合（箭），后部含有椎间盘遗留物形成的狭小透亮间隙（箭头）；椎间孔变小变圆。融合椎体总高度不变，与相邻正常两个椎体高度基本相等，考虑阻滞椎。

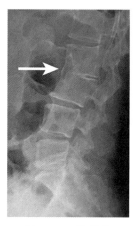

图3-69　阻滞椎

病例3.2.7.2

男，41岁，10余年前因腰椎结核行手术治疗，现复查。

腰椎MRI矢状面＋横断面（图3-70）：L_{1-2}椎间盘前部融合（箭），无椎间隙和椎间盘，考虑阻滞椎；椎体后部见一水滴形低信号影（箭头），考虑发育不全的骨骼，由软组织填充所致。

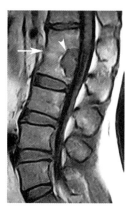
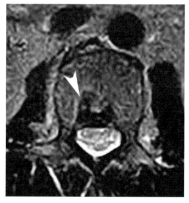

图3-70　阻滞椎

病例3.2.7.3

女，18岁，右侧慢性腰痛半年余。

腰椎CT矢状面+三维重建（图3-71）：L_2和L_3椎体几乎完全骨性融合（箭），仅后方有一水平裂口未融合，L_3和L_4椎体间尚有部分未融合，遗留有椎间盘组织（箭头）。各椎体相应节段的棘突形态大小不一。

分析：由于阻滞椎的形成导致腰部力学结构和平衡以及以肌肉为主的软组织维系稳定功能的破坏，由此产生慢性机械性腰痛。治疗上以对症治疗为主，如推拿、针灸、理疗、热敷及非甾体类抗炎药等。

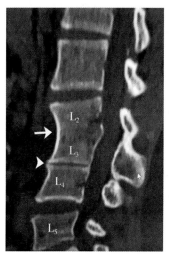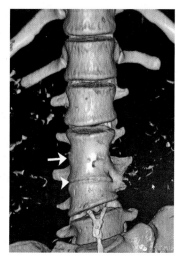

图3-71　阻滞椎

八、先天性双椎体畸形

[分析与讨论]

先天性脊柱椎体畸形并不少见，如半椎体、蝴蝶椎和阻滞椎等，但先天性双椎体畸形很罕见。文献报道了1例全脊柱双椎体畸形，考虑是胚胎发育中第六体节分化为脊柱的过程中出现了两个骨化中心，并各自发育为独立椎体，最终形成双椎体畸形。针对全脊柱畸形，治疗非常困难，支具治疗意义不大，手术也无法兼顾全脊柱。

参考文献

[1] 解京明，徐松，王迎松，等. 先天性双椎体畸形1例 [J]. 临床骨科杂志，2005，8（6）：568.

[典型病例]

病例3.2.8.1

男，53岁，数年前有腰部外伤，目前无明显症状。

腰椎CT横断面（图3-72）：双椎体形成（箭），椎间孔未见明显变窄，考虑先天性双椎体畸形。

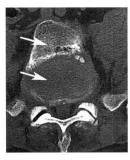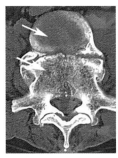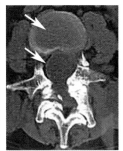

图3-72　腰椎CT横断面

九、棘突变异与畸形

〔分析与讨论〕

棘突偏歪一般有三种情况：生理性偏歪、代偿性偏歪、病理性偏歪。生理性的不需要处理，代偿性的可以给予预警，病理性的可以根据临床表现，在确保安全的情况下予以纠正。很多正骨医生见到解剖位移就矫正，不结合临床症状、体征。参考第一章第二节"十三、棘突变异与畸形"。

"棘突偏歪""双凸征""双边征""关节脱位"虽是临床常用术语，但因缺乏客观化指标而无法推广应用。"颈椎关节突关节错位""骨错缝"虽是手法治疗颈椎病的常用依据，但因缺乏客观化形态学数据而影响其可信度。由于缺少可信度高的客观证据，棘突偏歪的临床意义仍存在争议。

此外，临床常根据脊椎正位X线片上两侧椎弓根的位置关系来判定椎体有无旋转，若椎体无旋转，可在此基础上观察腰椎棘突的形态，判断棘突是否偏歪。部分脊柱推拿医生把纠正偏歪的腰椎棘突作为治疗目标，这是不恰当的，因为腰椎棘突存在先天性偏歪，触诊时容易误诊为棘突偏歪。

需要注意的是：脊柱推拿中多是以棘突偏歪作为脊柱旋转手法和扳法的使用依据，但棘突偏歪有不少是生理性的解剖学变异。需要注意与病理性棘突偏歪区分。

〔典型病例〕

（一）镰刀棘

病例3.2.9.1

男，39岁，慢性腰痛10余年。

腰椎X线正侧位片（图3-73）：L_5棘突向下异常增大，呈镰刀状（箭），考虑镰刀棘；右侧L_5横突宽大，形成假关节（箭头），考虑ⅡA型腰骶移行椎；S_1双侧椎弓板未愈合形成棘突（黑箭），考虑S_1椎板隐裂。

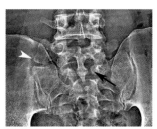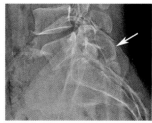

图3-73　镰刀棘

（二）棘突偏歪（图3-74、图3-75）

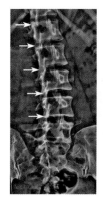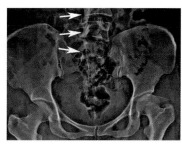

图3-74　腰椎X线正位片＋骨盆X线正位片

腰椎向一侧旋转（箭），导致所有的腰椎棘突均向一侧偏歪，考虑先天发育畸形

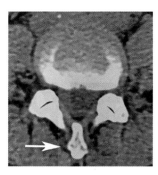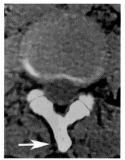

图3-75　腰椎CT横断面

棘突偏歪（箭）

病例3.2.9.2

女，34岁，慢性腰背痛数年。

腰椎正侧位片（图3-76）：腰椎棘突均偏向右侧（箭），双侧肋骨、横突均显示对称，考虑旋转不良。

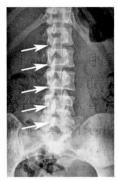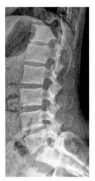

图3-76　棘突偏歪

（三）先天性棘突裂（图3-77）

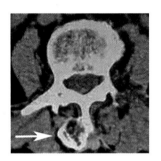

图3-77　腰椎CT横断面

腰椎棘突末端右侧有明显的骨性凸起（箭），考虑先天性棘突裂，不排除棘突巨细胞样改变、骨样骨瘤

十、椎弓板缺如

见图3-78。

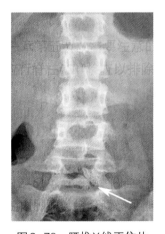

图3-78　腰椎X线正位片

L_5椎弓板缺如（箭），并形成游离棘突

［分析与讨论］

椎弓板作为椎管后壁的重要组成部分，具有保护脊髓和维持腰椎稳定的重要作用，同时椎弓板也是脊柱后路手术的必经之路。先天性椎弓板缺如多发生于颈椎，腰椎罕见。脊椎在胎儿时期有3个骨化中心，椎体1个，两侧椎弓各1个。两侧椎弓于1岁开始融合，椎弓与椎体于3岁时融合。椎弓骨化中心发育异常则可导致椎弓板缺如。

椎弓的发育不良可减少腰背部肌肉、韧带的附着，导致脊柱稳定性下降而引起腰腿痛。成年后往往表现为腰部无力、椎体失稳、压迫神经根出现下肢放射痛等症状。应尽早行椎体融合术。

有病例报道见一位男性因L_5、S_1椎体滑脱伴L_5右侧椎弓根缺如需行手术，考虑椎弓根缺如无法置入拉力螺钉，故予螺钉固定L_{4-5}和S_1椎体，并于椎间隙置入融合器，取得不错效果。

参考文献

［1］彭慧，吴起宁，杨华多.先天性腰椎小关节及椎弓发育不良1例报告［J］.实用放射学杂志，2001，17（12）：956-957.

［2］唐国霖，贺瑞，张文志，等.腰5骶1椎体滑脱伴右侧腰5椎弓根缺如［J］.颈腰痛杂志，2014，35（4）：319-320.

［3］陈康乐，黄其杉，郑康伟，等.成年汉族人脊柱椎弓板的解剖学研究［J］.2022，25（10）：6-8.

十一、椎体边缘软骨结节（AMCN）

见图3-79、图3-80。

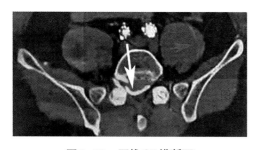

图3-79　腰椎CT横断面

L_5椎体后缘见硬化带（箭），椎体边缘局限性骨缺损，压迫右侧硬膜囊，考虑椎体后缘软骨结节

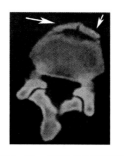

图3-80　腰椎CT横断面

腰椎前缘见硬化带（箭），椎体边缘局限性骨缺损，考虑椎体前缘软骨结节

［分析与讨论］

（一）概述

椎缘骨和软骨结节临床较常见，影像学特征较典型，但命名较多且尚未统一。其发病机制尚不明确，包括外伤、永存骨骺和椎间盘突出（多见）等，椎体软骨板和（或）椎体骨

骺交界处存在薄弱区，在异常外力的作用下诱发髓核突出，使得椎体骨骺与椎体分离，形成三角形骨块。近年，学者倾向于将位于椎体前部的称为椎缘骨（limbus vertebra），又称为椎体前缘骨、边缘骨、椎体边缘体、椎体离断症、永存骨骺、椎角离断体、椎体额外骨突、椎体前缘软骨结节；位于椎体后缘的称为软骨结节（cartilage node），即椎体后缘软骨结节（vertebral posterior marginal cartilage node）；位于椎体中的称为许莫氏结节（Schmorl's node）。

椎体边缘软骨结节（anterior marginal cartilage node，AMCN）系椎体边缘的局限性骨质缺损，包括椎体前缘软骨结节和椎体后缘软骨结节，属于脊柱退行性改变。椎体后缘软骨结节多见腰椎。20~30岁多见，病情进展缓慢，病程较长，多表现为明显腰痛。

椎体后缘软骨结节（vertebral posterior marginal cartilage node）曾被误认为椎体后缘撕脱性骨折、后椎缘骨、腰椎骨突环脱位等。但手术病理证明其发病及构成与椎缘骨类似，实际为边缘性软骨结节的一种特殊类型。病变主要由疝入的髓核和软骨成分、骨质缺损区及掀起的骨块所构成，两者发生部位不同。因此，将两者统称为椎体边缘软骨结构更为恰当。

（二）影像学

椎体后缘软骨结节好发于腰椎后上、下缘，尤以 L_4 椎体后下角多见。一般为单椎体发病，亦可多椎体发病或与椎缘骨并发。X线侧位片示椎体后上、下缘有弧状或切迹状骨质缺损区，边缘硬化或毛躁不整。与缺损区对应，有类圆形、锥形或不规则骨块翘起并突入椎管内，骨块可全部或部分与椎体分离。CT表现为局限性骨缺损区位于椎体后 1/2~1/3，呈类圆形或分叶状，大小不一，与同层面椎间盘等密度，CT值约为70~90Hu，边缘清楚，常有厚薄不一的硬化带。缺损区后方骨块突入椎管内，全部或部分与椎体分离，椎管狭窄，硬膜囊受压。多数病例均合并同层面椎间盘突出。本病多同时显示硬膜囊或脊髓受压、变形及移位。

（三）鉴别诊断

1.前纵韧带、后纵韧带钙化　表现为椎体前方或后方正中的圆形或椭圆形高密度影，边缘清楚，可发生于一个节段，也可累及多个节段。二者椎体边缘均无局限性骨缺损。多见于颈椎。

2.椎间盘边缘钙化　有椎间盘突出，钙化位于椎间盘边缘内，不超过椎间盘边缘，无椎体边缘局限性骨缺损。

3. 椎体骺板缺血坏死（舒尔曼病）　好发于10~18岁青少年，常累及胸腰部多个椎体，表现为椎体压缩楔形变，脊柱呈前倾驼背。

参考文献

［1］郑涛. 成人椎缘骨的临床X线诊断回顾［J］. 2022，8（18）：85-86.

［2］张桂兰，段晓燕. 椎体边缘软骨结节50例的诊断及鉴别诊断［J］. 中国社区医师（综合版），2008，10（21）：62.

［3］唐洪勇，王峰，李康军. 平片、CT对椎体边缘软骨结节的诊断价值（附20例分析）［J］. 川北医学院学报，2005，20（1）：65-66.

［典型病例］

病例3.2.11.1

男，23岁，腰痛2月余，劳累后加重，休息后缓解。查体：直腿抬高试验、4字试验阴性，腰骶部无明显压痛，轻度叩击痛。考虑椎间盘膨出。

腰椎CT横断面（图3-81）：未见明显的椎间盘病变，L₃椎体前缘局限性骨质缺损（箭），不规则骨块突入前方，考虑椎体前缘软骨结节。

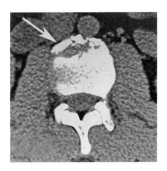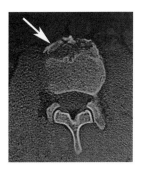

图3-81　椎体前缘软骨结节

十二、关节突关节变异

见图3-82。

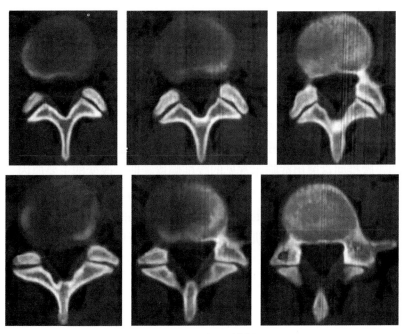

图3-82　腰椎CT横断面

大多数腰椎关节突的关节面呈近矢状位（上排），呈冠状位（下排）较少见

[分析与讨论]

关节突起自椎板和椎弓根交界的骨质，下关节突朝前，位于上关节突后方。关节面倾斜，与矢状面、冠状面均成近似45°角。上腰椎关节突关节接近矢状位，下腰椎则更接近冠状位，胸椎几乎呈冠状位。

十三、腰大肌缺如

见图3-83。

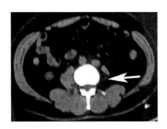

图3-83　腰椎CT横断面

左侧腰大肌缺如（箭）

[分析与讨论]

腰大肌缺如有先天发育异常和后天形成两种。腰大肌由腹腰部肌节演变而来，在胚胎发育过程中若受到某种致病因素影响，该肌节损伤，可导致腰大肌先天发育不良。后天疾病也可引起腰大肌萎缩消失，如椎管外腰神经根鞘膜瘤可引起腰大肌废用性萎缩，腰椎间盘突出引起腰大肌两侧不对称及变细萎缩等。

腰大肌起自T_{12}~L_4椎体和横突根部，向下止于股骨小转子，主要功能是弯曲髋关节，是维持腰椎平衡的主要肌力来源。同时，腰大肌位于肾脏与腰椎之间，可缓解两者的碰撞，具有保护肾脏的作用。CT表现为腰大肌两侧基本对称，平均CT值47Hu，但因含有血管、神经，其密度不均匀，边缘清晰，自上而下呈条状且逐渐增粗。CT横断面积约15cm²。

研究表明，腰椎间盘突出症临床常见的腰椎侧弯、曲度改变的主要原因是腰大肌一侧缩小、痉挛所致。有病例报道发现，两兄弟双侧腰大肌均发育不良，导致患者腰椎曲度异常，胸腰部呈前倾改变，双下肢行走不便，考虑是罕见的家族遗传性疾病所致。另有病例报道提示一位男性患者因左侧腰大肌缺如，人体活动时肾脏与腰椎互相碰撞，导致肾脏物理性损害，继而引发肾性高血压。

参考文献

[1]姜玉莹，孙大洋，李芙，等．腰大肌解剖形态、功能及其临床意义研究概述［J］.北京中医药大学学报（中医临床版），2013，20（5）：57-60.

[2]董有志.腰大肌发育不良2例［J］.中国医学影像技术，2008，24（5）：788-788.

[3] 韦以宗，吴宁，谭树生，等. 腰大肌一侧缩小与腰椎移位影像学的关系 [J]. 中国临床解剖学
杂志，2011，29（6）：4.

［典型病例］

病例3.2.13.1

男，55岁，左下肢放射痛20天。

腰椎CT横断面（图3-84）：右侧腰大肌缺如（箭），腹主动脉钙化（箭头）。

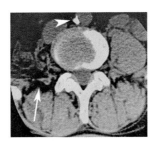

图3-84　腰大肌缺如

十四、石骨症（OP）

见图3-85。

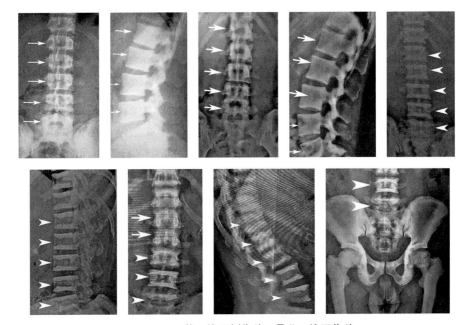

图3-85　腰椎X线正侧位片 + 骨盆X线正位片

腰椎生理曲度及排列顺序或可或变直，整体骨骼密度呈强增高影，"粉笔样变"（箭）。各椎间盘呈低密度
影，形似"夹心蛋糕"（箭头）。骨膜增厚，骨小梁增粗、模糊，双侧髂骨前旋，射线可透过带为较正常
骨区域，而致密带存在大量无作用的破骨细胞。椎间孔尚可，未见明显狭窄

[分析与讨论]

(一) 概述

石骨症（osteopetrosis，OP）又称为大理石病、泛发性脆性骨质硬化症、硬化性骨质增生性骨病和粉笔样病等，是由破骨细胞数目减少或功能缺陷所导致的一种以骨吸收障碍为主的罕见遗传性代谢骨病，发病率为1/10万，且具有一定的地域性。本病的典型临床表现是骨密度增高和骨骼畸形等。石骨症最早于1904年由德国的放射学家Albers Schonberg报道，故本病又称为Albers Schonberg病。因本病的病理特征是骨骼硬化，故1926年又将本病命名为石骨症。到1942年首次确认OP具有家族遗传性。目前，OP病因尚不清楚，临床表现复杂，预后差，易漏诊、误诊。全面认识其病因、临床特点及治疗，有助于早发现、早诊断、早治疗，减少并发症，改善预后。石骨症分型见表3-5。

表3-5　石骨症分型

分型	特点
常染色体隐性遗传 OP（重型）	常见于婴幼儿时期，死亡率高，存活率低
常染色体隐性遗传中间型 OP（中度）	多见于学龄期儿童，与同龄人比身材矮小，发育迟缓
常染色体显性遗传 OP（轻型）	发生于成人，临床一般无明显症状，常因外伤或腰痛就诊时查 X 线片发现此病

(二) 辅助检查

国内外报道了12种关于OP的常见致病基因。临床主要表现为终板严重硬化、椎体呈典型"夹心饼干"样改变、骨盆和跖骨有"骨中骨"现象、长骨骨折率高、血清碱性磷酸酶（ALP）水平升高。患者常伴有肾病、脑病和神经系统疾病等。其中，椎体呈特征性改变，即夹心椎。夹心椎又名夹心蛋糕征/夹心饼干征/三明治征，其形成是由于椎体上、下软骨板富含血管，在钙吸收不足的情况下，该处类骨质沉积过多。类骨质对破骨细胞具有明显的抑制作用，而椎体中部缺乏这种类骨质，故而被破骨细胞侵蚀，形成椎体上、下高密度，而中间低密度，即夹心椎。

OP患者因骨脆性增加、骨组织弹性降低，骨折发生率较高，且骨折后骨不愈合发生率较高，因此多数文献主要涉及石骨症并四肢骨折的处理；同时OP患者以骨吸收障碍为主，也易产生骨质增生，出现相关临床症状。

(三) 治疗

该病需与氟骨症、全身多发成骨性骨转移、肾性骨病和某些化学元素中毒（磷、铅等）相鉴别。由于OP是一种罕见遗传性代谢性骨病，目前临床上尚未发现特异性治疗方案，以对症治疗为主，平素注意低钙饮食、预防骨折，造血干细胞移植可能是目前唯一有效的治疗方法。

十五、脊髓纵裂畸形（SCM）

见图3-86至图3-90。

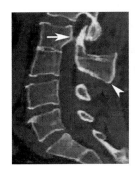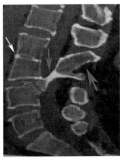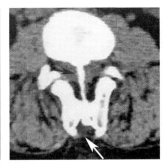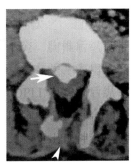

图3-86　腰椎CT矢状面+横断面

腰椎矢状径明显增宽，L_2椎体后缘水平向后出现一条骨性结构（白箭），连接在上关节突上，且L_2棘突异常增宽增大（白箭头）；在L_{3-4}椎间盘处形成一个向后上走行的骨性结构（灰箭），向后上形成一个畸形的棘突；L_{2-3}椎体融合，考虑阻滞椎。向后的骨性结构将椎管一分为二（灰箭），形成2个椎管，椎管矢状径明显增大，棘突和椎弓板畸形。考虑脊髓纵裂畸形

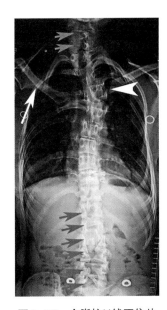

图3-87　全脊柱X线正位片

右侧肩胛骨上角较对侧肩胛上角明显抬升（白箭），考虑高低肩；上胸段椎体发育畸形（箭头），导致脊柱侧弯，考虑阻滞椎或半椎体，并造成高低肩；C_{5-6}、T_{12}~L_5两侧椎板未完全闭合，考虑C_{5-6}、T_{12}~L_5隐裂（灰箭）

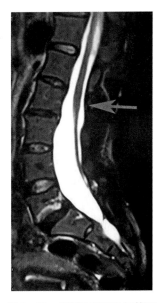

图3-88　腰椎MRI T2矢状面

位于L_2椎体后方的是脊髓圆锥（箭），考虑脊髓栓系综合征；下腰段椎管矢状径明显增大；S_2节段骶管内见椭圆形高信号影，考虑骶管囊肿；L_5椎体楔形变，下缘终板炎

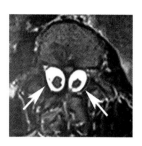

图3-89　腰椎MRI T$_2$横断面

脊髓被2个独立的硬膜囊所包绕（箭），考虑
脊髓纵裂畸形；椎板缺损，考虑腰椎隐裂

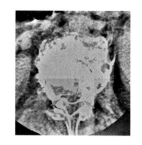

图3-90　腰椎CT横断面

椎管内见横切条状钙化影（箭），考虑后纵韧带钙化，或
伴有部分钙化的纤维环和髓核。其前半部分可能是突出椎
间盘组织被吸收后留下的空洞，后半部分是椎管

〔分析与讨论〕

（一）概述

脊髓纵裂畸形（split cord malformation，SCM）系指脊髓被硬性或纤维性的中隔纵行分成两半，使脊髓上升受间隔的阻挡及终丝牵拉，进而引起一系列神经功能障碍和畸形的先天性发育畸形，归属于脊柱闭合不全，于1837年由Ollivie首次发现并命名。发病机制尚不清楚，可能是神经管闭合时中胚层组织发育畸形，或岐生骨形成导致神经管局部发育异常，或是一种躯干双畸胎畸形未能形成的部分表现。SCM常见于儿童，男女比例约为1：（2~5），好发于胸腰椎，85%在T$_9$~S$_1$，尤其是L$_1$~L$_3$，极少发生于颈段和骶段。参考第二章第二节"五、脊髓纵裂（DM）"。

（二）分型

根据Pang分型方法可分为三型，如表3-6。Meena等将双干脊髓有骨性分隔，但位于同一硬膜囊内者归为1.5型，又根据骨嵴附着点分为1.5a型（骨嵴起源于椎板）和1.5b型（骨嵴起源于椎体后缘）。国内学者则将Ⅰ型再分为Ⅰa型（有完整隔刺）和Ⅰb型（不完整隔刺）；Ⅱ型再分为Ⅱa型（两侧脊髓间为脑脊液）和Ⅱb型（两侧脊髓间有薄层脊髓组织相连）。对SCM的诊断与治疗有一定指导意义。

表3-6　脊髓纵裂分型

分型	表现
Ⅰ型	2个半侧脊髓均有独立的硬脊膜管，中间被骨性或软骨所分隔
Ⅱ型	2个半侧脊髓有1个共同的硬脊膜管，被1个纤维性中隔分开
复合型	有2处以上，可为2个Ⅰ型或Ⅱ型，也可既有Ⅰ型也有Ⅱ型

（三）临床表现

主要临床表现为病变部位皮肤皱褶、色素沉着，双下肢发育不对称，伴有弓形足、马蹄足、脚趾萎缩等，及病变水平以下疼痛。神经症状包括单侧下肢肌力减弱、肌肉萎缩，病变水平以下麻木和括约肌障碍等。60%~79%的患者并发脊柱侧弯。

（四）影像学

CT可清楚显示SCM中骨性间隔的部位、形态、走向等，可发现脊柱裂等病变；MRI对软骨性和纤维性间隔显示更好，对椎管内硬膜囊和脊髓、马尾神经可清楚显示，可发现脊髓低位、脊髓栓系、脊髓空洞和脊膜脊髓膨出等病变。

（五）治疗

手术是目前治疗SCM的唯一方法。Ⅰ型（双管型）SCM患者应早期手术，特别是发育期儿童，手术有助于阻止因脊柱生长或日常活动引起的继发性损害。若脊柱侧弯患者确诊合并双管型SCM应立即手术切除纵裂，2-6个月后再行侧弯矫正。手术原则：切除SCM的骨性分隔物及所有软组织，去除所有栓系因素。同时，避免手术并发症，注意保留脊椎小关节和维持脊柱稳定。

需要注意的是：当脊柱骨性结构发生解剖学变异或畸形时，其椎管内的脊髓和脊神经等解剖结构很可能也会发生相应的改变，如脊髓栓系综合征等。

参考文献

［1］王琦，张雪峰，李俊林，等．脊髓纵裂畸形的MRI诊断［J］．中国中西医结合影像学杂志，2011，9（3）：266-267.

［2］王涛，林伟，史铁钧，等．142例脊髓纵裂合并骨性分隔患者的临床诊疗探讨［J］．中华神经外科疾病研究杂志，2017，16（5）：397-401.

［3］修波．脊髓纵裂诊治中的常见问题及对策［J］．临床小儿外科杂志，2019，18（2）：84-87.

十六、椎体永存骨骺

见图3-91至图3-95。

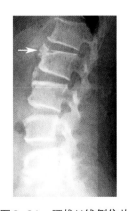

图3-91　腰椎X线侧位片

L₃椎体前上缘见不规则游离钙化影（箭），考虑永存骨骺，不排除陈旧性撕脱骨折

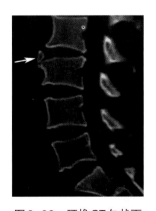

图3-92　腰椎CT矢状面

L₃椎体前上缘见三角形游离钙化影（箭），与椎体的间隙呈直线且均匀，考虑永存骨骺

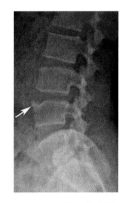

图3-93　腰椎X线侧位片

L₄椎体前上缘见不规则钙化影（箭），考虑永存骨骺，不排除陈旧性撕脱骨折

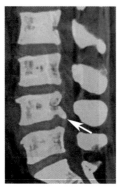

图3-94　腰椎CT矢状面

L₄椎体后下缘骨赘或骨折块向椎管内移位（箭），
造成骨性椎管狭窄，考虑永存骨骺

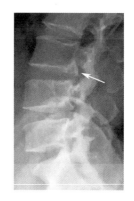

图3-95　腰椎X线侧位片

L₃、L₄椎体后下缘见不规则钙化影（箭），考虑永
存骨骺

［分析与讨论］

永存骨骺（persistent epiphysis）又称生理性骨块游离，是临床常见的生理变异。在骺板发育过程中，若骺板因某些因素未能骨化，发生融合障碍，则形成永存骨骺。详见第一章第二节"十五、椎体永存骨骺"。

需要注意的是：①永存骨骺属正常，一般无明显的临床表现，不必采取针对性的治疗；②注意与撕脱骨折进行鉴别；③但永存骨骺的存在可能会引起局部生物力学改变，进而导致病理性改变，甚至出现疼痛症状。

［典型病例］

病例3.2.15.1

女，43岁，腰背酸痛1月余。

腰椎CT矢状面＋横断面（图3-96）：L₃~₄椎间隙狭窄，其前缘有一块异常存在的骨块（箭）、真空征（箭头），考虑永存骨骺可能性大。

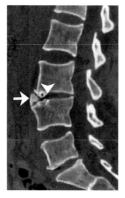
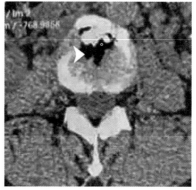

图3-96　永存骨骺

十七、尿黑酸尿症（AKU）

〔分析与讨论〕

（一）概述

尿黑酸尿症（alkaptouria，AKU）又称为黑尿病和褐黄病，是一种罕见的常染色体隐性遗传病，也被认为是一种遵循孟德尔隐性遗传定律的疾病，发病率1/100万。1866年最早由Virchow尸检发现并命名，1908年Garrod首次报道其遗传方式，并描述为"人体内的代谢错误"。AKU是一罕见的自身代谢性疾病，主要以尿液变黑、皮肤色素沉积为早期主要表现，晚期体内无法排除的尿黑酸侵蚀全身软骨和软组织引发继发性病变，特别是耳和鼻的软骨呈现蓝灰色。目前尚无有效治愈方法，且此类患者易被误诊为腰椎间盘突出、强直性脊柱炎和骨关节炎等疾病而进行非甾体类抗炎药、理疗和针灸、推拿等治疗。

（二）发病机制

尿黑酸（homogentistc acid，HGA）是苯丙氨酸代谢成乙酰乙酸途径的代谢产物之一。由肝脏和肾脏产生的尿黑酸氧化酶在HGA的代谢中起重要作用，它主要促使HGA转化为延胡索酸和乙酰乙酸，从而促进物质代谢。但当此酶缺乏时HGA便大量积累在体内。最终部分HGA通过肾脏随尿液排出体外，尿液中的HGA在空气中被氧化为黑色或褐色。而剩余的HGA在体内被氧化分解，其产物能与结缔组织不可逆地结合并形成聚合物，从而导致组织出现不同程度的色素沉着，组织染色后，质地脆弱，甚至可能破裂，可导致椎间盘、关节软骨、肌腱和韧带损伤。HGA长期沉积在骨组织中可引起脊柱和关节疾病。AKU疾病进展与表现见表3-7。

表3-7 尿黑酸尿症疾病进展与表现

疾病进展	时间与特征性表现
第一阶段（早期）	出生时，尿液静置后变黑
第二阶段（褐黄病）	多在20~30岁，淡蓝色耳廓和黄褐色眼巩膜
第三阶段（褐黄病性关节炎）	多在40~60岁，脊柱、四肢关节骨关节炎

（三）临床表现与诊断

该病早期可见患者尿液放置24h后变为深褐色或酱油色，余无特殊表现。中晚期大量尿黑酸沉积于组织，可见皮肤广泛色素沉着，尤其是耳廓、巩膜、鼻子、面颊等因色素沉着出现褐色或蓝黑色，终末期可发生脊柱和四肢关节骨关节炎。目前，在患者的尿液中检测出尿黑酸是诊断金标准，基因诊断主要用于疾病早期诊断和遗传咨询，影像学可用于确诊尿黑酸尿症性骨关节病。本病应与弥漫性特发性骨肥厚（椎间隙正常、无明显椎间盘退变）、脊柱退行性骨关节病（无"夹心饼干"样改变，受累范围较小）、强直性脊柱炎、布

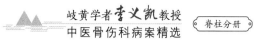

鲁氏菌性脊椎炎等相鉴别。

（四）影像学（表3-8）

表3-8　尿黑酸尿症性骨关节病-脊椎影像学表现

①胸腰椎广泛的椎间盘层状钙化，主要在周围软骨终板，可不累及中央髓核，呈"夹心饼干"样

②脊柱椎间隙显著变窄，部分椎间盘"真空"现象

③脊柱生理曲度改变，普遍性骨质疏松

④椎体边缘均呈唇样骨质增生及骨桥形成

⑤椎间盘退变后突，黄韧带肥厚，椎间隙部位椎管狭窄

其中①、②为最具特征性的改变，具有定性诊断价值

（五）治疗

目前，AKU无统一的治疗标准。有研究表明，使用尼替西农可以延缓AKU的临床进程。

参考文献

[1] 杨东奎，崔书君，吕国士.尿黑酸症的临床及影像学表现（附3例报告）[J].医学影像学杂志，2017，27（10）：2032-2035.

[2] 吴林峰，龚跃昆，刘劲松，等.尿黑酸性膝关节炎一例并文献复习[J].海南医学，2019，30（14）：1885-1887.

[3] 刘志.二例尿黑酸症的影像分析[J].中华放射学杂志，2016，50（9）：705-706.

［典型病例］

病例3.2.17.1

女，67岁，左侧膝、髋部疼痛4年，近半年加重。4年前无明显诱因出现左侧膝、髋部疼痛，伴活动受限，长时间行走后加重，休息后可缓解。患者未予以重视，正常劳动和生活。近半年间歇性出现左侧膝、髋部疼痛加重，关节活动不利，行走困难。患者既往有腰痛史，发病无规律，未采取特殊治疗。

腰椎X线正侧位片+胸腰椎CT矢状面（图3-97）：胸腰椎后凸畸形，椎间隙狭窄，椎间盘弥漫钙化影，软骨终板周围高密度影，呈"夹心饼干"样（箭），椎体边缘骨质增生，呈唇样改变（箭头）。

骨盆X线正位片（图3-98）：双侧髋关节、骶髂关节和耻骨联合多处骨关节炎（箭），左侧股骨头坏死（箭头），考虑尿黑酸尿症性关节炎。

膝关节术中图片（图3-99）：患者股骨侧可见软骨面大量黑色物质沉积。

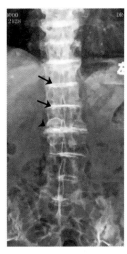
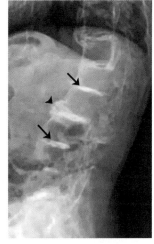
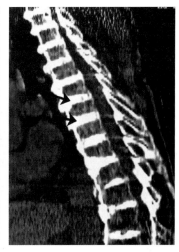

图3-97　尿黑酸尿症性骨关节病

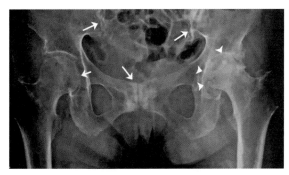
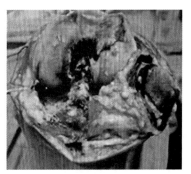

图3-98　尿黑酸尿症性骨关节病　　　图3-99　尿黑酸尿症性骨关节病

第三节　骨折、半脱位和脱位

一、压缩性骨折

〔分析与讨论〕

压缩性骨折占胸腰椎骨折的大部分（48%），椎体前部被压缩，中柱尚完整，因此很少并发神经损伤，大多属于稳定性骨折。详见第二章第三节"一、压缩性骨折"。

［典型病例］

（一）L₁压缩性骨折（图3-100、图3-101、图3-102）

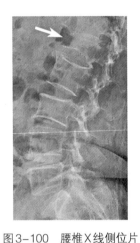 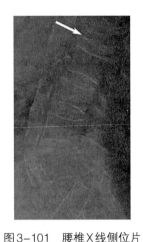 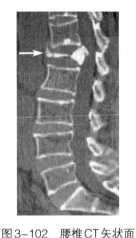

图3-100　腰椎X线侧位片　　　　图3-101　腰椎X线侧位片　　　　图3-102　腰椎CT矢状面

严重骨质疏松，L₁椎体楔形变　　严重骨质疏松，L₁椎体楔形变　　严重骨质疏松，L₁椎体变扁，几
（箭），考虑Ⅱ度压缩性骨折　　（箭），考虑Ⅱ度压缩性骨折；　　乎消失（箭），考虑Ⅲ度压缩性
　　　　　　　　　　　　　　　　　　腹主动脉钙化　　　　　　　　骨折，导致脊柱前凸

（二）L₂压缩性骨折（图3-103、图3-104、图3-105）

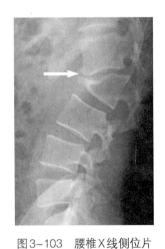 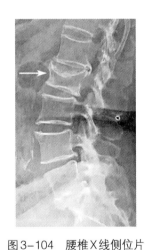 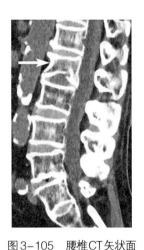

图3-103　腰椎X线侧位片　　　　图3-104　腰椎X线侧位片　　　　图3-105　腰椎CT矢状面

L₂严重楔形变（箭），考虑陈旧性　　L₂椎体压缩性骨折（箭），一侧　　腰椎退行性变，骨质疏松，L₂轻度
Ⅲ度压缩性骨折，导致脊柱前凸　　　　髂腰韧带钙化　　　　　楔形变（箭），考虑Ⅰ度压缩性
　　　　　　　　　　　　　　　　　　　　　　　　　　　　骨折；腹主动脉钙化

病例3.3.1.1

女，48岁，自行车上跌落致腰痛、活动受限1天。

腰椎CT矢状面（图3-106）：骨质疏松，L₂椎体楔形变（箭），考虑Ⅰ度压缩性骨折。

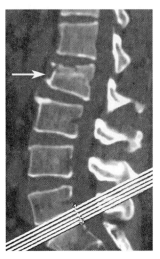

图3-106 L₂压缩性骨折

（三）L₃压缩性骨折（图3-107）

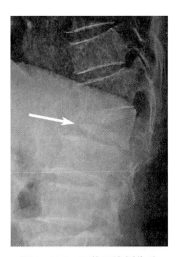

图3-107 腰椎X线侧位片

L₃严重楔形变（箭），考虑Ⅲ度压缩性骨折，导致脊柱前凸

病例3.3.1.2

女，18岁，自行车上跌落致腰痛3天。查体：局部有叩击痛。

腰椎X线侧位片（图3-108）：L₃轻度楔形变（箭），考虑Ⅰ度压缩性骨折。

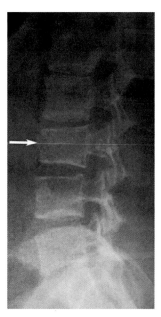

图3-108　L₃压缩性骨折

病例3.3.1.3

男，72岁，平素身体健康，无明显外伤史。腰背痛数年，近半年加重。

腰椎MRI矢状面（图3-109）：L₃椎体变扁（箭）、许莫氏结节形成以及Modic改变。

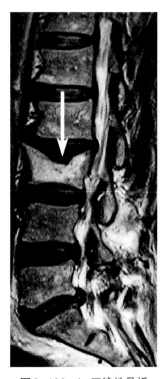

图3-109　L₃压缩性骨折

（四）L₄压缩性骨折（图3-110）

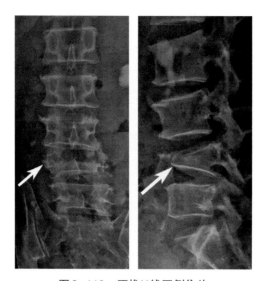

图3-110　腰椎X线正侧位片

L₄严重楔形变（箭），考虑Ⅲ度压缩性骨折

病例3.3.1.4

女，46岁，腰痛多年。

腰椎X线正侧位片+CT矢状面（图3-111）：L₄严重楔形变（箭），考虑Ⅱ度压缩性骨折。

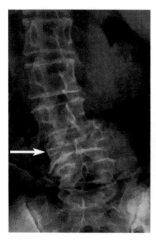 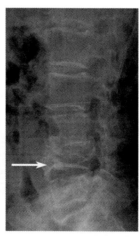 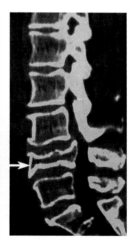

图3-111　L₄压缩性骨折

（五）多个椎体骨折

病例3.3.1.5

男，31岁，不慎从摩托车上跌落，臀部着地，腰痛，活动受限。

腰椎X线侧位片（图3-112）：T_{12}~L_2椎体楔形变（箭），考虑Ⅰ度压缩性骨折。

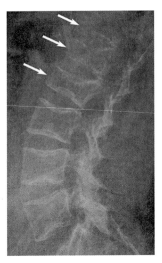

图3-112　多个椎体骨折

病例3.3.1.6

女，60岁，1个月前不慎滑倒，臀部着地，伤后腰背疼痛，自服止痛药和卧床休息后症状缓解，但近1周疼痛又复出现，且疼痛加剧。

腰椎X线正侧位片（图3-113）：L_1、L_2椎体楔形变（箭），L_1为著，考虑L_1椎体Ⅲ度压缩性骨折，L_2椎体Ⅱ度压缩性骨折。

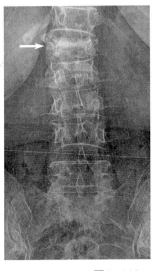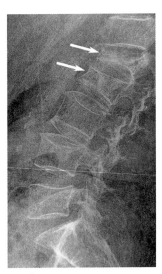

图3-113　多个椎体骨折

病例3.3.1.7

男，80岁，反复腰背痛2年，加重2个月。既往高血压病史。查体：脊柱向左前侧弯，T_{10}和L_1棘突压痛明显。

腰椎X线正侧位片（图3-114）：L_1变扁几乎消失（箭），L_3楔形变（箭头），考虑L_1椎体Ⅲ度压缩性骨折、L_3椎体Ⅱ度压缩性骨折。

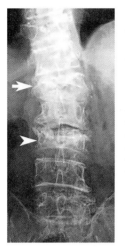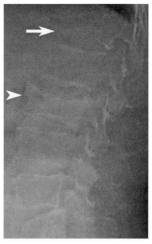

图3-114　多个椎体骨折

病例3.3.1.8

女，74岁，广泛腰背痛多年。查体：脊柱胸腰段明显叩击痛。

腰椎X线侧位片+MRI矢状面（图3-115）：L_2、L_3椎体严重楔形变（箭），考虑Ⅱ度压缩性骨折。

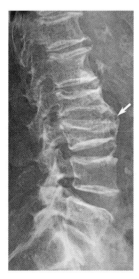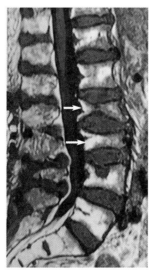

图3-115　多个椎体骨折

病例3.3.1.9

男，52岁，身体强壮，建筑工人，腰痛10余年，劳累后加重，近1个月疼痛加重。既往有5米高处跌落病史。

　　腰椎MRI矢状面（图3-116）：L₃、L₄椎体陈旧性压缩性骨折（箭），多个椎体许莫氏结节形成（箭头）。

　　分析：重体力劳作是形成许莫氏结节的重要诱因。

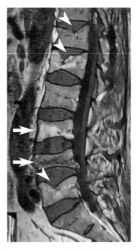

图3-116　多个椎体骨折

　　病例3.3.1.10

　　男，29岁，腰痛多年，其父是村里的老中医，给儿子诊断为肾虚，服用中药多年，效果不佳。

　　腰椎X线侧位片（图3-117）：L₃、L₅严重楔形变（箭），考虑Ⅱ度压缩性骨折；L₂以上椎体向后滑脱，考虑Ⅰ度滑脱。

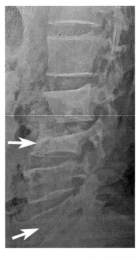

图3-117　多个椎体骨折

　　病例3.3.1.11

　　女，78岁，因骨质疏松致使全部腰椎椎体压缩性骨折。

腰椎CT矢状面+横断面（图3-118）：L_{1-5}严重压缩性骨折（箭）。

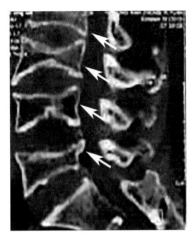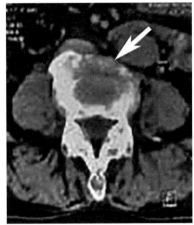

图3-118　多个椎体骨折

病例3.3.1.12

女，83岁，严重骨质疏松（图3-119）。

腰椎MRI矢状面（图3-120）：T_{11}~L_5严重楔形变（箭），考虑Ⅱ度压缩性骨折。

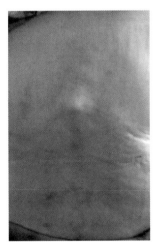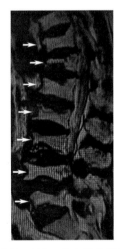

图3-119　多个椎体骨折　　图3-120　多个椎体骨折

（六）合并疾病

病例3.3.1.13

男，31岁，不慎由高处跌落致腰背痛1天。

腰椎X线侧位片（图3-121）：L_1棘突骨折（箭），L_2椎体压缩性骨折（箭头）。

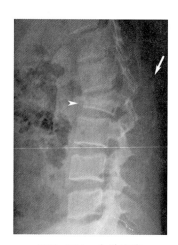

图3-121　合并疾病

病例3.3.1.14

男，65岁，腰背痛多年。

腰椎MRI矢状面（图3-122）：T_{12}~L_2椎体楔形变（箭），考虑压缩性骨折，L_{4-5}椎体融合（箭头），考虑阻滞椎。

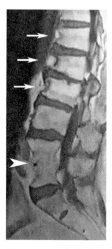

图3-122　合并疾病

病例3.3.1.15

男，37岁，1年前从3米多高处跌落，臀部着地，伤后腰痛明显，但无下肢瘫痪和大小便失禁等，被家人送到当地医院行X线检查及CT扫描后确诊为L_1压缩性骨折。1周后在该院进行了内固定手术治疗。手术后经过卧床休息和腰围固定以及口服药物等，腰痛逐渐缓解、消失。但随后出现了会阴部酸痛和麻木，时常有排便感，且症状逐渐加重。查体：双足及双下肢的皮肤感觉和肌力正常，腱反射正常存在，会阴部皮肤感觉障碍。

腰椎CT矢状面+横断面（图3-123）：双侧螺钉进入椎管内（箭），以右侧明显，压迫硬膜囊；椎管狭窄、侧隐窝狭窄（箭头）。

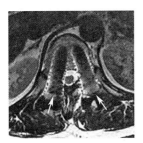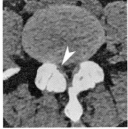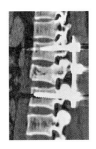

图3-123　合并疾病

病例3.3.1.16

女，77岁，间歇性腰背痛10余年，近1年疼痛程度和频率明显增加。10余年前有车祸，造成"骨裂"，经理疗后缓解。

腰椎X线正侧位片（图3-124）：严重的骨质疏松，脊柱侧弯，假性滑脱，多个胸腰椎压缩性骨折。

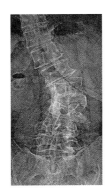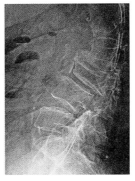

图3-124　合并疾病

二、爆裂骨折

见图3-125。

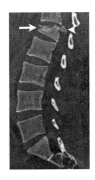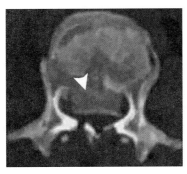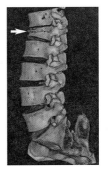

图3-125　腰椎CT矢状面＋横断面＋三维重建

L_1严重楔形变（箭），爆裂骨折，椎体后上缘骨折块游离大部进入椎管内（箭头），占据椎管横断面的2/3，硬膜囊严重受压。考虑椎体爆裂骨折

[分析与讨论]

腰椎爆裂骨折是临床常见的脊柱骨折疾病，往往伴有不同程度的椎管狭窄、神经损伤及韧带损伤等情况，大多为不稳定型骨折，若不能进行及时救治则极易导致患者残疾。

外伤时的轴向载荷作用于脊柱，最终载荷超过其抵抗压缩的能力时，则发生机械性破坏，椎体呈放射状爆裂，降低了垂直高度并增加了轴径。骨和软组织受到冲击后，其碎片易向后方移位，因压力作用进入椎管，这与椎体骨折的严重程度相关。椎体骨折后结构被破坏，缩短了脊柱的长度。爆裂骨折与压缩性骨折的鉴别标准为椎体后壁是否被破坏。若上下椎体间韧带结构破坏，虽然后壁是完整的，但在救治前脊椎排列不齐。韧带结构这一保护屏障被破坏，无论在受伤时，还是在移动过程中，神经组织都易受到伤害。

研究发现，通过建立一个完整的胸腰椎节段（$T_{12} \sim L_2$），利用失效准则模型研究直立、前屈、后伸3种姿势下爆裂骨折的发生机制，得到了3个在临床观测中分类的骨折类型，为爆裂骨折的研究提供了新的方法和思路。在这3种姿势中，后伸姿势下爆裂骨折的程度最严重。

X线平片临床较为常用，但螺旋CT三维重建检出率更高，具有更好的应用效果。研究发现，对腰椎爆裂骨折患者诊断过程中采用螺旋CT三维重建，能够对其椎骨骨折、椎管累及与附件骨折等情况进行准确诊断，从而有助于制定治疗方案。

参考文献

［1］叶柏林，屠永刚，陈绍琼，等.螺旋CT三维重建诊断腰椎爆裂骨折的价值探讨［J］.中国实用医药，2020，15（17）：96-98.

［2］李武杰，郭立新.不同姿势对脊椎胸腰节段爆裂骨折的影响［J］.东北大学学报（自然科学版），2020，41（4）：534-540.

[典型病例]

病例3.3.2.1

男，19岁，2小时前不慎由4米多高处摔下，臀部着地，伤后可行走，腰部疼痛，无明显的下肢疼痛和麻木等症状，无二便失禁。查体：腰部叩击痛明显。

腰椎X线侧位片（图3-126）：L_4椎体轻度楔形变（白箭），椎体后上缘疑似有游离骨块（黑箭），考虑Ⅰ度压缩性骨折。

腰椎CT矢状面+横断面（图3-127）：L_4椎体后上角有一个大块的、向后游离骨折块突入椎管（箭）；L_4椎体爆裂骨折，游离的骨折块大部突入椎管内，占据椎管横断面的2/3，硬膜囊严重受压。

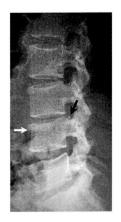 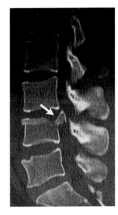

图3-126 爆裂骨折

图3-127 爆裂骨折

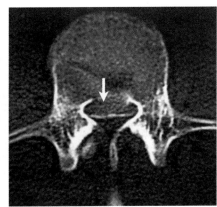

病例3.3.2.2

男，51岁，车祸后送至急诊。

腰椎CT矢状面（图3-128）：T_{11}~L_5棘突粉碎性骨折（箭），T_{12}椎体压缩性骨折，L_2、L_4椎体爆裂骨折，L_2后上缘骨折块向后突出（箭头），压迫硬膜囊。

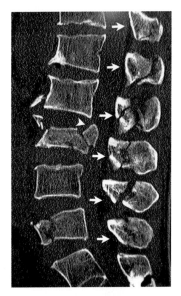

图3-128 爆裂骨折

病例3.3.2.3

男，61岁，体形较胖，不慎被车撞伤腰臀部而跌倒，臀部着地，伤后仅有轻微的腰痛，步行回家，半小时后腰痛剧烈，无法行走。

腰椎X线侧位片（图3-129）：L_4椎体前上缘骨折（箭）。

腰椎CT矢状面（图3-130）：L_4椎体前柱粉碎性骨折（箭），骨折处分离，考虑爆裂骨折。

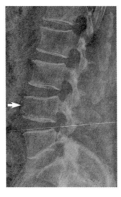 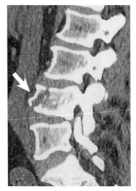

图3-129　爆裂骨折　　图3-130　爆裂骨折

三、严重骨折-脱位

见图3-131至图3-135。

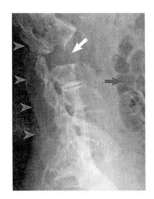

图3-131　腰椎X线侧位片

L_{2-3}骨折-脱位（白箭），其间的脊神经和位于椎管内的马尾神经，甚至脊髓圆锥均受到严重的损害；腹腔内还有肠胀气（灰箭）；此外，从棘突骨性改变来看，考虑晚期强直性脊柱炎（箭头）

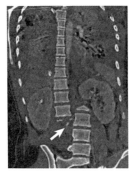 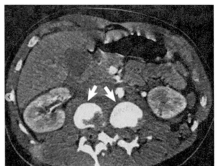

图3-132　胸腰椎CT冠状面+横断面

车祸所致L_2骨折移位向上（箭），两断端部分重叠，呈"双环征"。脊髓横断截瘫

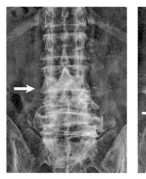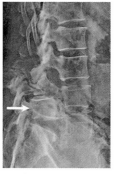

图3-133　腰椎X线正侧位片

L_{4-5}严重骨折-脱位，L_5以下移位至L_{3-4}后方（箭），椎体重叠。脊髓横断截瘫

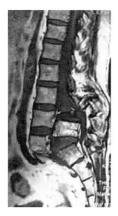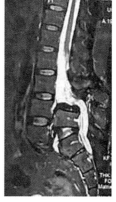

图3-134　腰部MRI矢状面

硬膜囊等尚保持完整，可见包括神经在内的人体软组织具有较大的延伸性

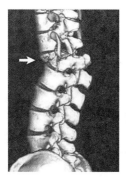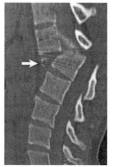

图3-135　腰椎CT三维重建+矢状面

严重的L_1骨折-脱位（箭），多伴有脊髓横断损伤，造成截瘫

〔分析与讨论〕

腰椎骨折-脱位是临床常见急重症，治疗难度大，常伴有前后、左右的严重脱位，后

凸畸形和神经功能障碍，重建困难。

当患者具备以下任何一条即可判定为严重不稳定损伤：①侧方脱位；②椎体重叠移位，脱位程度在Ⅱ度以上；③CT见椎体粉碎性骨折，且骨块较多；④MRI显示前、后纵韧带，椎间盘撕裂。

治疗目的是恢复和维持脊柱稳定性，解除骨折对脊髓和马尾神经的压迫。对严重的腰椎骨折-脱位，通过后路椎弓根内固定施加纵向张开和提拉力，同时在前路通过器械撬拨椎体，矫正旋转和侧方脱位，直接去除椎管内骨性占位。前路减压联合后路稳定性重建是解决严重骨折-脱位的有效办法。

参考文献

［1］张龙.严重骨折-脱位型胸腰椎骨折患者治疗的手术选择及效果分析［J］.医药论坛杂志，2015，36（7）：111-112.

［2］康意军，孔金海，吕国华，等.胸腰椎骨折脱位的手术策略［J］.中南大学学报（医学版），2007，32（1）：148-152.

［**典型病例**］

病例3.3.3.1

女，9岁3个月，反复右腰骶部疼痛1年，伴双下肢麻木1周。家长代述1年前小孩从床上戏耍打闹跳下后出现骶椎处疼痛，疼痛呈阵发性，近1周疼痛明显，久行后出现双下肢麻木，右侧为甚，平躺后症状消失，练习舞蹈4年余，未曾做过任何治疗。查体：腰曲存，腰椎活动度：前屈90°，后仰25°。直腿抬高试验：左侧85°，右侧65°。拇指背伸试验：左（－），右（－）。颈静脉压迫试验（－）。病理反射：双膝反射正常，跟腱反射正常。双踝振挛（－），髌振挛（－），巴氏征（－）。

腰椎CT+MRI矢状面（图3-136）：L_5~S_1严重骨折-脱位，L_5向前脱位（箭），断端重叠，造成椎管严重狭窄，压迫马尾神经（箭头）。

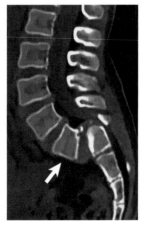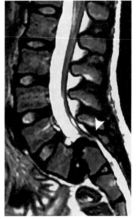

图3-136　严重骨折-脱位

四、椎弓根骨折－峡部裂－滑脱

见图3-137、图3-138。

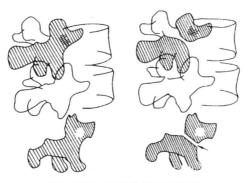

图3-137　腰椎峡部裂示意图

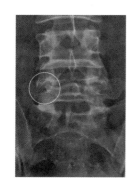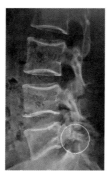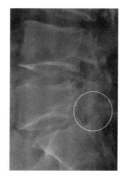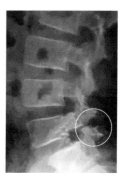

图3-138　腰椎X线正侧位片

L_5一侧峡部骨质不连续（圈），考虑峡部裂

〔分析与讨论〕

（一）概述

腰椎峡部裂系指腰椎一侧或两侧椎弓上、下关节突之间的峡部（最窄处）骨质缺损不连续，亦称椎弓峡部裂或峡部不连。若椎体向前滑脱，造成断端处的分离，可影响椎管的形状。男女患病比例约1∶4；可能与女性腰椎肌肉、韧带相对较薄弱，同时存在孕产等因素有关。峡部裂可发生在任何节段，多发生在L_4或L_5，也可同时发生，但很少见。峡部裂的裂隙宽度不一，常发生于椎弓根下2.0~9.0mm，断端呈锯齿状或圆钝，可有骨桥形成。缺损处常为纤维软骨组织所填充。

（二）病因与发病机制

病因学有先天性学说、获得性学说、外伤和先天性构造缺陷学说等。目前多认为是重复性损伤和应力不均所造成的疲劳骨折。如该部骨化不全，或有潜在的软骨缺损，即形成先天性峡部骨不连。如峡部发育不良或薄弱，再加上外伤或劳损作用，可导致薄弱的峡部发生骨折，与疲劳骨折类似。研究提示，足球、摔跤、跳水及体操运动员，腰椎峡部裂的发生率高达47%，军人的发病率为9.7%，高于普通人群的5%~7%。青少年慢性腰痛患者中，腰椎峡部裂也是主要的发病诱因之一。

（三）诊断

本病的确诊主要依靠影像学，即腰椎X线平片（正侧位和双斜位），CT显示最清楚。腰椎X线斜位片上可见特殊影像学表现："狗脖子上戴项链"（图3-137），狗头表示同侧的横突，狗眼为椎弓根的纵切面，狗颈为峡部，前、后腿为同侧和对侧的下关节突，狗身为椎板，狗尾为棘突。峡部裂时，狗颈处可见一密度减低的阴影。CT在矢状面和横断面上可以清楚地观察到腰椎峡部裂的情况。本病与关节突关节的影像学鉴别见表3-9。

表3-9　峡部裂与关节突关节影像学鉴别

分类	影像学特征
峡部裂	骨折样直线，间隙较宽，椎管矢状径增宽
关节突关节	关节面样弧形，关节间隙很窄，有覆盖关节面的关节软骨

（四）峡部裂临床表现与治疗

随着病程的发展，可能会逐渐出现椎体滑脱、腰椎生理曲度改变、椎间盘退行性改变、峡部骨赘假关节等，进而引起慢性腰背痛、双下肢神经症状等。治疗方面，目前主要采取保守治疗、非融合手术治疗和根治性融合手术治疗，不同方案各有利弊。其中保守治疗包括牵引、手法等，但手法治疗多数不主张复位，平素生活、工作注意不要过劳。

需要注意的是：峡部裂病变无特殊临床表现，以腰痛为主。建议对从未拍过腰椎平片的腰痛患者至少拍个腰椎正侧位片。

（五）真性滑脱与假性滑脱

对于腰椎滑脱，临床上分为真性滑脱和假性滑脱。前者是继发于峡部裂的滑脱，而后者是由于椎间关节松动所致的滑脱。

真性滑脱（IS）是指腰椎峡部不连性滑脱。一侧或两侧峡部骨质不连续，则成为峡部不连（或峡部裂），严重时患椎向前滑脱，使马尾和（或）神经根受压，表现为腰痛和臀部痛，部分患者还可出现坐骨神经痛以及跛行等症状。腰椎X线斜位片上可证实椎弓根骨折，特殊影像学表现为"狗脖子上戴项链"。

假性滑脱（DS），或退行性脊柱滑脱症，又称完整椎弓峡部的脊柱滑脱症。多见于腰椎的退行性骨关节病等，常见的疾病有腰椎周围韧带松弛、关节囊变性和严重骨质疏松等。病理基础是随着年龄增长，椎间盘及小关节软骨软化、变薄蚀损以致纤维化，椎体上、下关节面及关节突又因机械应变而发生骨赘，同时髓核水分含量逐渐减少，椎间隙狭窄，纤维环松弛，失去原有的弹性，椎体之间不稳定，当脊柱过度屈伸时失去韧带和椎间盘的约束，从而发生一定程度的向前或者向后滑动，导致小关节的滑移而失稳，日久小关节产生纵向异位、重叠甚至半脱位。DS主要发生在$L_{4~5}$，随着年龄增高而逐渐增多。男：女=1：（5~6），与女性绝经前后内分泌紊乱影响骨与关节的代谢有关，还与体型、体位等因素有关。

（六）滑脱的治疗

腰椎滑脱的治疗首先要看严重程度，如果下肢疼痛、麻木症状不明显或轻微，患者年龄较大或有严重的心、肺、肾等疾病，可选择保守治疗。反之则需急诊手术。手术治疗的方法包括两个部分：①椎管或神经减压；②增加脊柱稳定性（脊柱融合和固定术）。

需要注意的是：①一般真性滑脱不主张使用旋转手法和扳法等，临床多是1个节段，发生在2个及以上节段的峡部裂、L_3处的峡部裂均很少见；②一般X线正侧位片均可观察到峡部裂，但斜位片更清楚；③CT/MRI横断面可观察椎管矢状径变化，是否有突然增大的截面；MRI矢状面更直观，可观察椎间孔变化。

附：发育不良型腰椎滑脱

发育不良型腰椎滑脱，是好发于青少年的一类以发育不良为病因学基础，严重腰椎滑脱为临床表现的罕见疾病，发病原因至今无明确定论。该病发病时间早，一般为儿童及青少年时期，治疗难度高，且治疗原则目前还存在一定的临床争议。

该疾病国内外文献报道的病例数也较少，对其认识较晚。Wiltse等在1976年提出的病因病理学分型方法，将腰椎滑脱分为六型，其中Ⅰ型（先天发育不良型）和Ⅱ型（峡部病变型）腰椎滑脱发病以青少年为主，被认为与生长发育有关。

参考文献

[1]徐海栋.腰椎峡部裂治疗现状及思考［J］.医学研究生学报，2021，34（7）：673-678.

［典型病例］

（一）峡部裂（图3-139至图3-142）

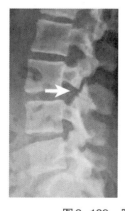 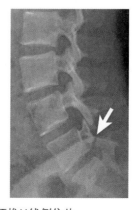

图3-139　腰椎X线侧位片

L_3 / L_5一侧峡部骨质不连续（箭），考虑峡部裂

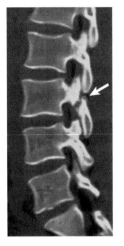
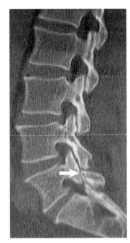

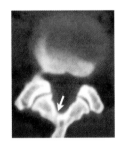
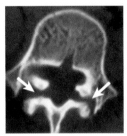
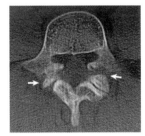
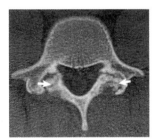

图3-140 腰椎CT矢状面+横断面

L_3 / L_5一侧/两侧峡部骨质不连续（箭），考虑峡部裂

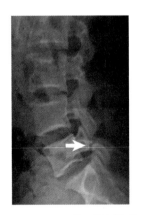

图3-141 腰椎X线侧位片

L_5峡部骨质不连续（箭），考虑峡部裂

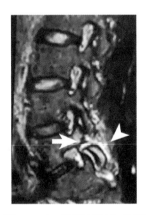

图3-142 腰椎MRI矢状面

L_5峡部骨质不连续（箭），考虑峡部裂，周围软组织信号变高（箭头），考虑炎性反应

病例3.3.4.1

男，45岁，腰痛数月，劳累后加重，休息后缓解，符合劳损性软组织痛的特征。

腰椎X线正侧位片（图3-143）：L_5峡部骨质不连续（箭），考虑峡部裂。

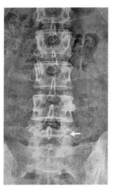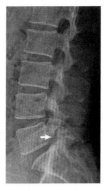

图3-143 峡部裂

病例3.3.4.2

男，23岁，慢性腰痛，劳累和久睡后加重，无明显的下肢放射痛。查体：瘦长体型，双下肢直腿抬高不受限，4字试验可疑阳性，双侧骶髂关节处有轻度的叩击痛，无明显的椎旁叩击痛，双侧第三腰椎横突压痛。初步诊断为第三腰椎横突综合征，强直性脊柱炎待排。建议行骨盆X线正位片检查，结果未见骶髂关节和髋关节的异常，给予非甾体类止痛药和热敷理疗。由于疗效一般，进一步行腰椎CT检查。

腰椎CT横断面（图3-144）：L_3两侧峡部骨质不连续（箭），考虑峡部裂。

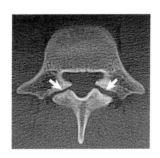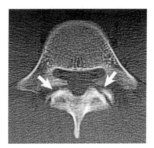

图3-144 峡部裂

病例3.3.4.3

女，30岁，因L_5峡部裂行植骨固定，术后数年后出现局部的椎管狭窄症状。

腰椎CT横断面（图3-145）：L_5两侧椎板骨质增生（箭），可见稍许骨折线。

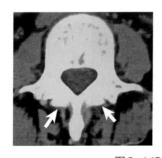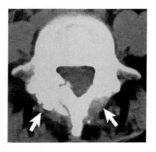

图3-145 峡部裂

（二）真性滑脱（图3-146至图3-151）

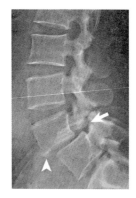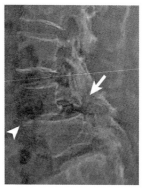

图3-146　腰椎X线侧位片

L₄峡部骨质不连续（箭），考虑峡部裂，L₄椎体向前滑脱（箭头），考虑Ⅱ/Ⅲ度滑脱

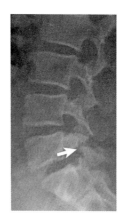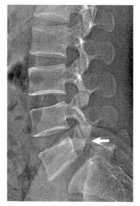

图3-147　腰椎X线侧位片

L₅峡部骨质不连续（箭），考虑峡部裂，L₅椎体向前滑脱，考虑Ⅰ/Ⅱ度滑脱

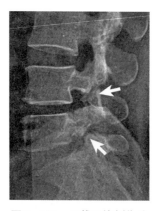

图3-148　腰椎X线侧位片

L₄、L₅峡部骨质不连续（箭），考虑峡部裂，L₅椎体向前滑脱，考虑Ⅰ度滑脱

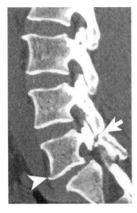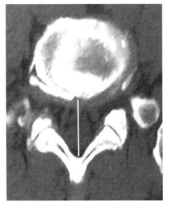

图3-149　腰椎CT矢状面+横断面

L$_5$峡部骨质不连续（箭），考虑峡部裂；L$_5$椎体向前滑脱，椎管矢状径明显增大，考虑Ⅰ度滑脱

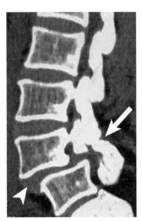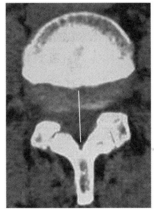

图3-150　腰椎CT矢状面+横断面

L$_4$峡部骨质不连续（箭），考虑峡部裂；L$_4$椎体向前滑脱（箭头），椎管矢状径明显增大，考虑Ⅱ度滑脱

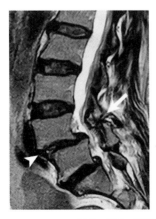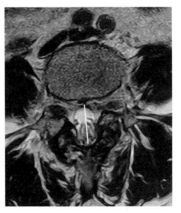

图3-151　腰椎MRI矢状面+横断面

L$_4$峡部骨质不连续（箭），考虑峡部裂；L$_4$椎体向前滑脱（箭头），椎管矢状径明显增大，考虑Ⅱ度滑脱

病例3.3.4.4

女，49岁，腰痛1年余。

腰椎X线正侧位片（图3-152）：L₄椎体向前滑脱（箭头），峡部骨质不连续（箭），考虑Ⅱ度滑脱，建议手术治疗。

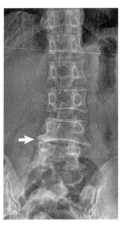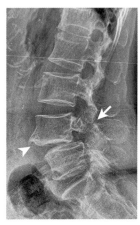

图3-152　真性滑脱

病例3.3.4.5

男，12岁，外伤后出现腰痛。

腰椎X线侧位片+CT横断面（图3-153）：L₅双侧峡部骨质不连续（箭），考虑峡部裂；L₅椎体向前滑脱（箭头），考虑Ⅰ度滑脱。

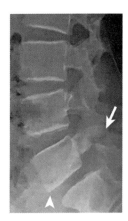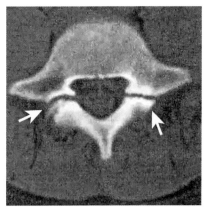

图3-153　真性滑脱

病例3.3.4.6

女，29岁，慢性腰痛数年，近半年加重，长时间驾车后疼痛明显加重。查体：双侧直腿抬高不受限，4字试验阴性，轻度椎旁叩击痛。初诊为腰椎间盘突出。

腰椎CT矢状面（图3-154）：L₅~S₁椎间盘突出，L₅一侧峡部裂（箭），骨折处出现明显的分离和Ⅰ度滑脱。

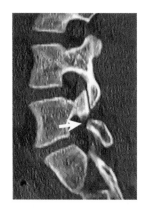

图3-154　真性滑脱

病例3.3.4.7

女，46岁，腰痛10余年，加重1个月。查体：腰椎前凸曲度明显增大（图3-155），此为腰椎真性滑脱的重要体征。后拍片确诊L$_4$峡部裂伴Ⅱ度滑脱。

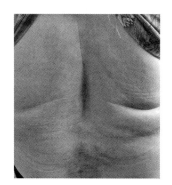

图3-155　真性滑脱

（三）假性滑脱（图3-156）

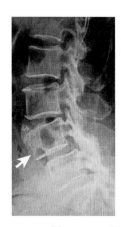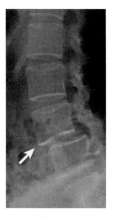

图3-156　腰椎X线侧位片

L$_4$椎体向前滑脱（箭），未见明显峡部裂，考虑假性滑脱（Ⅰ度）

病例3.3.4.8

男，57岁，长期腰痛，无明显的下肢放射痛。

腰椎X线正侧位片（图3-157）：腰椎广泛性骨赘形成（箭头），腰椎不稳，L₅假性滑脱（箭）。

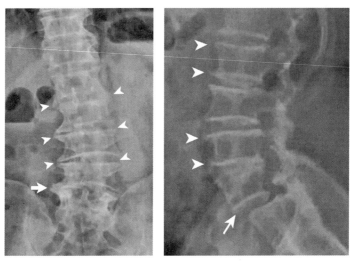

图3-157 假性滑脱

病例3.3.4.9

女，60岁，腰骶部广泛性疼痛2年，加重3个月。

腰椎CT矢状面+横断面（图3-158）：椎体普遍骨质疏松，L₅向后滑脱（Ⅰ～Ⅱ度），无峡部裂征象，考虑假性滑脱（箭）；椎体旋转和真空征（箭头）。

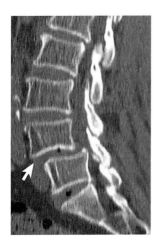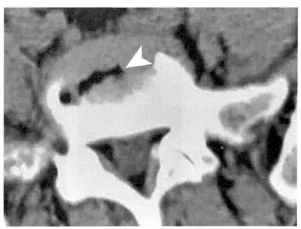

图3-158 假性滑脱

五、腰椎椎体后缘离断症（PARS）

见图3-159至图3-162。

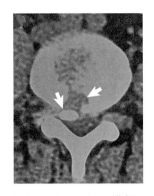

图3-159　腰椎CT横断面

椎体后缘凸入椎管内一个椭圆形钙化影（箭），造成椎管狭窄，相应部位的椎体骺环上有缺损（箭），考虑骺离骨折

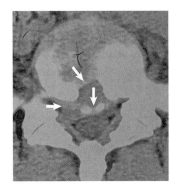

图3-160　腰椎CT横断面

椎体后缘正中有小块骨质缺损、分离进入椎管内（箭），压迫硬膜囊，考虑骺离骨折和腰椎间盘突出

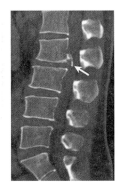

图3-161　腰椎CT矢状面

L_2椎体后下缘骨质缺损、分离进入椎管内（箭），压迫硬膜囊，考虑骺离骨折

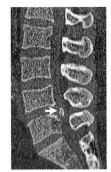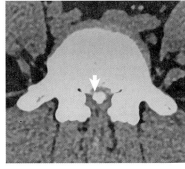

图3-162　腰椎CT矢状面＋横断面

L_5椎体后上缘骨质缺损、游离进入椎管内（箭），压迫硬膜囊，导致椎管狭窄，考虑骺离骨折

〔分析与讨论〕

（一）概述

腰椎椎体后缘离断症（posterior apophyseal ringseparation，PARS）又称腰椎间盘突出并椎体后缘离断症、腰椎后缘骨、腰椎后缘软骨结节、腰椎后缘游离骨、腰椎椎体后缘骺环离断症等，是一类腰椎椎体后缘部分骨块突向椎管、椎间盘组织进入缺损区并造成脊髓和（或）神经压迫的疾病，多发生于青少年，常合并腰椎间盘突出（lumbar discherniation，LDH）。参考本章第二节"十一、椎体边缘软骨结节（AMCN）"。

（二）病因与发病机制

PARS多起病隐匿，发病机制尚不明确。骺环在6岁左右钙化，13岁左右开始骨化，17岁左右与椎体融合，18岁后完全固定。在骺环完全骨化之前，骺环与椎体之间的骨软骨连接比骺环与椎间盘之间的纤维软骨连接弱，因此剪切应力或反复创伤可能会导致青少年椎骨外骺环骨折和椎间盘突出。而在椎间盘突出过程中髓核向胶原纤维传递的力量在骨软骨的薄弱处造成破坏，从而形成撕脱骨折。此外，创伤可能不是唯一的致病因素。先天性异常如骺环的骨化缺陷和终板的脆性也会导致骺环断裂。

（三）临床表现

研究表明，腰椎 PARS 合并 LDH 在所有年龄段均可发病，青少年及年轻人发病率较高。其临床表现与单纯 LDH 非常相似，前期多表现为腰痛或臀部疼痛，后期可出现下肢疼痛、麻木，间歇性跛行，活动障碍甚至马尾综合征等神经压迫症状，容易与 LDH 混淆而导致误诊。

（四）诊断与影像学

PARS最常见于 L_5~S_1 水平和 S_1 上终板。典型CT表现：椎体后缘骨质缺损、边缘硬化，缺损后缘有骨片突入椎管，硬膜囊或神经根受压。MRI检查可更清晰地显示突入椎管的椎间盘和分离骨块对硬脊膜压迫的程度，并可与肿瘤进行鉴别。最关键的鉴别点在于：①椎体后缘是否缺损；②骨性游离体是否进入椎管。腰椎 PARS 分裂分期与鉴别诊断见表3-10、表3-11。

表3-10　腰椎椎体后缘离断症分型分期

分　类	分型分期	描　述
骨块是否完全游离	Ⅰ型	骨块与椎体后缘部分游离
	Ⅱ型	骨块与椎体后缘完全游离
椎间盘与骨块的相对位置	1期	椎间盘向骨块后缘移位，未超出骨块后缘
	2期	椎间盘移位超过骨块后缘

表3-11　腰椎椎体后缘离断症鉴别诊断

病　种	影像鉴别
腰椎椎体后缘离断症	椎体后缘骨缺损，离断的骨块和椎间盘组织突入椎管内，压迫硬膜囊或神经根
椎间盘突出骨化	椎体后缘无骨质缺损，多位于突出物内部，边缘圆钝，厚度 ≤ 5mm
后纵韧带骨化症	椎体后缘无骨质缺损，位于突出物后且居中、较窄，可跨越椎间盘
椎体后缘骨赘劈裂	椎体后缘无骨质缺损，椎体周缘骨质增生
椎体后缘撕脱骨折	外伤史，骨块不规整，与椎体缺损形状吻合，边缘锐利

（五）治疗

保守治疗包括绝对卧床休息、口服非甾体抗炎药、中医传统疗法等。因椎管内存在骨性占位病变，保守治疗效果总体并不满意。对于经过一段时间保守治疗无效、神经症状进行性加重、严重影响生活质量的患者应积极进行手术治疗。因该病患者多为年轻人，手术应当尽可能地保护脊柱后方结构的完整性及稳定性，以减慢相邻节段的退变速度。目前，对具体手术治疗方案的选择有着较大争议，可行微创内镜手术。

参考文献

［1］孔庆奎，吴珂，崔群生，等.腰椎间盘突出并椎体后缘离断症［J］.中华骨科杂志,2002,22（1）:13-15.

［2］陈仲强，党耕町，张凤山.腰椎椎体后缘离断症［J］.中华骨科杂志，1996，16（12）: 11-13.

［3］张福琳，刘庆鹏.腰椎椎体后缘离断症［J］.中国骨与关节损伤杂志，2013，28（7）: 699-700.

［典型病例］

病例3.3.5.1

男，61岁，既往有严重的腰椎损伤病史。

腰椎CT横断面（图3-163）：椎体周缘有广泛、毛糙的骨赘形成（箭）；椎体后缘存在突向椎管内的椎间盘（箭头），且钙化，造成明显的椎管狭窄；椎骨后缘缺损，考虑骺离骨折。

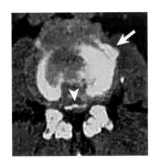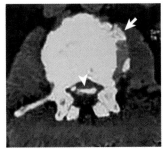

图3-163　PARS

病例3.3.5.2

男，23岁，高处跳下致腰痛半年余。

腰椎CT矢状面+横断面（图3-164）：L_3~S_1整体呈退行性改变，L_3椎体下缘骨质缺失（白箭），横突后有游离骨块，L_4椎体后缘钙化（箭头），L_5后下缘骨块缺损、游离进入椎管（黑箭），考虑骺离骨折。

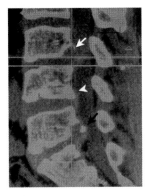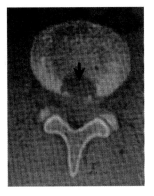

图3-164　PARS

六、横突骨折

见图3-165至图3-171。

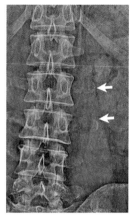
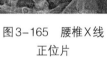

图3-165　腰椎X线
正位片

L₂、L₃左侧横突骨折
（箭）

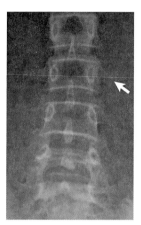

图3-166　腰椎X线
正位片

L₃左侧横突骨折（箭），
骨折线模糊，骨痂形成

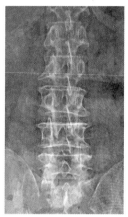

图3-167　腰椎X线
正位片

由于躯干肌肉和腹部内
脏等结构的重叠影，难
以发现横突骨折

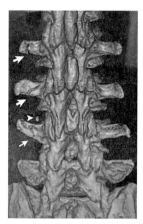

图3-168　腰椎CT
三维重建

L₂₋₄左侧横突骨折（箭），
基本无移位，L₄左侧横突
上方似有游离骨块（箭头）

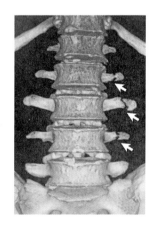

图3-169　腰椎CT三维重建

L₂₋₄左侧横突骨折（箭），骨折均
移位

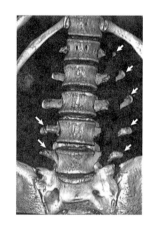

图3-170　腰椎CT三维重建

L₁₋₅左侧横突与L₄₋₅右侧横突骨
折（箭），左侧横突骨折分离移
位明显

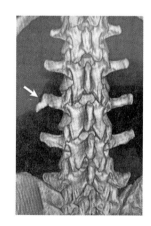

图3-171　腰椎CT三维重建

L₃左侧横突陈旧性骨折（箭），
骨痂形成，不排除是发育畸形

〔分析与讨论〕

暴力结合髂腰肌及腰方肌过度收缩容易导致腰椎横突骨折，一般对脊柱的力学稳定没

有太大的影响。由于横突细小，加之躯干肌肉和腹部内脏等结构的重叠影，使得横突骨折经常被漏诊。CT及三维重建可以清楚地显示腰椎横突骨折。

腰椎横突骨折一般无需手术治疗，予简单卧床制动、腰围固定、非甾体类抗炎药和活血化瘀药物、保持大便通畅等治疗。

需要注意的是：对于腰部外伤后出现较为剧烈的腰痛，一定要检查压痛点和叩击痛。结合疼痛点，认真阅片。必要时进行CT平扫和三维重建，可清楚地显示骨折处。

［ 典型病例 ］

病例3.3.6.1

男，51岁，楼梯上跌落致剧烈腰痛1天。

腰椎X线正位片（图3–172）：L_{2-5}左侧横突骨折（箭）。

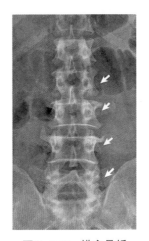

图3–172　横突骨折

病例3.3.6.2

男，45岁，摔伤后腰痛1天。

腰椎CT三维重建（图3–173）：L_{1-2}横突骨折（箭），L_3横突粉碎性骨折（箭头）。

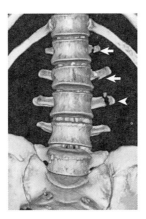

图3–173　横突骨折

病例3.3.6.3

女，24岁，洗澡时不慎滑倒扭伤腰部，无直接跌落损伤。伤后腰痛剧烈，无法转动腰部及行走，患者无明显的下肢放射痛。家人给予按摩、擦正骨水及红花油、照灯等，疼痛无明显改善。查体：患者强迫体位，无法行走及转动腰部，腰背肌紧张，广泛性压痛及明显的右侧腰部叩击痛，考虑有腰椎横突骨折。

腰椎X线正位片（图3-174）：L_{1-3}右侧横突尖部骨折，骨折处均有轻微移位（箭）。

腰椎CT横断面（图3-175）：右侧横突骨折处移位不明显（箭）。

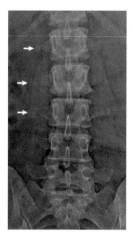
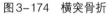
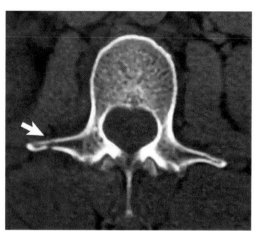

图3-174　横突骨折　　　　图3-175　横突骨折

七、旋转脱位（旋转不良）

〔分析与讨论〕

脊椎旋转脱位（旋转不良）常累及多个脊椎节段，可伴有向对侧面侧弯。单个椎体旋转不良临床罕见，多伴有形态异常。影像学诊断方法参考第二章第二节"一、脊柱侧弯"。临床上可没有症状，或有局限性、放射性疼痛。根据病因和症状严重程度，选择保守治疗或手术。

〔典型病例〕

病例3.3.7.1

女，31岁，既往无任何腰腿痛，近期劳累后出现腰部酸痛。

脊柱X线正侧位片（图3-176）：L_{1-5}椎体向左侧旋转约90°；L_5向左前方Ⅱ～Ⅲ度滑脱伴侧弯旋转（箭），腰椎骶化。

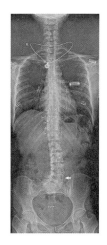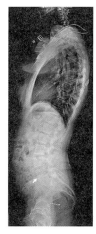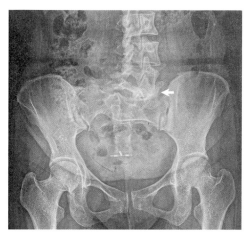

图3-176 脊柱X线正侧位片

第四节 炎 症

一、结核性脊柱炎

见图3-177、图3-178。

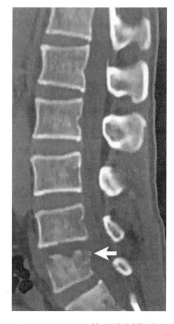

图3-177 腰椎X线侧位片

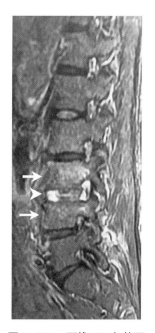

图3-178 腰椎MRI矢状面

L_5椎体上缘骨质虫蚀样改变（箭），考虑结核性脊柱炎

L_3、L_4椎体信号不均匀增高（箭），其椎间隙前部有类圆形高信号影（箭头），考虑结核性脊柱炎，须排除感染和肿瘤

[分析与讨论]

腰椎骨结核X线片上的表现以骨质破坏和椎间隙狭窄为主。骨质破坏集中在椎体上缘或下缘，并侵犯至椎间盘，表现为椎体终板的破坏和进行性椎间隙狭窄，并累及邻近两个椎体。参考第一章第四节"一、结核性脊柱炎"。

鉴别诊断：

1.强直性脊柱炎 本病均有骶髂关节炎症，没有全身中毒症状，X线检查看不到骨破坏与死骨，胸椎受累后会出现胸廓扩张受限等临床表现，足资鉴别。

2.化脓性脊柱炎 发病急，有高热及明显疼痛，进展很快，早期血培养可检出致病菌。X线表现进展快，其特征性X线表现可作鉴别。

3.脊柱肿瘤 多见于老人，疼痛逐日加重，X线片可见骨破坏累及椎弓根，椎间隙高度正常，一般没有椎旁软组织块影。

[典型病例]

病例3.4.1.1

女，38岁，腰痛数月。查体：L_{1-2}局部叩击痛。

腰椎X线正侧位片（图3-179）：L_{1-2}椎间隙变窄（箭），椎体前缘和上缘骨质虫蚀样改变（箭头），考虑结核性脊柱炎。

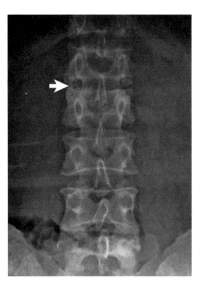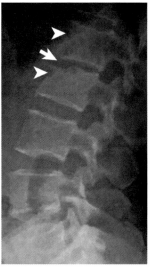

图3-179　结核性脊柱炎

二、化脓性脊柱炎

见图3-180。

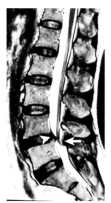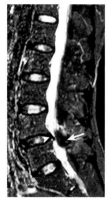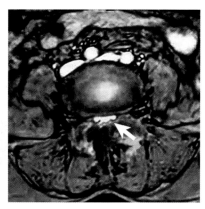

图3-180　腰椎MRI矢状面＋横断面

椎管明显狭窄，为软组织性压迫，考虑为椎管后壁的软组织炎性刺激（箭）和前方L$_{4-5}$椎间盘突出（箭头）所致；L$_{4-5}$棘突周围软组织信号不均匀增高，考虑感染所致

［分析与讨论］

化脓性脊柱炎（suppurative spondylitis）又称细菌性脊柱炎（bacterial spondylitis），较少见，主要有椎体化脓性骨髓炎和椎间隙感染。参考第一章第四节"二、化脓性脊柱炎"。

［典型病例］

病例3.4.2.1

男，34岁，因腰臀部疼痛，在某县医院行L$_{4-5}$左侧间隙侧隐窝神经阻滞后出现双下肢麻木，左下肢持续5小时，右下肢持续1小时。患者自诉穿刺过程中有左下肢触电样剧烈疼痛。治疗后腰痛减轻，3天后腰痛再次发作。手法正骨后疼痛基本消失，活动自如。手法治疗3天后无明显诱因腰痛再次发作，站立、行走均感困难。第6天时发热1次，腰痛持续加重。于第10天再次来院住院。主诉：腰及左侧臀部疼痛2周。查体：站立时，腰部前屈约15°，不能直立，向右侧弯，活动度检查不能配合，L$_{4-5}$间隙叩击痛，疼痛放射至左下肢，直腿抬高试验阴性，挺腹试验阳性，屈颈试验阳性。下肢感觉、运动正常，无神经定位体征。血常规：中性粒细胞78.3%，血沉18mm/h，余正常。入院后行痛点阻滞效果不明显。

因之前都是怀疑感染，期间有发热1次，白细胞高，体温38.5℃。半月后复查白细胞正常时，行L$_{4-5}$间隙左侧开窗减压，切除黄韧带后就看到椎管内、硬膜外的脓肿，脓肿包膜完整。手术把增生肉芽组织清除，庆大霉素冲洗后，建立冲洗通道，关闭切口。没有进一步手术。术后引流9天，4次引流液培养无细菌生长，复查血常规和体温正常，术后15天拆线。患者出院时腰部直立时向右侧弯，疼痛不明显，无下肢神经定位体征。但以后患者又出现腰痛加重，翻身困难，伴腹部疼痛，肚脐下、腹股沟上皮肤感觉减退。腰部疼痛随体位左右变化，疼痛部位向右侧臀部转换，疼痛牵扯右侧睾丸。会诊考虑耐药可能，调整抗菌素为青霉素640万U，依替米星0.15g，q12。调整用药3天后腹痛不明显，左侧腹部皮肤感觉正常，右侧肚脐下、腹股沟上感觉仍减退。无下肢神经定位体征，下肢活动正常。

腰椎MRI T$_2$矢状面（图3-181）：L$_5$~S$_1$椎间隙和L$_5$、S$_1$椎体信号增高（箭），前纵韧带处见混杂信号（箭），后方腰背肌见高信号，结合病史，考虑椎体、椎间隙和周围软组织感染。

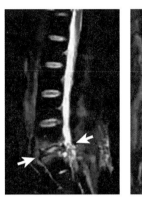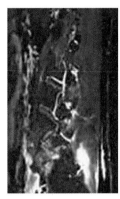

图3-181　化脓性脊柱炎

病例3.4.2.2

男，43岁，因腰痛行椎间盘臭氧治疗，术后腰痛仍反复。查血沉、C反应蛋白升高，考虑椎体、椎间隙感染。

腰椎MRI T$_2$矢状面（图3-182）：L$_5$~S$_1$椎间盘突出（箭头）；L$_5$~S$_1$椎间隙和L$_5$椎体前缘信号增高（箭），结合病史，考虑椎体和椎间隙感染

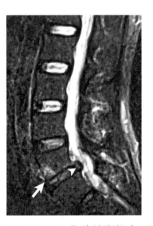

图3-182　化脓性脊柱炎

病例3.4.2.3

女，66岁，因L$_1$压缩性骨折行经皮椎体成形术（骨水泥）。术后半月疼痛加剧，夜间痛明显。查体：局部叩击痛明显。ESR、CRP和WBC增高。

腰椎X线正侧位片（图3-183）：L_1椎体内的骨水泥向前方、右侧渗漏（箭）。

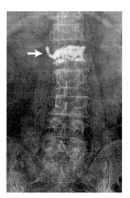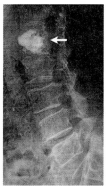

图3-183　化脓性脊柱炎

三、布鲁氏菌性脊柱炎（BS）

〔分析与讨论〕

（一）概述

布鲁氏菌病（brucellosis）系一种人畜共患传染性变态反应性疾病，该病主要集中于牧区，呈一定的区域聚集性。近年来由于我国养殖业和餐饮业的大力发展，在西北、东北地区布鲁氏菌病发病率逐年上升。该病是一种全身性疾病，可累及多个器官，涉及骨骼的发病率占2%~30%，且常见于脊柱。布鲁氏菌性脊柱炎（Brucella spondylitis，BS）是布鲁氏菌侵犯脊柱导致的感染性脊柱炎性疾病，引起脊柱脊髓炎症，是一种破坏性疾病，严重时可导致脊柱畸形或瘫痪等。好发程度为腰椎＞胸椎＞颈椎＞骶椎。

（二）影像学

相邻椎体破坏伴骨质增生硬化，椎间隙变窄，可有椎旁脓肿或硬膜外脓肿。MRI是首选检查方法，可分为四型：Ⅰ型（椎体炎型）、Ⅱ型（椎间盘型）、Ⅲ型（椎旁软组织肿块及腰大肌脓肿型）、Ⅳ（混合型）。

（三）治疗

在联合药物治疗基础上，对符合手术指征的患者采取手术治疗。WHO推荐布鲁氏菌病治疗方案为多西环素（强力霉素）+利福平或多西环素+链霉素，至少应用6周。

需要注意的是：①正确诊断和及时治疗对患者远期预后非常重要，本病易与脊柱结核和化脓性脊柱炎等疾病的诊断混淆。②本病均通过未经烹煮的肉或未经巴氏消毒的乳制品以及畜牧业从业者与患畜的接触等途径传染给人类。

参考文献

［1］于培锋，于小航，牟新勇.布鲁氏菌性脊柱炎的CT、MRI诊断［J］.医学影像学杂志，2020，30

（7）：1288-1290.

［2］施耀军，王西昌，李洋.布鲁氏菌性脊柱炎磁共振影像特征分析［J］.宁夏医科大学学报，2020，42（4）：388-390.

［3］刘建，李勇爱，牛宁奎.脊柱结核和布鲁氏菌性脊柱炎的血常规差异分析［J］.医学检验与临床，2020，31（6）：29-33.

［典型病例］

病例3.4.3.1

男，57岁，腰痛半年，加重2个月。无明显诱因出现腰痛，疼痛以夜间和劳累后加重，并伴有间歇性发热。多家医院以腰椎间盘突出症进行治疗，无效。后经过多种影像学和实验室检查确诊为布鲁氏菌性脊柱炎。追问患者病史，最初患者否认有牧区旅游或旅行史以及牛、羊等家畜接触史。待确诊后才回忆起曾短时间开过羊肉店，接触过活羊。

腰椎CT矢状面（图3-184）：L_3、L_4椎体骨质明显硬化（箭），L_3椎体轻度楔形变（箭头），$L_{3~4}$椎间隙变窄，后部见钙化影，考虑布鲁氏菌性脊柱炎。

腰椎MRI矢状面（图3-185）：L_3、L_4椎体信号不均匀增高（箭），L_3椎体稍变扁（箭头），$L_{2~5}$椎间隙混杂，含低信号影。

腰椎CT三维重建（图3-186）：L_3骨质破坏，楔形变（白箭），$L_{3~4}$椎间隙狭窄，后部骨化；腰骶移行椎（黑箭）。

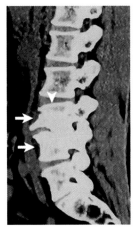 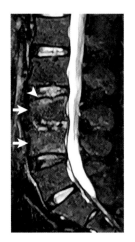 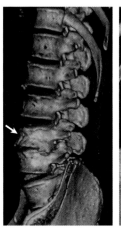

图3-184　腰椎CT矢状面　　图3-185　腰椎MRI矢状面　　图3-186　腰椎CT三维重建

四、糖尿病性脊髓病

［分析与讨论］

糖尿病的神经系统并发症可累及神经系统各个部位，其中表现为脊髓损伤者称为糖尿病性脊髓病。根据损害部位不同，临床可分为4种类型（表3-12）。

表3-12　糖尿病性脊髓病临床分型

分型	部位	症状
糖尿病性假脊髓痨	脊髓后索，伴末梢神经病变	步态不稳，采棉花感，举足高、落地重，闭目及走夜路困难
后侧索硬化型	脊髓后索及侧索	双下肢无力或瘫痪，肌张力增高，腱反射亢进，锥体束征阳性，深感觉障碍，共济失调
横贯性脊髓病型	脊髓横贯	受损平面以下各种感觉、运动功能障碍，膀胱、直肠和性功能障碍
脊髓前角损害或肌萎缩型	前角细胞至肌肉运动终板间	进行性四肢近端肌肉萎缩

患者一般为重型糖尿病，病程较长且病情控制不佳。病变一般不可逆转，早期发现、早期诊断，及时有效控制糖尿病，对减轻糖尿病性脊髓病的病情有积极意义。参考第一章第四节中"脊髓炎"相关内容。

参考文献

[1]李凤有，温秀莲，段建钢，等.糖尿病性脊髓病［J］.卒中与神经疾病，2004，11（1）：39-41.

[2]刘平国.糖尿病性脊髓病16例临床体会［J］.中国农村卫生，2015，56（2）：24-25.

[3]赵洪鉴，孙宏毅.糖尿病性脊髓病8例临床分析［J］.中国实用医药，2014，9（29）：201-202.

［典型病例］

病例3.4.4.1

男，65岁，10年前出现双上肢麻木，下肢无力。在当地医院以"脊髓型颈椎病"手术治疗。术后症状无缓解，症状逐渐加重，并出现白内障及行走困难。后被诊断为糖尿病及糖尿病性脊髓炎。经过激素治疗，症状短暂缓解，但随后出现右下肢瘫痪，股四头肌萎缩。

腰椎MRI矢状面+横断面（图3-187）：胸腰段脊髓高信号改变（箭），考虑脊髓炎。

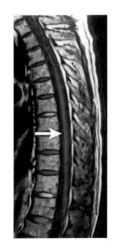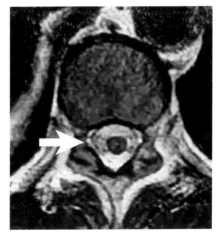

图3-187　糖尿病性脊髓病

第五节 肿瘤与类肿瘤

一、神经根袖囊肿（NRSC）

〔分析与讨论〕

（一）概述

随着MR的应用和普及，脊柱椎管内囊性病变（cystic lesions of spinal channel，CLSC）的诊断率逐渐提高。其最常见的病变部位是蛛网膜。根据解剖学特征，将CLSC分为：

1.与关节突关节和后部附件相关的囊性病变 关节突关节囊肿、黄韧带囊肿和后纵韧带囊肿。

2.与椎管前方相关的囊性病变 椎间盘囊肿（discal cyst）。

3.脊膜囊性病变 硬膜内蛛网膜囊肿、硬膜囊性病变。其中，硬膜囊性病变分为囊状硬膜憩室（Ⅰ型，包括硬膜囊憩室、神经根袖囊肿）、硬膜内外层间囊肿（Ⅱ型）和梭形硬膜扩张（Ⅲ型）。

神经根袖囊肿（nerve root sheath cyst，NRSC）又称为神经周围囊肿（perineural cyst）或塔洛夫囊肿（Tarlov cyst），是脑脊液在脊柱（通常是骶骨）后神经根蛛网膜与硬脊膜之间聚集所形成的。病因尚不明确，可能与神经鞘的发育变异、炎症、蛛网膜下腔出血浸润或者创伤有关。多数学者认为该囊肿是先天性或自发性硬膜憩室、蛛网膜疝，本质上是非肿瘤性硬脊膜憩室。成人发病率为4.6%~9.0%，好发于31~50岁，女性多发。囊肿位于椎管内脊神经根周围，绝大多数位于脊髓骶段（最常累及S_{2-3}神经根），少数位于腰段。

（二）临床表现

取决于囊肿的大小和具体位置。神经根袖囊肿一般较小，仅有20%的囊肿有症状。随病程进展，囊肿可逐渐增大导致神经根受到拉伸、挤压，引起局部疼痛，常表现为坐骨神经痛、骶神经根病变及感觉异常。严重时可导致肠道或膀胱功能障碍（二便异常）、会阴区疼痛、阳痿等。患者久站、咳嗽或Valsalva动作时，由于蛛网膜下腔压力通过"球阀"传递，增加囊腔内的压力，可使症状加重。

研究提示，由于神经根袖囊肿含有脑脊液，脑脊液压力的波动可能会导致囊肿大小变化，导致症状反复。无症状的神经根囊肿患者在受到创伤或从事提高脑脊液压力的活动（如举重）后可能会出现症状。

（三）诊断

排除其他疾病后，查体发现直腿抬高试验（＋），腰部屈曲减少，可提示有神经根袖囊肿压迫。X线可显示骶骨侵蚀，及椎旁圆形阴影；CT显示等密度病灶；MRI显示脑脊液样特征，T_1低信号、T_2高信号，显示骨质或椎弓根侵蚀，神经根管增大或骶管增宽；电生理评估神经根病。

（四）治疗

治疗分为有症状和无症状两个阶段。对无症状神经根袖囊肿应定期监测，以观察囊肿是否增大或出现症状；对有症状神经根袖囊肿，尚无公认的统一治疗方案。采用个体化治疗方案，包括非甾体抗炎药、运动治疗、物理疗法、CT引导下囊肿抽吸（复发率高）、腰椎脑脊液引流、手术治疗等。若囊肿直径＞1.5 cm，且出现神经根痛，建议手术治疗。

［**典型病例**］

病例3.5.1.1

男，24岁，腰痛伴左下肢放射痛，初诊为腰椎间盘突出，治疗效果不佳。

腰椎MRI横断面（图3-188）：左侧侧隐窝内神经根袖处见类圆形高信号影（箭），压迫神经根产生下肢症状，考虑神经根囊肿。

分析：神经根袖囊肿没有影像学检查难以确诊。手术是唯一有效的治疗手段。

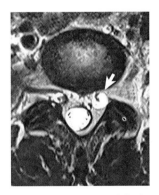

图3-188　神经根袖囊肿

病例3.5.1.2

女，42岁，腰痛伴有右下肢放射痛。初诊考虑为腰椎间盘突出症。

腰椎MRI横断面（图3-189）：右侧侧隐窝内神经根袖处见类圆形高信号影（箭），压迫神经根产生下肢症状，考虑神经根囊肿。

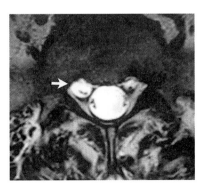

图3-189　神经根袖囊肿

病例3.5.1.3

女，55岁。颈部疼痛1月余。

颈椎MRI横断面（图3-190）：双侧侧隐窝内神经根袖处见类圆形高信号影（箭），考虑神经根囊肿。

分析：由于囊肿位于椎间孔外孔处，此处神经根有较大的活动空间，因此对神经根的压迫症状并不明显。

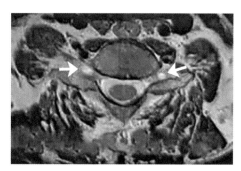

图3-190　神经根袖囊肿

二、骨巨细胞瘤（GCTB）

见图3-191至图3-194。

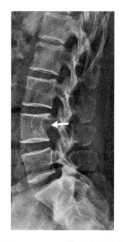

图3-191　腰椎X线侧位片

L₄椎体后部骨质缺损（箭），形状不规则，L₄₋₅椎间孔明显增大

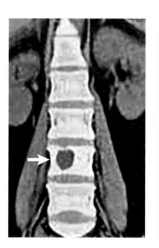

图3-192　腰椎CT冠状面+横断面

L₄椎体后部严重骨质破坏区（箭），呈分房状，边界硬化且尚清，伴有浸润性破坏

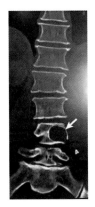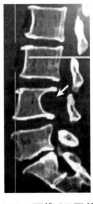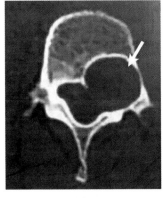

图3-193　腰椎CT冠状面＋矢状面＋横断面

L_4椎体左后部见类圆形、边界清楚的骨质缺损区（箭），横径接近纵径，考虑骨巨细胞瘤

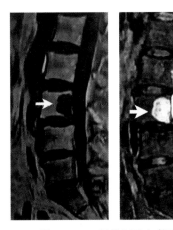

图3-194　腰椎MRI矢状面

L_3椎体后部有一大块类圆形的骨质缺坏区，边界清楚（箭），考虑骨巨细胞瘤，不排除骨囊肿

［分析与讨论］

骨巨细胞瘤（giant cell tumor of bone，GCTB）的生物学行为复杂，介于良、恶性肿瘤之间。骨巨细胞瘤的临床表现、影像和病理都有一定特点，临床诊断应结合这三者。但当出现不典型表现时，应注意与巨细胞修复性肉芽肿、甲状旁腺功能亢进引起的棕色瘤、动脉瘤样骨囊肿、骨母细胞瘤（溶骨性改变，有瘤果）、良性纤维组织细胞瘤等含有多核巨细胞的疾病相鉴别。详见第一章第五节"三、骨巨细胞瘤（GCTB）"。

［典型病例］

病例3.5.2.1

女，42岁，腰背部疼痛不适数月。

腰椎MRI矢状面+CT横断面（图3-195）：L_3椎体楔形变，信号均匀变低，见边界清楚的骨质破坏区（箭），考虑骨巨细胞瘤伴动脉瘤样骨囊肿

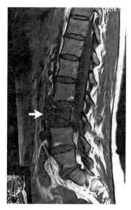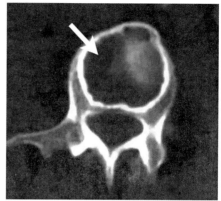

图3-195　骨巨细胞瘤

三、骨母细胞瘤

［分析与讨论］

（一）概述

骨母细胞瘤（osteoblastoma）又称成骨细胞瘤，较少见，一般为圆形或椭圆形、直径>1.5cm的中间型肿瘤，组织学上与骨样骨瘤相似，故又称巨大骨样骨瘤。男性多见，好发于10~30岁，好发程度依次为脊柱（颈椎>腰椎>胸椎>骶椎）>扁平骨（颅骨、盆骨）>四肢长骨。典型部位发生在椎弓根区，以膨胀性骨质破坏伴有内部钙化及边缘硬化为特点。可分为良性骨母细胞瘤和侵袭性骨母细胞瘤，前者以骨质硬化为主，后者可有骨质破坏，伴软组织肿块，复发率高。表现为间歇性、局限性钝痛，夜间不加重，局部肿胀，多可触及硬块。治疗多选择手术切除、介入栓塞等。

（二）影像学

1. X线与CT　椎弓和椎弓根呈膨胀性、偏心性骨破坏，边界清楚，内部常有不同程度的成骨或钙化，呈斑点状或索条状，新生骨呈磨玻璃密度结构。

2. MRI　骨质硬化和钙化区T_1、T_2低信号，溶骨性骨破坏和软组织肿块T_1低信号、T_2高信号。

［典型病例］

病例3.5.3.1

女，67岁，腰痛数月。

腰椎CT矢状面+横断面（图3-196）：L_4椎板左后上缘膨胀性骨质破坏（直径>2cm）

（短箭），内有钙化，边缘尚清且硬化，考虑骨母细胞瘤，须与骨巨细胞瘤、非骨化性纤维瘤以及骨样骨瘤等鉴别；L_5~S_1椎间隙狭窄（箭头），椎间隙前缘组织钙化，考虑腰椎间盘突出；L_5峡部裂（长箭），且椎体向前滑脱，考虑真性滑脱。

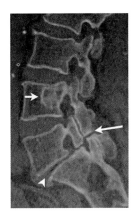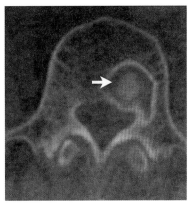

图3-196　骨母细胞瘤

四、神经源性肿瘤

见图3-197、图3-198、图3-199。

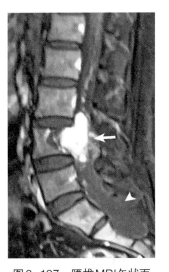

图3-197　腰椎MRI矢状面

L_4~S_2椎管内见不规则形高低信号混杂肿物，上部呈均匀高信号影（箭），欠规则，呈分叶状，侵犯L_4椎体、椎板；下部呈基本均匀低信号影，肿物至骶管水平蛛网膜下腔宽度增加，形状欠规则，充满椎管，边界有分叶（箭头）。考虑神经鞘膜瘤。

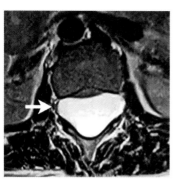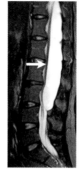

图3-198　胸腰椎MRI横断面＋矢状面

T_{11}~L_4水平椎管内椭圆形、均匀T_2高信号影（箭），压迫
脊髓和圆锥，考虑髓外硬膜下肿物

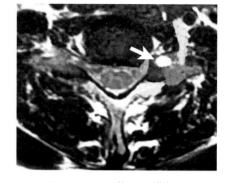

图3-199　腰椎MRI横断面

左侧椎间孔处见椭圆形高信号影（箭），考
虑神经鞘膜瘤

［分析与讨论］

中枢神经系统肿瘤中，椎管内肿瘤约占15%，而髓外硬膜下肿瘤约占椎管内肿瘤的60%~70%，多为良性肿瘤，包括神经鞘瘤、脊膜瘤、神经纤维瘤、脂肪瘤、血管瘤等，其中椎管内脊膜瘤（spinal meningioma，SM）和神经鞘瘤（intraspinal schwannoma，IS）是最常见的两类肿瘤，多为良性，分别占所有椎管肿瘤的25%和29%。SM是生长在椎管硬脊膜内侧、起源于脑膜内皮细胞的肿瘤，好发于中年以上女性，51~70岁为高发年龄，胸段多见。IS起源于神经鞘膜的施万细胞，好发于20~40岁人群，无明显性别差异，好发于胸腰段。两者临床表现相似，表现为肢体麻木、腰背酸痛、节段性感觉障碍和二便困难。详见第一章第五节"五、神经源性肿瘤"。

参考文献

［1］邹飞，管韵致，王洪立，等．椎管内髓外硬膜下肿瘤的临床特点及病理学构成——167例病例分析［J］.中国脊柱脊髓杂志，2014，24（11）：991-994.

［2］季学成，时永臣，韩秋.髓外硬膜下肿瘤诊疗的研究进展［J］.医学综述，2020，26（5）：935-939.

［典型病例］

病例3.5.4.1

女，38岁，腰骶部疼痛、活动不利1周。患者自述产后1个月，无明显原因出现腰骶部疼痛、活动不利。门诊以骶髂关节炎收入院。入院复查血常规、CRP、ESR、HLA-B27均为阴性。骶髂关节MRI示骶髂关节骨质密度增高，局部少量积液。住院10天保守治疗，配合口服激素药物及非甾体类抗炎药后，效果不显著。患者自述腰痛加重，要求出院行专科治疗。后行腰椎MRI检查提示神经源性肿瘤，住院手术后疼痛减轻，3天后可行走。

腰椎MRI矢状面（图3-200）：L_{3-4}椎体水平椎管内类圆形低信号占位影（箭），考虑髓外硬膜下肿瘤。

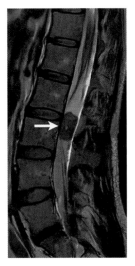

图3-200 神经源性肿瘤

病例3.5.4.2

女，57岁，腰痛数年。

腰椎MRI矢状面（图3-201）：L$_3$水平椎管内椭圆形肿物（箭），呈均匀高信号，考虑脊膜瘤。

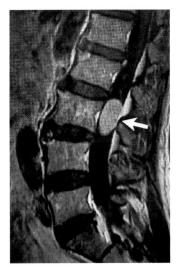

图3-201 神经源性肿瘤

病例3.5.4.3

女，28岁，双下肢轻度无力、麻木。

腰椎MRI T$_2$矢状面＋横断面（图3-202）：L$_{1-2}$水平椎管内类圆形肿物（箭），呈混杂信号，考虑髓外硬膜下肿瘤。

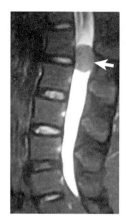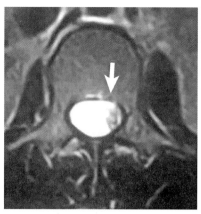

图3-202　神经源性肿瘤

病例3.5.4.4

男，31岁，腰痛半年。

腰椎MRI T_2矢状面（图3-203）：$L_{1~2}$水平椎管内脊髓外椭圆形高信号影（箭），考虑髓外硬膜下肿瘤，建议手术切除。

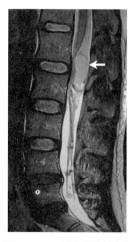

图3-203　神经源性肿瘤

病例3.5.4.5

男，42岁，腰腿痛数年，有时劳累后加重，有时晨起明显，休息或止痛药有时有效，有时无效。

腰椎MRI矢状面＋横断面（图3-204）：T_{12}~L_2水平椎管内见椭圆形肿物（箭），呈T_2高信号、内含片状低信号，压迫前方脊髓和脊神经，考虑髓外硬膜下肿物，神经鞘瘤可能性大。

腰椎X线正位片（图3-205）：腰椎骨桥形成，呈竹节样改变（箭头），骶髂关节炎性改变，考虑强直性脊柱炎。

分析：椎管内囊肿多见于骶管内，腰椎段少见。该患者手术摘除囊肿和行内固定后，腿部症状缓解，但腰痛缓解不明显，考虑因其AS所致。

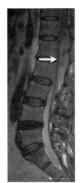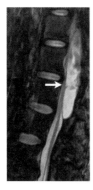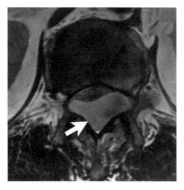

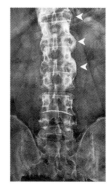

图3-204　腰椎MRI矢状面＋横断面　　　　　图3-205　腰椎X线正位片

五、多发性骨髓瘤（MM）

〔分析与讨论〕

（一）概述

多发性骨髓瘤（multiple myeloma，MM）系骨髓中浆细胞异常增殖的恶性疾病，偶呈单发，称为孤立性骨髓瘤。MM分泌的单克隆免疫球蛋白会导致相关器官或组织受损，临床常表现为贫血、肾功能不全、高钙血症和骨质破坏。MM的发病率随年龄的上升而增加，主要发病人群为65岁以上老年人，男性居多。

临床表现主要为严重贫血、血沉明显升高，不同部位的骨骼疼痛（破骨细胞活性增强、成骨细胞的功能减弱，导致骨吸收和骨形成平衡失调，引起广泛性溶骨性改变），常伴发病理性骨折。

（二）影像学

1. X线与CT　典型表现为一处或多处局灶性溶骨性改变。早期X线无改变；随着病情发展，X线表现为骨质疏松，继而发展为相互融合成多发片状骨质缺损，表现为蜂窝状、蛋壳状、穿凿样骨质破坏。但局灶性病变易被重叠的骨骼、气体、实性器官或肠道内容物等混杂密度遮盖。CT敏感性明显高于X线，表现为多发性、边缘锐利、圆形或卵圆形或不规则形低密度骨质破坏区，呈蜂窝样骨质改变，边缘少有硬化。

2. PET-CT　对MM的敏感性和特异性较X线和CT明显增高，但解剖学分辨力较差。

3. MRI　软组织分辨力较好，可先于CT、骨扫描及PET-CT发现骨髓的改变，可在骨质破坏前显示髓腔的肿瘤浸润，表现为T_1低信号、T_2高信号。在椎体骨小梁出现破坏前就表现为长T_1、长T_2信号和扩散运动受限。

（三）治疗

MM属于血液系统恶性肿瘤，发病率居血液系统恶性肿瘤第2位，也是最常见的原发脊柱恶性肿瘤，目前尚不能治愈。不同患者生存时间跨度大，短至数月，长至15年以上，说明MM患者间存在着非常大的生物学异质性，因此根据细胞遗传学异常、临床特征、基因表达谱等因素将MM进行危险度分层，对判断该病的疾病进程、选择治疗方案、评估预后等具有非常重要的临床价值。一般可采用放疗、化疗、二磷酸盐治疗、骨髓移植等方法。

参考文献

［1］钱文斯，沈琳，谢彦晖.老年多发性骨髓瘤患者临床特征分析［J］.老年医学与保健,2021,27(3)：475-478.

［2］张海波，薛华丹，李烁.多发性骨髓瘤的影像学进展及临床意义［J］.中国医学科学院学报,2014,36（6）：671-674.

［3］姚树展，侯中煜.多发性骨髓瘤的影像学诊断［J］.医学影像学杂志,2010,20（6）：905-907.

［典型病例］

病例3.5.5.1

男，67岁，严重贫血，建议进一步行骨髓穿刺和浆细胞检查等。

腰椎MRI矢状面（图3-206）：T_{12}、L_1、L_4和L_5椎体楔形变（箭），椎体信号不均匀增高，考虑病理性骨折，不排除多发性骨髓瘤。

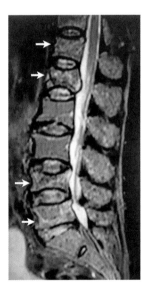

图3-206　多发性骨髓瘤

病例3.5.5.2

男，65岁，确诊多发性骨髓瘤1年余。

腰椎MRI矢状面＋冠状面＋横断面（图3-207）：腰椎椎体及附件、骶骨、双侧髂骨均见弥漫、多发斑块状异常信号影（箭），T_1低信号，T_2混杂稍高信号，结合病史考虑多发性骨髓瘤改变。

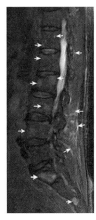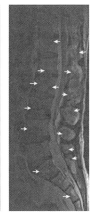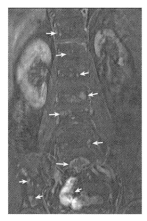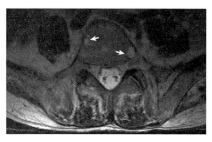

图3-207　多发性骨髓瘤

病例3.5.5.3

男，70岁，腰痛3月余，确诊多发性骨髓瘤2个月，末次化疗后20日。查体：腰部压痛明显。

腰椎MRI矢状面+横断面+冠状面（图3-208）：胸、腰、骶、尾椎及双侧髂骨仍见弥漫、多发斑点、灶性、结节样异常信号影（箭头），T_1低信号，T_2和压脂像高信号，以$T_{10}\sim L_3$为著，呈不同程度压缩性改变（箭），结合病史考虑多发性骨髓瘤，压缩性骨折。

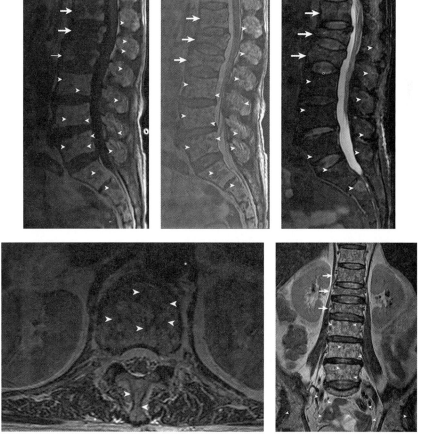

图3-208　多发性骨髓瘤

病例3.5.5.4

女，64岁，腰骶部疼痛1年余，加重半天。腰部活动后痛。

腰椎MRI平扫+增强（图3-209）：腰椎生理曲度存在，各椎体及缩减骶髂骨质信号不均（短箭），L_1、L_2、L_5椎体呈楔形改变（箭头），相邻椎间隙增宽，椎体信号减低，L_5左侧附件明显肥大、变性（长箭）。考虑多发性骨髓瘤改变，腰椎病理性骨折，椎间盘膨出。

胸腰椎CT+三维重建（图3-210）：胸壁肋骨、胸腰椎体、双侧肩胛骨、胸骨见多发骨质密度斑点状减低（短箭）。腰椎侧弯，生理曲度存在；诸骨边缘见骨质增生，L_2、L_5椎体明显压缩变扁（箭头），L_5椎体内及左侧附件见软组织密度影替代，L_1椎体稍变扁（箭头）；腰椎椎体及附件、骶椎、双侧髂骨见多发斑点及片状低密度影（短箭），L_{3-4}、L_{4-5}椎间盘向周围膨出（长箭），关节突关节模糊、变窄，边缘硬化。考虑多发性骨髓瘤改变，腰椎压缩性骨折，退行性变，椎间盘膨出。

腰椎X线正侧位片（图3-211）：腰椎侧弯，生理曲度存在；L_1、L_2椎体呈轻度压缩变扁（箭头），未见明显骨质分离移位，L_5椎体密度明显不均匀性减低，椎体外形呈左低右高楔形改变；诸骨骨质密度略不均匀（短箭），边缘见骨质增生、变尖，边缘硬化，L_{4-5}、L_5~S_1椎间隙变窄（长箭）。考虑多发性骨髓瘤，椎间盘突出，椎体压缩性骨折，退行性变。

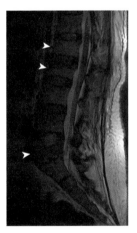
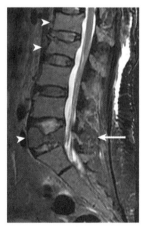
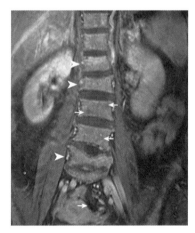

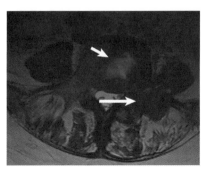

图3-209　多发性骨髓瘤

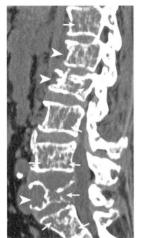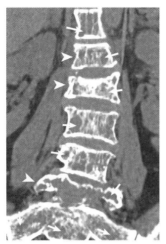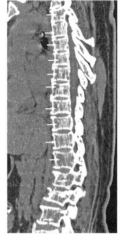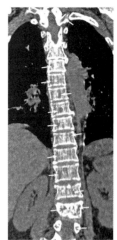

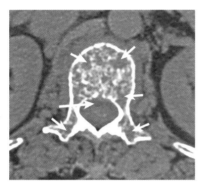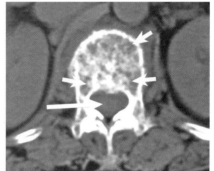

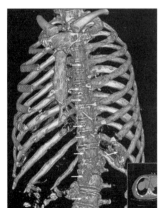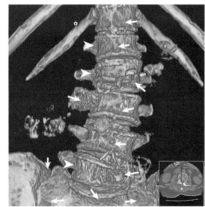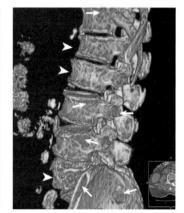

图3-210　多发性骨髓瘤

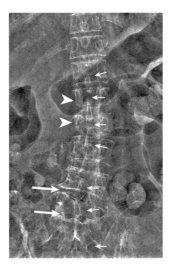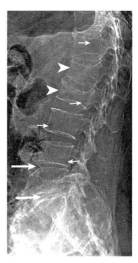

图3-211　多发性骨髓瘤

六、原发性脊柱淋巴瘤（PSL）

〔分析与讨论〕

原发性骨淋巴瘤非常少见，属于结外淋巴瘤的一种，主要见于四肢长骨，发生于脊柱则更为少见。因此，原发性脊柱淋巴瘤（primary spinal lymphoma，PSL）属于临床罕见肿瘤病变，多为非霍奇金淋巴瘤（80% B细胞淋巴瘤），好发于30~70岁，男性多见。PSL好发于胸腰椎，可能与胸段椎管更长或淋巴引流有关。主要治疗方式为化疗或放化疗联合，若出现神经系统症状或局部脊柱不稳可行手术治疗。

脊柱淋巴瘤预警征象：①发病年龄：30~40岁多见。②病史：持续数月腰背痛，病情短期内迅速恶化，可有明显脊髓压迫症状。③无发热，无明显浅表淋巴结肿大，无肝、脾肿大，血象正常。④影像学检查，CT呈等或稍高密度，MRI呈T_1WI等信号及T_2WI稍高信号，增强后轻中度强化；软组织肿块呈长梭形，围绕硬膜外环形生长，呈袖套状浸润；肿块周围见脊髓水肿带；邻近椎体或附件骨质破坏。诊断标准：病理符合淋巴瘤，且肿瘤局限于脊柱，临床和影像未见其他部位病变，若有转移，限于一个部位的淋巴结，原发灶出现症状与远处转移间隔6个月以上。

参考文献

［1］李碧君，张浩，曹丹，等.原发性脊柱淋巴瘤CT和MRI特征［J］.临床放射学杂志,2020,39（4）：751-756.

［2］张立华，杨琼，袁惠书.脊柱淋巴瘤和浆细胞瘤的影像表现对比分析［J］.临床放射学杂志，2019，38（4）：689-694.

［3］顾特卫，汪建军，张黄华.脊柱淋巴瘤的CT及MRI诊断［J］.影像研究与医学应用,2018,2（23）：200-201.

〔典型病例〕

病例3.5.6.1

女，52岁，腰痛数月，疼痛加重3天。

腰椎MRI矢状面（图3-212）：L$_3$、L$_4$椎体骨质破坏明显（箭），信号异常增高，但椎间盘未见明显改变，考虑脊柱淋巴瘤。L$_1$椎体后上缘见类圆形高信号影（箭头），考虑血管瘤。

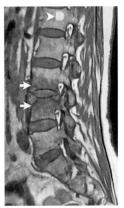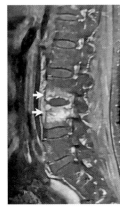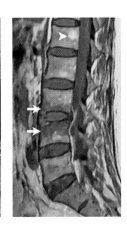

图3-212

七、血管瘤

见图3-213、图3-214、图3-215（注意：多发弥漫性血管瘤伴多发压缩性骨折和椎管狭窄，误诊肿瘤较多）。

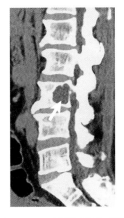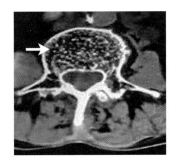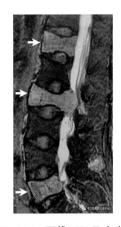

图3-213 腰椎CT矢状面	图3-214 腰椎CT横断面	图3-215 腰椎MRI T$_2$矢状面
L$_3$椎体后缘见类圆形囊性变（箭），考虑血管瘤，建议进一步检查，以排除骨巨细胞瘤、溶骨性改变等	椎体内弥漫性骨小梁增粗，"火柴束"征（箭），考虑椎体血管瘤	T$_{12}$、L$_2$、L$_5$椎体信号弥漫性增高（箭），L$_2$椎体明显楔形变，考虑多发性椎体血管瘤

〔分析与讨论〕

骨血管瘤（hemangioma of bone）是一种原发于骨骼血管的呈瘤样增生的慢性生长的良性肿瘤。详见第一章第五节"六、血管瘤"。

八、脂肪瘤

见图3-216、图3-217。

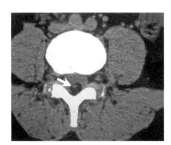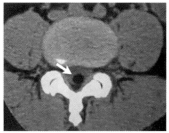

图3-216　腰椎CT横断面

椎管后缘见圆形低密度影（箭），考虑脂肪瘤。建议进一步检查

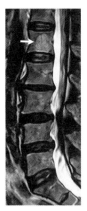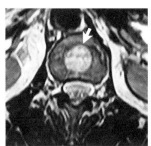

图3-217　腰椎MRI

L_1椎体内可见一类圆形短T_1、长T_2信号影（箭），T_2SPAIR序列呈现等低信号，与正常骨髓结构分界清晰，病变累及椎体，考虑为L_1椎体脂肪瘤

〔分析与讨论〕

骨内脂肪瘤（intraosseous lipoma）系起源于骨髓组织的良性骨肿瘤，由内向外引起骨膨胀，也可始于骨膜或与骨膜密切相连的软组织，称骨旁脂肪瘤。国内文献报告较少，椎体脂肪瘤更少。本病约占骨肿瘤的0.1%，可发生于任何年龄，男女发病率无明显差异，任何骨骼均可发生，好发于四肢长骨，尤以胫腓骨的干骺端为多见，症状不一，多在X线检

查时偶然发现，亦可表现为病变部位明显疼痛与肿胀，活动后症状加重。本病病因不明，可能与骨折后骨痂的脂肪变性有关。一般无需治疗，症状明显时考虑手术。详见第一章第五节"七、脂肪瘤"。

九、椎体脂肪沉积

见图3-218、图3-219、图3-220。

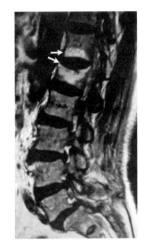

图3-218　腰椎MRI矢状面

T_{12}-L_1椎体相对缘明显高信号改变（箭），考虑椎体脂肪浸润

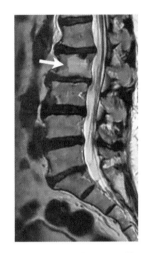

图3-219　腰椎MRI矢状面

L_2椎体中部类圆形稍高信号影（箭），考虑椎体脂肪浸润

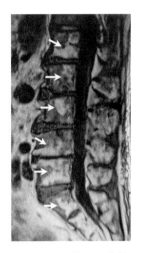

图3-220　腰椎MRI矢状面

L_1~S_1椎体有散在高信号影（箭），考虑椎体脂肪浸润，须排除肿瘤

〔分析与讨论〕

椎体脂肪沉积系由于局部脂肪沉积形成的有包膜包裹的脂肪团块组织，多伴随年龄增长和其他疾病（退行性变、强直性脊柱炎等）引起。MRI表现为T_1、T_2高信号，T_2压脂像均匀低信号，无混杂信号。椎体脂肪沉积应与终板炎、椎体血管瘤相鉴别。

参考文献

［1］施玲华，唐震.椎体脂肪块的影像学表现（附6例报告）［J］.实用放射学杂志，2007，23（11）：1575-1577.

［2］黄喜顺，钟华成.椎体脂肪沉积误诊1例分析及影像学比较［J］.中国误诊学杂志，2011，11（15）：3575.

〔典型病例〕

病例3.5.9.1

男，57岁，腰及右侧臀部疼痛、间歇性跛行半年余，曾微创治疗效果欠佳。

腰椎MRI矢状面（图3-221）：L_5椎体高信号（箭），考虑脂肪浸润，须排除肿瘤、感染等。

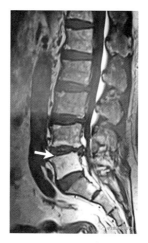

图3-221　椎体脂肪沉积

十、髓内肿瘤

见图3-222。

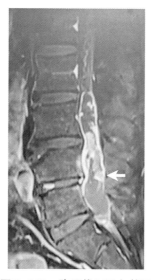

图3-222　胸腰椎MRI矢状面

L_3水平椎管内不规则形、T_2混杂信号影（箭），压迫终丝，考虑髓内肿物

〔分析与讨论〕

脊髓内肿瘤占椎管内肿瘤的20%~25%，仅占中枢神经系统肿瘤的2%~4%。可生长在从颈延髓联合点至脊髓圆锥的任何一个节段，甚至累及整个脊髓。MRI是诊断脊髓内肿瘤的重要手段，早期发现病变，可精确定位，明确肿瘤性质，显示肿瘤合并的囊变与空洞等。

但有些非肿瘤病变，如多发性硬化、脱髓鞘疾病、脊髓空洞、炎性病变等，MRI显示类似肿瘤，应重视鉴别诊断。对急性或亚急性起病，脊髓白质单个或多个病灶，呈片状长T_1、长T_2信号，周边呈环状强化的病例，即使有占位效应，也应考虑为非肿瘤病变。进一步检查脑脊液中蛋白含量、寡克隆带、IgG指数有助于鉴别髓内非肿瘤病变与髓内肿瘤。对病程短，疑似肿瘤的病变，可先试验性用激素、抗炎治疗，然后复查MRI观察疗效，不可盲目手术或放疗，若症状短期内无改善，占位效应持续存在，再考虑肿瘤诊断，必要时活检确诊。

手术是治疗大多髓内肿瘤的最有效方法。目前多数学者认为髓内肿瘤应早期诊断、及时手术。手术切除肿瘤的范围取决于肿瘤与脊髓之间的界限。如果界限清楚，多为良性肿瘤，应用现代显微外科技术可完全切除，且手术致残率低，效果满意。

参考文献

［1］王振宇.脊髓髓内肿瘤诊断与治疗中若干问题的讨论［J］.中国临床神经外科杂志,2015,20（11）：641-642.

［2］刘通，刘辉，张建宁，等.显微外科手术切除脊髓髓内肿瘤的疗效［J］.中华神经外科杂志，2015，31（6）：578-582.

［典型病例］

病例3.5.10.1

男，41岁，腰及右臀部疼痛多年。

腰椎MRI T_2矢状面（图3-223）：$T_{12} \sim L_1$水平椎管内不规则混杂信号影（箭），内有低信号，考虑神经鞘瘤。

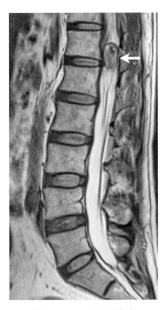

图3-223　髓内肿瘤

病例3.5.10.2

女，48岁，腰痛多年。

腰椎MRI矢状面（图3-224）：L_{2-3}节段椎管内有一肿块（箭），考虑髓内肿瘤。

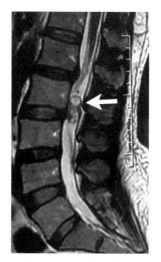

图3-224　髓内肿瘤

十一、转移瘤

〔分析与讨论〕

脊柱转移性肿瘤是脊柱最常见的肿瘤。同时，脊柱也是肿瘤最常见的骨转移部位。脊柱转移瘤中20%以上有神经损害。75%的骨转移发生于乳腺癌、肺癌、肾癌、前列腺癌、甲状腺癌和多发性骨髓瘤的患者。脊柱转移性肿瘤产生后，椎体最先受累，椎间盘因缺乏血供而不易被累及。脊柱转移瘤患者可被分成两类：①既往有肿瘤病史，近期出现腰背痛症状。对此类患者应首先怀疑脊柱转移瘤，除非有明确证据予以否定。②偶然发现肿瘤转移灶，患者无肿瘤病史。患者有或无与转移灶相关的临床表现。详见第一章第五节"九、转移瘤"、第二章第五节"三、转移瘤"。

需要注意的是：①最有价值的体格检查表现是肿瘤转移灶处有明显的叩击痛；②转移瘤的椎体侵犯往往呈跳跃式；③腰椎是肝癌骨转移最常见处。

〔典型病例〕

病例3.5.11.1

女，81岁，腰痛剧烈1周。

腰椎MRI矢状面（图3-225）：T_{12}~L_5骨质疏松所致不同程度楔形变（箭），T_{12}为著，考虑压缩性骨折；S_1椎体中后部见圆形低信号影（箭头），考虑转移癌。

骨全身显影：T_{12}、S_1骨质核素异常浓聚（箭），考虑肿瘤灶。

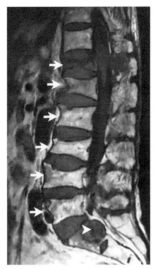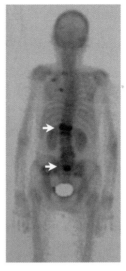

图3-225　转移瘤

病例3.5.11.2

男，57岁，腰痛伴右下肢放射痛半月余，偶有夜间剧烈疼痛。

胸部X线正位片（图3-226）：右侧肺门处见类圆形实性影（箭），考虑肺癌改变。

腰椎X线侧位片（图3-227）：L_5峡部裂（箭），向前Ⅱ度滑脱，考虑真性滑脱。

骨盆X线正位片（图3-228）：右侧股骨小转子、右侧髂骨均有融骨性改变（箭），考虑肺癌骨转移。

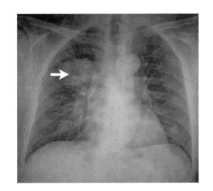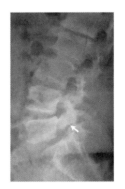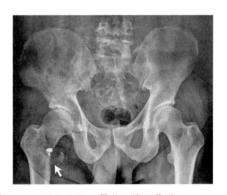

图3-226　胸部X线正位片　　　图3-227　腰椎X线侧位片　　　图3-228　骨盆X线正位片

病例3.5.11.3

女，47岁，腰背痛数月，逐渐加重，夜间明显，腰背部明显叩击痛。

胸部X线正位片（图3-229）：双肺弥漫性肺癌改变（箭头）。

腰椎X线正位片（图3-230）：右侧骶骨及骶髂关节骨性破坏（箭），考虑肺癌骨转移。

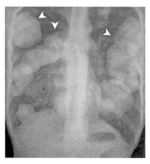
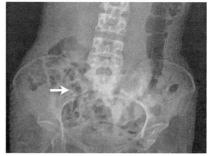

图3-229　胸部X线正位片　　　　图3-230　腰椎X线正位片

病例3.5.11.4

女，48岁，突发性腰痛数月，逐渐加重，夜间明显。查体：腰背部明显叩击痛。

腰椎CT矢状面+横断面（图3-231）：L₃~S₁椎体骨质明显破坏（箭），考虑转移瘤。

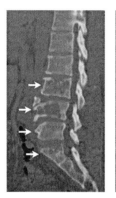
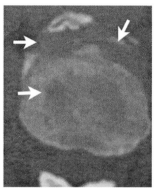

图3-231　转移瘤

病例3.5.11.5

男，73岁，胸前区疼痛2年，胸骨体压痛和局部肿大，拍片提示正常。6年前曾行左肾癌切除术。考虑肾癌术后转移所致的疼痛。

腰椎MRI横断面（图3-232）：右肾代偿性增大（箭），未见左肾，椎旁有病变。

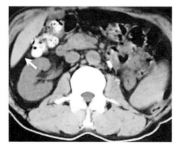
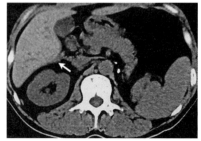

图3-232　转移瘤

病例3.5.11.6

男，54岁，腰痛数月，近2周出现腹部胀痛。

腰椎X线正位片（图3-233）：肠胀气明显（箭），L_{4-5}和L_5~S_1椎间隙及L_5椎体骨密度增高（箭头）。

腰椎CT横断面（图3-234）：L_5~S_1椎体骨质明显破坏（箭），考虑脊柱转移癌。

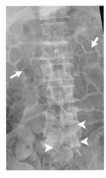

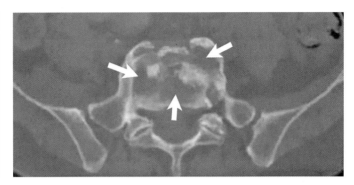

图3-233　转移瘤　　　　　　　　　　图3-234　转移瘤

病例3.5.11.7

女，85岁，腰背部1月余，夜间痛剧。

腰椎MRI矢状面（图3-235）：L_2、L_4椎体骨质破坏（箭），信号变低，考虑转移癌所致；T_{12}椎体楔形变（箭头），均匀高信号，考虑骨质疏松所致压缩性骨折。

胸部X线正位片（图3-236）：左侧见类圆形实性阴影（箭），考虑肺癌。

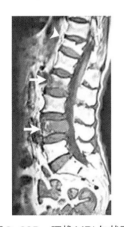
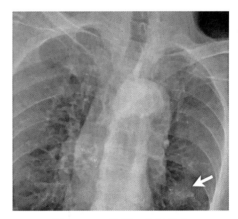

图3-235　腰椎MRI矢状面　　　　　　图3-236　胸部X线正位片

病例3.5.11.8

男，60岁，腰背臀部疼痛半年，加重2个月，行走和夜间均疼痛，影响睡眠。外院拍片诊断为骨质增生。查体：直腿抬高试验阳性，椎旁和骶髂关节叩击痛明显。

腰椎X线正侧位片（图3-237）：T_{12}楔形变（箭），考虑压缩性骨折；腰骶部局部骨密度增高（箭头），考虑转移瘤所致。

骶髂关节CT冠状面+横断面（图3-238）：L_5和一侧骶骨骨密度明显增高（箭），考虑转移瘤或肿瘤炎症所致。左侧骶骨前方，位于盆腔内有一类圆形软组织肿块（箭头），考虑转移癌。

分析：X线片骨密度增高是骨质改变的一个重要征象，骨肿瘤也会造成骨密度的改变，CT观察到一侧骶骨有大面积的骨密度增高征象，而AS主要影响髂骨侧，而不是骶骨侧，应注意区别。患者出现静止痛，即夜间痛，影响休息，这是与劳损性疾病鉴别的重要症状。劳损性疾病的代表性疾病——腰椎间盘突出症多是机械性疼痛，即劳累痛，休息后缓解。而腰骶部出现明显叩击痛也是初步诊断骨质有无破坏的体征。骨盆CT提示骶骨部的转移癌，原发癌的来源不明，需要进一步的检查。由于骨盆内有消化、泌尿和大血管等众多重要脏器和结构，此处手术难度很大。故此处发生恶性肿瘤预后不佳。

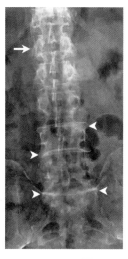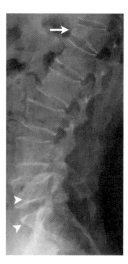

图3-237　转移瘤

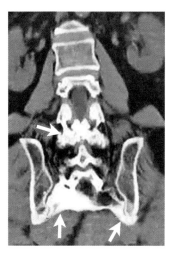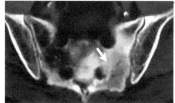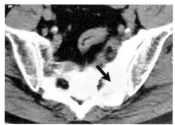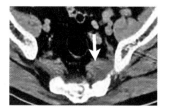

图3-238　转移瘤

病例3.5.11.9

男，38岁，腰痛2个月。

腰椎CT横断面（图3-239）：L_5右侧椎体和椎弓根骨质破坏（箭），考虑转移瘤。

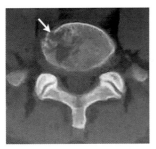
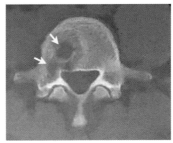

图3-239　转移瘤

病例3.5.11.10

男，45岁，腰痛1月余。腹腔彩超提示肝占位性病变，进一步检查明确诊断为肝癌。

腰椎CT冠状面+横断面（图3-240）：腰椎椎体右侧明显溶骨破坏（箭），右侧腰大肌脓肿（箭头），考虑肝癌骨转移。

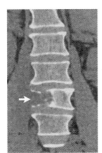
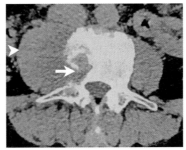

图3-240　转移瘤

第六节　软组织钙化

一、后纵韧带骨化症（OPLL）

见图3-241、3-242。

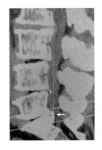
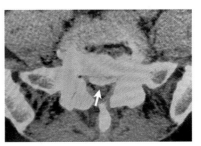

图3-241　腰椎CT矢状面+横断面

L_5~S_1节段椎间隙后缘见条状钙化影（箭），突入椎管内，压迫硬膜囊和神经根，并造成侧隐窝狭窄，考虑OPLL

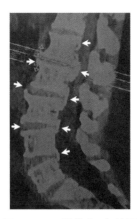

图3-242　腰椎CT矢状面

T$_{12}$~L$_5$椎体后缘钙化影（箭），L$_1$~L$_4$椎体前缘钙化影（箭头），考虑OPLL、DISH

〔分析与讨论〕

后纵韧带骨化症（ossification of posterior longitudinal ligament，OPLL）是脊柱后纵韧带进行性异位骨化压迫脊髓和神经根而导致其功能受损的一种疾病。详见第一章第六节"一、后纵韧带骨化症（OPLL）"和第二章第六节"一、后纵韧带骨化症（OPLL）"。

〔典型病例〕

病例3.6.1.1

女，58岁，腰痛2天。查体：腰椎活动受限明显。

腰椎X线正侧位片（图3-243）：腰椎生理曲度变直，椎列连续；各椎体骨质唇样改变、变尖，L$_{2-4}$椎体明显；后纵韧带明显钙化（箭），考虑OPLL；L$_5$~S$_1$椎间隙稍狭窄（箭头），考虑椎间盘突出；软组织未见异常密度灶。

腰椎CT矢状面+横断面（图3-244）：腰椎相应各椎间盘水平后缘见弧形钙化（箭），以L$_5$~S$_1$水平明显，椎管狭窄，考虑OPLL。

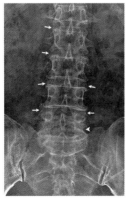
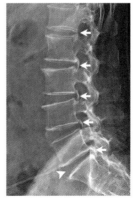

图3-243　OPLL

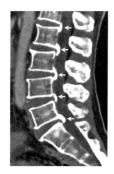
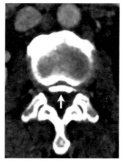
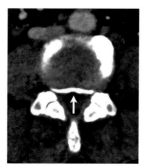

图3-244　OPLL

病例3.6.1.2

女，47岁，反复腰痛2年余。

腰椎CT矢状面+横断面（图3-245）：腰椎曲度存在，各椎体前缘骨质唇样变尖，椎间隙变窄（长箭），其内见"真空"征（箭头），L$_{3-4}$后纵韧带见钙化（短箭），椎管狭窄，考虑OPLL。

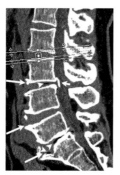
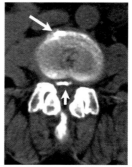

图3-245　OPLL

二、弥漫性特发性骨肥厚（DISH）

见图3-246、图3-247。

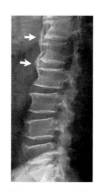
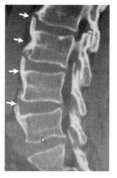

图3-246　腰椎X线侧位片+CT矢状面

胸腰椎前缘多个节段前纵韧带钙化（箭），考虑DISH

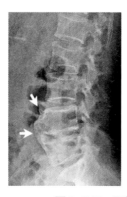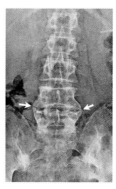

图3-247　腰椎X线侧位片

L$_{3-5}$椎体前缘骨桥形成（箭），考虑DISH

［分析与讨论］

弥漫性特发性骨肥厚（diffuse idiopathic skeletal hyperostosis，DISH），以往称为弥漫性特发性骨质增生症，是一种原因不明的特殊骨病，是以脊柱及脊柱外韧带广泛骨化为主要特征的骨关节退行性疾病，又称Forestier's病。主要累及脊柱，特征是大量而表浅的不规则椎体前缘和侧缘骨质增生，相互融合形成椎体前广泛肥厚骨块。详见第一章第六节"二、弥漫性特发性骨肥厚（DISH）"。

［典型病例］

病例3.6.2.1

男，70岁，因腰椎管狭窄行螺钉内固定手术治疗，症状缓解半年后又复发，且明显加重。

腰椎X线侧位片（图3-248）：胸腰椎多个节段前纵韧带钙化（箭），考虑DISH。建议进一步行MRI或CT平扫，明确椎管和神经根情况。

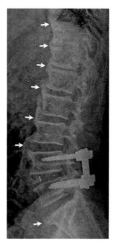

图3-248　DISH

病例3.6.2.2

男，62岁，腰痛伴右下肢酸痛1周。1周前搬运重物后出现腰痛及右下肢酸痛。查体：右侧椎旁叩击痛。

腰椎X线正侧位片（图3-249）：L$_{1\sim5}$椎体上下缘见钩状钙化影（箭），考虑DISH；L$_4$向前Ⅰ度滑脱（箭头）。

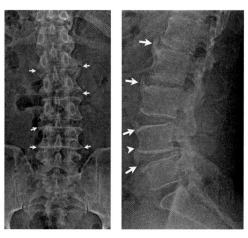

图3-249

三、黄韧带钙化与骨化（CLF，OLF）

见图3-250。

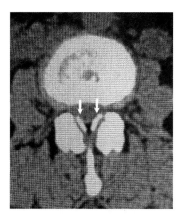

图3-250　腰椎CT横断面

黄韧带处钙化（箭），不排除关节突关节增生内聚

〔分析与讨论〕

黄韧带钙化（CLF）与黄韧带骨化（OLF）已被公认为是独立疾病。两者临床表现相

似，首诊症状多为上肢麻木及感觉异常，伴有颈部疼痛、活动受限，肌肉萎缩，四肢痉挛性瘫痪等。详见第一章第六节"三、黄韧带钙化与骨化（CLF，OLF）"。

[典型病例]

病例3.6.3.1

男，66岁，腰骶部疼痛伴右下肢麻痛10年余，加重2周。查体：腰背部肌肉紧张，压痛明显，$L_3 \sim S_1$ 右侧椎旁肌肉叩击痛，右下肢直腿抬高试验（+），膝、跟腱反射存在，右踝关节背屈肌力稍减弱，病理征未引出。

腰椎CT横断面（图3-251）：黄韧带见钙化影（箭），考虑黄韧带钙化；关节突关节密度增高、硬化，软组织未见异常密度影。

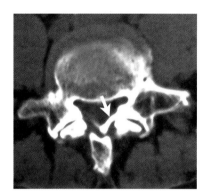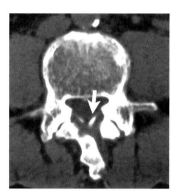

图3-251 黄韧带钙化

病例3.6.3.2

女，57岁，腰痛2天。

腰椎CT矢状面+横断面（图3-252）：$L_{3\text{-}4}$ 椎间隙狭窄（箭头），椎间盘膨出，相应水平双侧黄韧带增厚并见钙化（箭），椎管狭窄，考虑椎间盘膨出，黄韧带钙化，椎管狭窄。

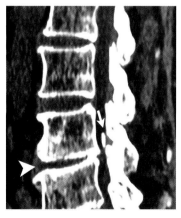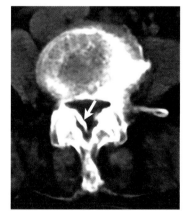

图3-252 黄韧带钙化

四、棘上韧带钙化

见图3-253、图3-254。

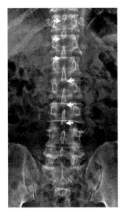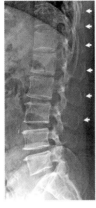

图3-253 腰椎X线正侧位片

多个胸腰椎棘突尖见钙化影（箭），考虑
棘上韧带钙化；腰骶移行椎

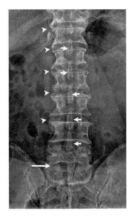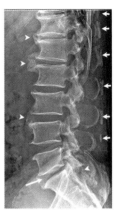

图3-254 腰椎X线正侧位片

颈椎生理曲度变直；各椎体前缘骨质呈唇、尖角样变尖，
部分骨桥形成（白箭头），考虑退行性改变；多个胸腰椎棘
突尖见条状钙化影（短箭），考虑棘上韧带钙化；L_5~S_1椎
间隙稍狭窄（长箭）；第1骶椎椎弓未愈合（灰箭头），间隙
约1.6cm，考虑骶椎隐裂

［分析与讨论］

棘上韧带（supraspinal ligament，SL）从枕骨隆突至L_5棘突，附着在棘突表面，细长而
坚韧。颈段的棘上韧带宽而厚，呈三角形薄板样结构，称为项韧带。SL是棘间韧带向后移
行的部分，其浅层纤维可跨越3~4个椎骨棘突，中层纤维可跨越2~3个椎骨棘突，深层纤
维只连结相邻两个棘突。纤维成束，被横行的胸腰筋膜分隔包围。束内胶原纤维呈波浪状
弯曲，当脊柱前屈时纤维被拉直，伸直时复原，因此棘上韧带具有一定弹性，可防止脊柱
过度屈曲。常见疾病包括棘上韧带炎和棘上韧带损伤。

研究表明，棘上韧带由胶原蛋白组成，胶原纤维螺旋排列。而椎间盘突出症患者的
韧带大多发生了退行性变化，光镜下可见纤维软骨化生和钙化，超微结构上可见扁平的成
纤维细胞被软骨细胞取代等。棘上韧带钙化的退行性改变与脊柱机械性能、脊柱疼痛具有
一定相关性。此外，椎旁骨化（包括棘上和棘间韧带骨化）可能与抗维生素 D 性佝偻病
（VDRR）有关。

棘上韧带钙化/骨化发生可能机制：成纤维细胞或软骨细胞对外界刺激做出反应，形
成不规则的细纤维网络，并产生酸性黏多糖，随后钙盐沉积、毛细血管入侵，未分化的间
充质细胞进入并转化为成骨细胞，然后进行性钙化。

［典型病例］

病例3.6.4.1

男，38岁，近期发现腰椎右后侧凸，无明显外伤史。查体：脊柱腰段右后侧凸，腰椎活动明显受限，局部无压痛。

腰椎X线侧位片（图3-255）：腰椎曲度可，多个腰椎棘突尖见条块状钙化灶（箭），考虑棘上韧带钙化；L₄椎体以上轻度向前滑脱（箭头），考虑 I 度滑脱。

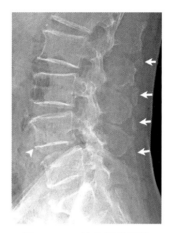

图3-255　棘上韧带钙化

病例3.6.4.2

女，57岁，反复腰部酸痛10余年，右下肢麻痛3年，1年前行腰椎微创术后症状未见改善，加重1月余。查体：L_{4-5}、$L_5 \sim S_1$椎间隙压痛，叩击痛（−），双下肢直腿抬高试验（−），腰肌僵硬，压痛明显。

腰椎X线正侧位片（图3-256）：腰椎曲度变小，$L_5 \sim S_1$椎间隙明显狭窄（箭头），L_5椎体以上向后滑脱，椎间孔狭窄，考虑腰椎间盘突出、 I 度滑脱；多个胸腰椎棘突尖见钙化灶（箭）。

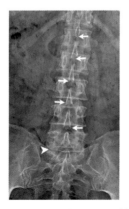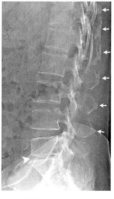

图3-256　棘上韧带钙化

五、髂腰韧带钙化与骨化

见图3-257至图3-261。

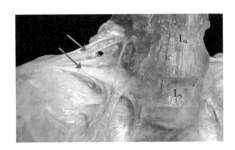

图3-257　髂腰韧带标本图

髂腰韧带从L_4、L_5横突分别发出，止于髂嵴内缘（箭）

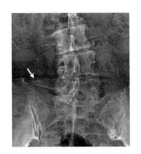

图3-258　腰椎X线正位片

右侧髂腰韧带钙化（箭）

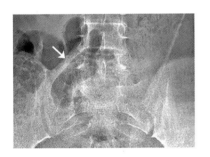

图3-259　腰椎X线正位片

L_4椎体右下方有一斜行的钙化影连
接至右侧的骶髂关节中上处（箭），
考虑髂腰韧带钙化

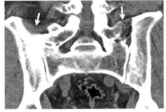

图3-260　双侧骶髂关节CT冠状面＋横断面

双侧髂腰韧带见条状骨性密度影（箭），考虑双侧髂腰韧带钙化
或骨化；L_5椎体双侧横突肥大并与双侧髂骨骨性融合，考虑腰
骶移行椎可能

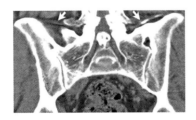

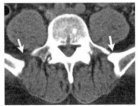

图3-261　双侧骶髂关节CT冠状面＋横断面

双侧髂腰韧带见条状骨性密度影（箭），考虑双侧髂腰韧带钙化或骨化

［分析与讨论］

髂腰韧带（iliolumbar ligament，ILL）是连接脊柱和骨盆的主要韧带之一，由前后两部
分组成，起自L_4和L_5椎体横突，止于髂嵴内缘，呈三角形，强韧肥厚。ILL可延缓L_5～S_1椎

间盘退变，阻止L$_5$椎体滑脱。

软组织钙化可分为生理性和病理性，后者又分为病理性钙化和病理性骨化。钙化是指正常或损伤的组织中钙盐沉积，为密度均匀或不均匀的无结构致密影。骨化则指有骨组织形成，伴随胶原基质发生钙盐沉积，类似于骨性结构。钙化与骨化是一个病理演变过程的不同阶段，无明显分界。钙化可逐渐演变为骨化。肌腱和韧带的病理性骨化与慢性积累性损伤有关，提示退行性改变，可造成功能障碍。ILL骨化较少见，可分为完全性和不完全性（表3-12）。

表3-12　髂腰韧带骨化分型

分类	X线表现
完全性ILL骨化	L$_5$椎体横突根部与髂骨嵴之间可见骨性条状阴影相连，由横突端向髂骨端条状阴影宽度逐渐变窄
不完全性ILL骨化	两者之间可见斑点状、条索状高密度阴影，韧带的起止两端或一端可见高密度骨性阴性

参考文献

［1］吕正飞，于宝林，孙志涛，等. 髂腰韧带骨化X线表现二例［J］. 实用医学影像杂志，2013，14（4）：317-318.

［2］车纯庆，陈亮，顾勇，等. 影像学分析髂腰韧带与L$_5$~S$_1$椎间盘突出及L$_5$滑脱的力学强度关系［J］. 中国组织工程研究，2014，18（22）：3527-3531.

［3］刘克昌，项光涨，陈光华，等. 髂腰韧带的横断位CT表现及其在腰骶部椎体节段定位中的价值［J］. 中国骨伤，2010，23（11）：854-858.

［典型病例］

病例3.6.5.1

女，61岁，右腰臀部间歇性痛半年，持续加重1周，行走时明显。

腰椎X线正位片（图3-262）：L$_5$右侧髂腰韧带骨化（箭）。

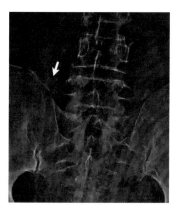

图3-262　髂腰韧带骨化

病例3.6.5.2

女，55岁，腰部间断疼痛半年，加重伴双臀部酸痛10天。

腰椎X线正位片+斜位片（图3-263）：各椎体缘均见不同程度唇刺状骨质边界影，L$_5$~S$_1$椎间隙狭窄（箭头），考虑椎间盘突出；L$_5$右侧髂腰韧带见条状钙化影（箭），考虑右侧髂腰韧带钙化或骨化。

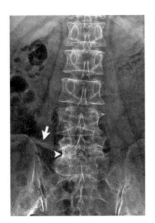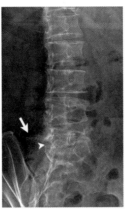

图3-263　腰椎X线正位片+斜位片

第七节　退行性改变

脊柱退行性变（degenerative spinal disease，DSD）是生理性老化过程，一般不引起明显症状。始于30岁，在60岁以上人群中广泛存在。主要包括脊椎骨骼、椎间盘、椎小关节和韧带退行性变等（表3-13）。参考第一章第七节"三、退行性变"。

表3-13　脊柱退行性变分类与描述

分类	病理描述
椎体退行性变	椎体边缘骨赘和终板硬化，呈唇样、刺状突起，可形成骨桥；椎体后缘骨赘可突入椎间孔或椎管内
关节突关节退行性变	关节突关节肥大、骨赘形成、关节软骨和软骨下骨质碎裂、间隙变窄
椎间盘退行性变	椎间盘高度降低（椎间盘萎缩或膨出、突出、脱出）
	椎间盘真空征（椎间盘积气）
	许莫氏结节（髓核压迹）
	椎间盘钙化（钙沉积，大多在纤维环钙化）
	终板炎（Modic改变、缺损、硬化）
韧带退行性变	黄韧带肥厚、钙化、骨化
	后纵韧带肥厚、钙化、骨化
椎管狭窄	先天性椎管狭窄（椎体和椎弓根短粗状、椎板增厚、横径增宽）
	获得性椎管狭窄（椎体后缘骨质增生、椎间盘突出、黄韧带和后纵韧带肥厚或骨化等）
	混合性椎管狭窄
骨质疏松	骨质密度降低，椎体上下缘向内凹陷，椎间隙呈梭形，相对较宽，可发生压缩性骨折，呈楔形改变

注：韧带退行性变移至各章"软组织钙化"，椎体滑脱移至各章"骨折、半脱位和脱位"中阐述。

一、椎体退行性变（骨赘形成）

见图3-264至图3-272。

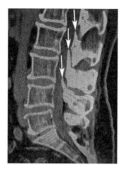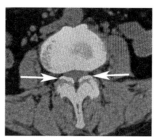

图3-264　腰椎CT矢状面＋横断面

多个关节突关节骨质增生（箭），压迫硬膜囊

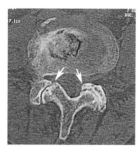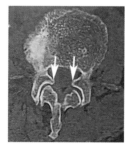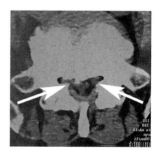

图3-265　腰椎CT横断面

关节突关节骨质增生（箭），突入椎管内，压迫硬膜囊

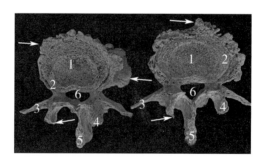

图3-266　腰椎骨质增生骨骼标本

在X线片上所见的骨刺多是由于X线片是二维，仅能提供平面图像，所以得到的信息是平面图。本图所示的腰椎有明显的骨质增生，侧位片看是骨刺，其实是整个椎体边缘的菜花状骨质增生（箭），因此叫骨赘更为确切。由于椎弓板向内的增生凸向椎管内，使得本例标本的椎管变形，狭窄，应该会压迫到硬膜囊，造成慢性腰痛或间歇性跛行

1.椎体　2.骺环　3.横突　4.上关节突，其上有骨赘　5.棘突　6.椎管

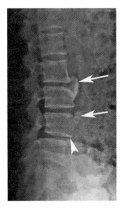

图3-267 腰椎X线侧位片

L~2-3~和L~3-4~两个节段均有明显的骨赘形成（箭），L~2-3~椎体前缘之间形成骨桥，L~4~向前Ⅰ度滑脱（箭头），
无峡部裂，考虑假性滑脱

分析：L~2-3~与L~3-4~椎体有骨性连结，没有滑脱征象，说明这两节椎间是稳定的，原因是骨赘的稳定作用。而L~4-5~无骨赘，失去骨赘的稳定作用，导致假性滑脱和椎间盘突出。因此，从这个角度来讲，骨赘是有益处的，是起着稳定作用的。

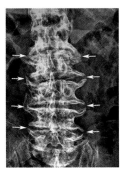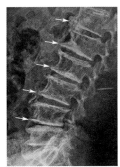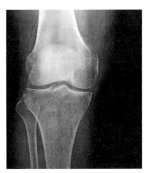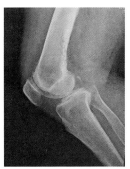

图3-268 腰椎X线正侧位片+膝关节X线正侧位片

男，83岁，L~1-5~椎体周缘严重骨质增生（箭），而同样是负重的膝关节，却没有太明显的增生

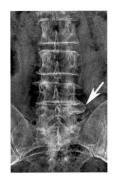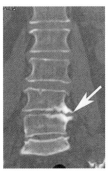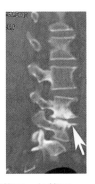

图3-269 腰椎X线正位片+腰椎CT冠状面+矢状面

L~4-5~椎体左前缘明显骨质增生（箭），椎体相对缘密度增高，椎间隙变窄

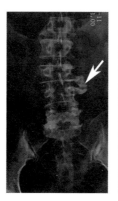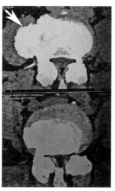

图3-270　腰椎X线正位片+腰椎CT横断面+矢状面

L$_{3-4}$椎体左侧缘明显骨质增生（箭），椎间隙变窄，关节突关节骨质增生

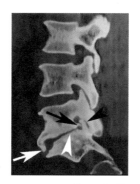

图3-271　腰椎CT矢状面

L$_5$~S$_1$椎体前缘明显骨质增生（白箭）、椎间隙狭窄（白箭头），L$_5$椎体后下缘骨赘长入椎间孔（黑箭）及上关节突增生（黑箭头）。骨赘侵及椎间孔，使其面积减少，但脊神经不一定受压，因为神经根仅占椎间孔横切面1/3，甚至更少

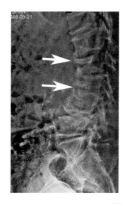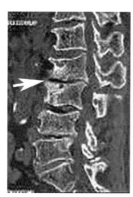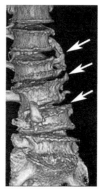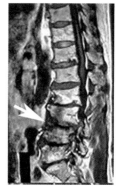

图3-272　腰椎CT矢状面+三维重建+MRI矢状面

针对腰椎退行性疾病的影像学检查，如骨质增生、椎间盘退变、椎间隙狭窄及终板炎等（箭），X线片、CT和MRI所检查的组织结构是有所侧重的，临床应有选择地加以使用

[分析与讨论]

椎体退行性变主要表现为骨赘形成，即X线检查报告单中提及的"骨质增生、骨刺或骨赘"。年龄越大，发现骨质增生的概率越大，说明骨质增生是与老化密切相关的正常现象。

影像学：①X线：椎体边缘骨质增生最明显，呈唇样、刺状突起，可连成骨桥，且密度增高，椎体后缘骨赘可突入椎管或椎间孔内；②CT：椎体边缘局部密度增高且边缘不规则的骨质增生；③MRI：小骨刺T_1、T_2低信号，与骨皮质相同，大的骨刺含有骨髓，T_1高信号。

需要注意的是：大多数患者，包括一些医务人员认为骨质增生和骨刺是病理性改变，是造成疼痛的病源。其实骨质增生仅仅是骨对应力的代偿性改变，绝大多数骨刺属于人体对正常退变的代偿性产物，并不是病理产物，包括腰椎骨刺和跟骨骨刺等。

[典型病例]

病例3.7.1.3

男，23岁，腰痛。

腰椎X线侧位片（图3-273）：L_5后下缘、S_1后上缘可见明显骨赘形成（箭）。

腰椎CT横断面（图3-274）：S_1后上缘骨赘长入椎管内（箭），压迫硬膜囊。

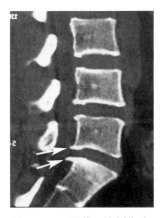
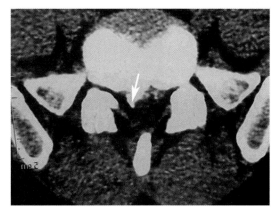

图3-273　腰椎X线侧位片　　　　图3-274　腰椎CT横断面

病例3.7.1.4

男，80岁，腰痛多年。

腰椎X线正侧位片（图3-275）：L_{2-5}椎间隙明显狭窄（箭），L_{3-4}骨赘形成；L_5楔形变（箭头），考虑压缩性骨折；L_4椎体向前滑脱。

腰椎CT横断面（图3-276）：可见椎间隙大片低密度影（箭），考虑真空征；椎管狭窄。

腰椎MRI矢状面（图3-277）：L_{3-4}之间终板炎（箭）。

分析：患者的椎管狭窄不是很明显，但终板炎意味着患者腰痛会持续。

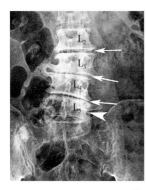 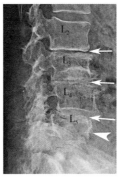 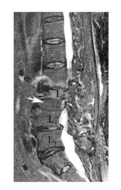

图3-275　腰椎X线正侧位片　　　　　　图3-276　腰椎CT　　图3-277　腰椎
　　　　　　　　　　　　　　　　　　　　　横断面　　　　　MRI矢状面

病例3.7.1.5

女，88岁，腰臀部疼痛1月余，无明显夜间痛。

骨盆X线正位片（图3-278）：明显骨质疏松和骨赘形成（箭）；左侧耻骨上支内有一局限性的密度增高影（箭头），一般致密性骨炎多见于髂骨，耻骨很少见。

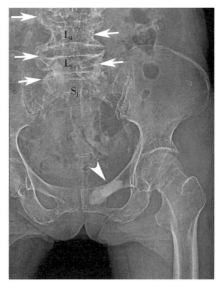

图3-278　骨盆X线正位片

病例3.7.1.6

男，72岁，广泛性腰背酸痛，无明显间歇性跛行和下肢放射痛。查体：腰背部压痛，无明显叩击痛。

腰椎X线正侧位片（图3-279）：广泛性退变，多个椎间隙狭窄（白箭）、脊柱侧弯、终板炎、节段不稳、骨赘或骨桥形成、腹主动脉钙化（箭头）及棘上韧带钙化（黑箭）。

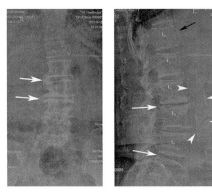

图3-279　腰椎X线正侧位片

二、骨质疏松症（OP）

〔分析与讨论〕

（一）概述

骨质疏松症（osteoporosis，OP）是一种以骨量低，骨组织微结构损坏，导致骨脆性增加，易发生骨折为特征的全身性骨病，是最常见的骨骼疾病。OP可发生于任何年龄，但多见于绝经后女性和老年男性。不健康生活方式（如体力活动少、吸烟、过量饮酒等）、影响骨代谢的疾病（性腺功能减退症、风湿免疫性疾病、胃肠道疾病、慢性肾脏病等）和药物（糖皮质激素、抗癫痫药物、促性腺激素释放激素类似物等）均是OP的危险因素。

（二）临床表现与分型

OP早期无明显症状。中后期逐步出现：①疼痛：周身骨痛，腰背部为主，夜间或负重活动时加重，可伴有肌肉痉挛、活动受限。②脊柱变形：身高变矮、驼背等，胸廓畸形，影响心肺功能，影响腹部脏器导致便秘、腹痛腹胀、食欲减低等。③骨折：骨质疏松性骨折（脆性骨折）指受到轻微创伤或日常活动中即发生的骨折，是OP的严重后果。常见部位包括椎体（最常见）、髋部（最严重）、前臂远端、肱骨近端和骨盆等。④查体：叩击往往舒服，无明显痛点。

临床主要分为原发性和继发性两大类，具体见表3-14。

表3-14　骨质疏松症临床分类

分类	分型	描述
原发性OP	绝经后OP（Ⅰ型）	女性绝经后5~10年内
	老年OP（Ⅱ型）	70岁以后
	特发性OP（青少年型）	主要发生在青少年，病因尚不明确
继发性OP	由任何影响骨代谢的疾病和（或）药物及其他明确病因导致的骨质疏松	

注：临床上首先区分原发性还是继发性。继发性OP包括内分泌疾病、长期大量使用吸入性糖皮质激素（ICS）、肿瘤化疗、慢性肾病（肾性骨营养不良）或肝病。

（三）辅助检查

1.骨密度及骨测量 目前公认的OP诊断标准是基于双能X线吸收检测法（dual energy X-ray absorptiometry，DXA）。主要测量部位是中轴骨（腰椎和股骨近端），若受限则选择非优势侧桡骨远端1/3。腰椎=椎体+附件结构，受腰椎退行性改变和腹主动脉钙化影响。股骨近端=股骨颈+全髋+大粗隆+Ward's三角区。

2.胸腰椎X线侧位片 基于胸腰椎X线侧位片，目前采用Genant目视半定量判定方法（图3-280）评估椎体压缩性骨折。

椎体骨折形态类型			椎体骨折程序
楔形变形	双凹变形	压缩变形	正常
			Ⅰ度：轻度骨折，与相同或相邻的椎骨相比，椎骨前、中、后部的高度下降20%~25%
			Ⅱ度：中度骨折，与相同或相邻的椎骨相比，椎骨前、中、后部的高度下降25%~40%
			Ⅲ度：重度骨折，与相同或相邻的椎骨相比，椎骨前、中、后部的高度下降40%以上

图3-280 Genant目视半定量判定方法

可见鱼吻征、空盒征、毛玻璃样改变，骨小梁稀疏、骨皮质变薄、椎体楔形变等

3.骨转换生化标志物（BTMs） 包括骨形成标志物（PINP、PICP、BALP、OC）、骨吸收标志物（S-CTX、Pry、D-Pry、TRACP-5b）。推荐检测空腹血清Ⅰ型原胶原N-端前肽（P1NP）和空腹血清Ⅰ型胶原C-末端肽交联（S-CTX）。肝、肾功能，血钙、磷，碱性磷酸酶（ALP），血清蛋白电泳，尿钙、钠。

（四）诊断

DXA测量的骨密度是目前通用的骨质疏松症诊断指标（金标准）。

1.绝经后女性、50岁及以上男性 见表3-15。

表3-15 基于DXA测定骨密度分类标准

分类	T-值
正常	T-值 ≥ -1.0
低骨量	-2.5 < T-值 < -1.0
骨质疏松	T-值 ≤ -2.5
严重骨质疏松	T-值 ≤ -2.5+脆性骨折

注：T-值＝（实测值－同种族同性别正常青年人峰值骨密度）/同种族同性别正常青年人峰值骨密度的标准差。

2.儿童、绝经前女性和50岁以下男性　Z-值=（骨密度测定值–同种族同性别同年龄人骨密度均值）/同种族同性别同年龄人骨密度标准差。临床意义：–2＜Z-值：骨密度在正常同龄人范围；Z-值≤–2：骨密度低于正常同龄人。

（五）治疗

1.基础措施　调整生活方式，如摄入牛奶或奶制品、充足日照、规律运动、戒烟限酒，避免过量饮用咖啡，避免过量饮用碳酸饮料，避免或少用影响骨代谢的药物；骨健康基本补充剂（钙剂和维生素D）。

2.抗OP药物　见表3-16。首选具有较广谱抗骨折效果的药物，如阿仑磷酸钠、唑来膦酸等。

表3-16　防治OP主要药物

分类	药物
骨吸收抑制剂	双磷酸盐、降钙素、雌激素、选择性雌激素受体调节剂、RANKL抑制剂
骨形成促进剂	甲状旁腺激素类似物
其他机制类药物	活性维生素D及其类似物、维生素K2、锶盐
中药	骨碎补总黄酮制剂、淫羊藿苷类制剂、人工虎骨粉制剂

3.康复治疗　包括运动疗法、物理治疗和作业疗法等。其中物理治疗包括：脉冲电磁场、体外冲击波、紫外线、高电位治疗仪等。

需要注意的是：①双磷酸盐类药物停用后，作用可保持数年，其余抗OP药物停用后疗效快速下降。一般建议口服双磷酸盐治疗5年，静脉3年，特立帕肽不超过2年。②所有治疗应至少坚持1年，在最初3~5年治疗后，应全面评估。③男性骨质流失呈缓慢下降，女性骨质流失从绝经开始迅速下降。④若X线片上能看出骨质疏松，则实际骨质流失＞1/3。⑤儿童骨密度降低，要排查甲状旁腺功能减退。⑥女性绝经后周身不适者，可能是骨质疏松引起。

参考文献

［1］中华医学会骨质疏松和骨矿盐疾病分会.原发性骨质疏松症诊疗指南（2022）［J］.中华骨质疏松和骨矿盐疾病杂志，2022，15（6）：573-611.

[**典型病例**]

病例3.7.2.1

女，67岁，腰背痛10年，诊断为重度骨质疏松症和椎体压缩性骨折。2次手术后仍腰背、髋部疼痛，外院医生建议再次手术。对本例患者而言，综合治疗最重要，而不是考虑再次手术。

腰椎X线正侧位片（图3-281）：广泛严重的骨质疏松，L$_{4-5}$内固定术后改变，L$_2$骨水泥改变；L$_{2-5}$椎体均有不同程度楔形改变（箭）。

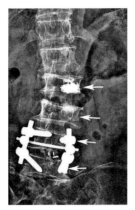
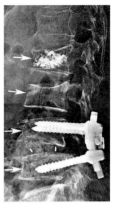

图3-281 骨质疏松症

三、关节突关节退行性变

见图3-282。

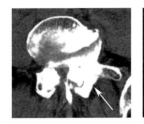
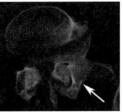
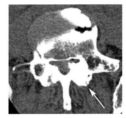
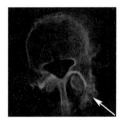

图3-282 腰椎CT横断面

左侧关节突关节明显增生（箭），骨赘形成，使椎管变形、狭窄

〔分析与讨论〕

（一）概述

脊柱的功能单位由两个相邻的椎体、一个椎间盘和两个关节突关节构成，又称运动节段。由此构成的三关节复合体类似一个全能关节，可沿三个坐标轴平移和旋转，而关节突关节的形状和方向决定其活动范围。关节突关节（俗称"小关节"）是相邻椎弓上、下关节突形成的可动滑膜关节。X线测量关节突关节间隙2~4mm（包含关节软骨和真正的关节间隙），侧后方有坚固的纤维囊包绕，腹侧缺乏关节囊，由滑膜和黄韧带覆盖。关节囊有上、下两个隐窝，内有脂肪垫，以润滑关节、阻挡关节过度运动。

（二）影像学与分级

关节突关节退行性变多累及颈椎和腰椎，与外周关节表现类似，包括骨赘形成、关节突肥大、骨质硬化、关节软骨受侵变薄、软骨下囊肿形成、关节真空征、关节积液、关节囊肥厚或钙化等。1999年，Weishaupt等根据CT和MRI，将关节突关节骨关节炎改变分为4级（表3-17）。

表3-17　关节突关节骨关节炎分级标准

分级	描述（CT和MRI）
0	关节间隙正常（2~4mm）
1	关节间隙变窄（＜2mm）和（或）小骨赘、关节突轻度肥大
2	关节间隙变窄和（或）中骨赘、关节突中度肥大、轻度关节面下骨质侵蚀
3	关节间隙变窄和（或）大骨赘、关节突严重肥大、关节面下骨质严重侵蚀、软骨下囊肿形成

（三）临床表现

多为缓慢起病，颈、腰部僵硬，体位变化较困难，甚则需等待1~2分钟，方能完成体位的变化，充分活动后，症状可适当缓解，劳累后加重，易被误诊为肌筋膜炎、腰肌劳损等。本病颈痛、腰痛剧烈时，应考虑骨关节炎急性发作，因为骨关节炎进展至终末期，关节软骨消耗殆尽，出现"骨头磨骨头"的情况，会导致这种关节软骨下骨硬化和大面积的骨质增生，极易产生剧烈疼痛，VAS评分可大于7分，RDQ量表的评分应可无限接近满分，患者生活质量差。同时，应注意：①该病会产生滑膜炎与滑膜增生，增生的滑膜组织有时会向前撞击、刺激硬膜囊，诱发一些不太典型的根性刺激症状；②本病的实验室检查多无阳性结果，可与风湿类疾病相鉴别。

（四）治疗

推拿、针灸、理疗和非甾体类抗炎药等保守治疗，若效果甚微，则考虑腰椎关节突关节注射，如注射治疗不能缓解症状或对症状缓解时间较短，可酌情考虑保留原有关节结构的去神经治疗，或局部有限的减压治疗，以期在尽量不破坏支撑结构的基础上获得一个相对较好的生活质量。除药物治疗之外，需严格调整生活方式，避免病情进展和发作。

（五）鉴别诊断

慢性发展期，应与腰肌劳损及某些风湿类疾病，如类风湿关节炎、强直性脊柱炎和系统性结缔组织病等相鉴别；急性发作，疼痛剧烈或关节炎终末期，应与肿瘤、结核和感染性疾病及骨质疏松性压缩性骨折等相鉴别。

需要注意的是：①本病极易诱发末梢神经的痛觉敏化，产生不易治疗的慢性腰背痛；②反复不节制地进行扳法操作，可能会诱发本病或加重本病进展，正骨医生应注意；③解剖学无"小关节"提法，规范术语应该是"关节突关节"。

〔典型病例〕

病例3.7.3.1

女，70岁，长期腰痛，以腰臀部交替性疼痛为主，劳累后加重，晨起缓解。查体：直腿抬高试验双侧均60°，椎旁有叩击痛和压痛。初诊考虑为腰椎间盘突出或有轻度的椎管狭窄。

腰椎CT横断面（图3-283）：双侧关节突关节间隙变窄、模糊（箭），关节肥大、骨质疏松、骨赘形成、关节面下骨质侵蚀，考虑3级关节突关节骨关节炎。

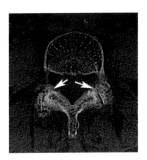
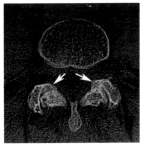

图3-283　腰椎CT横断面

病例3.7.3.2

男，74岁，突发性剧烈腰痛1天，无下肢放射痛，口服止痛药及硬膜外注射效果一般。

腰椎CT横断面（图3-284）：椎管内未见明显病变，关节突关节（箭）、椎弓板等结构骨密度明显增高，骨质破坏、融合、增生，关节变窄、间隙模糊，考虑3级关节突关节骨关节炎，建议进一步检查以排除肿瘤、结核等。

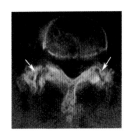
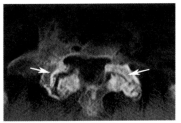

图3-284　腰椎CT横断面

病例3.7.3.3

女，41岁，持续性腰痛2月余，无明显的下肢放射痛。

腰椎CT横断面（图3-285）：双侧关节突关节间隙模糊（黑箭），左侧较著，骨赘形成，关节面下骨质侵蚀，轻度黄韧带增厚（箭）和椎管狭窄，考虑2级关节突关节骨关节炎。

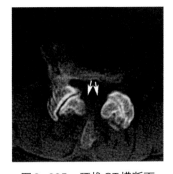

图3-285　腰椎CT横断面

病例3.7.3.4

女，43岁，腰痛1年余，间歇性跛行。

腰椎MRI横断面（图3-286）：右侧关节突关节间隙变窄（箭）、骨质增生，从侧后方压迫硬膜囊，考虑1级关节突关节骨关节炎。

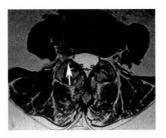

图3-286　腰椎MRI横断面

病例3.7.3.5

男，46岁，轻度间歇性跛行，久行后右下肢麻痛，考虑为腰椎管狭窄和轻度椎间盘突出。

腰椎CT横断面（图3-287）：双侧关节突关节间隙变窄，内侧骨质增生，导致侧隐窝狭窄（箭头）、椎间盘突出（箭），关节突关节增生内聚（灰箭），考虑1级关节突关节骨关节炎。

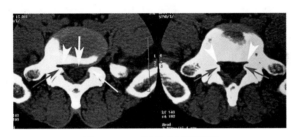

图3-287　腰椎CT横断面

四、椎间盘真空征

见图3-288至图3-293。

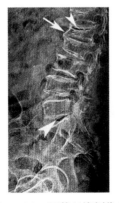

图3-288　腰椎X线侧位片

L_1楔形变（箭），考虑骨质疏松导致压缩性骨折；$T_{12}\sim L_1$、$L_5\sim S_1$椎间隙见线性透亮影（箭头），考虑真空征

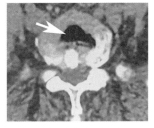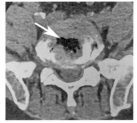

图3-289　腰椎CT横断面

椎间盘中央见气体影（箭），考虑椎间盘真空征

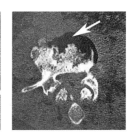

图3-290　腰椎CT横断面

椎体见大片气体影（箭），部分不在椎体中央，位于椎体的边缘，考虑椎体真空征

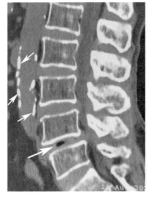

图3-291　腰椎CT矢状面

$L_{4\sim5}$椎间隙内见气体影（长箭），考虑椎间盘积气；腹主动脉钙化明显（短箭）

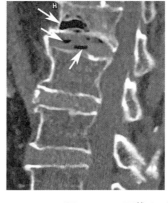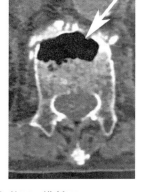

图3-292　腰椎CT矢状面+横断面

椎体、椎间隙均见气体影（箭），考虑椎体真空征、椎间盘真空征

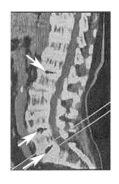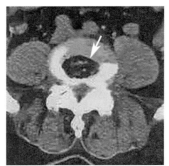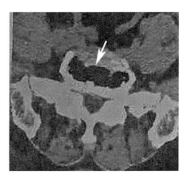

图3-293　腰椎CT横断面+矢状面

多个椎间隙见气体影（箭），考虑巨大真空征

[分析与讨论]

（一）椎间盘真空征

椎间盘真空征（vacuum phenomenon）又称椎间盘积气，属于影像学概念，X线或CT上可见椎间盘线性或类圆形空气样低密度影，临床常见。当椎间盘积气出现在椎间盘中央时，为椎间盘退变的特征性表现。随着年龄的增长，组成椎间盘的透明软骨逐渐变性，髓核、纤维环逐渐脱水，椎间盘的营养供给发生障碍，加上慢性积累性损伤，逐渐发生椎间盘退行性变，进而出现透明软骨与椎体分离，髓核、纤维环干燥、脱水、变质、弹性丧失，呈葱皮样结构，产生裂隙并由小变大，在裂隙产生与扩大的同时出现负压区。由于椎间盘物质的丢失，又没有组织和液体来补充，变性的椎间盘内呈负压，最终引起细胞外间隙的气体、血液中的气体溢入裂隙，从而产生椎间盘内积气，即真空现象。

研究表明，腰椎间盘积气总体发生率约为23.7%，男性和女性发生率分别为21.1%和26.0%。椎间盘积气的发生率随年龄增加而递增，但从L_5~S_1向上至$L_{1~2}$水平递减。腰椎间盘内的气体90%~92%由氮气组成，同时伴有氧气、二氧化碳和少量其他气体，这些气体可位于椎间盘的中央部或边缘部。由于椎间盘附近缺乏对气体进行再吸收的血管网，所以椎间盘积气可长期存在。目前普遍认为形成椎间盘真空征的主要病理基础是椎间盘退行性变。

（二）椎体内真空裂隙征

椎体内真空裂隙征（intravertebral vacuum cleft，IVC）是Kummell病典型的影像学表现。Kummell病指轻微脊柱创伤后迟发的椎体塌陷及进行性脊柱后凸。该病最早由德国外科医生Kummell于1891年描述，他报道了5例经历轻微脊柱创伤的患者经过数月甚至数年的无症状期，最后出现胸腰段疼痛及进行性后凸畸形。Kummell病的发病机制目前仍不明确，比较公认的假说是创伤后椎体骨缺血坏死。该病主要发生于骨质疏松的中老年患者，男性稍多，青少年患者罕见。在该病的临床诊疗过程中，影像学检查十分重要，X线平片中的椎体内真空裂隙、开口现象以及MRI检查中的双线征均可用来辅助诊断。

需要注意的是：①"椎间盘真空征"诊断是否应该改成"椎间盘积气"或"椎间盘空洞征"，因为其形成机制是椎间盘退变、萎缩形成裂隙，血液中的气体渗入，有气体的地方不能称为"真空"，称"空洞"更合适。②椎体内真空裂隙征多提示椎体的良性病变，可基本排除恶性骨肿瘤，可以减少不必要的检查。偶可见于感染。急性椎体压缩性骨折，椎体内因出现血肿，占据了裂隙，导致裂隙内气体排出，此征象称为MRI液体征。

参考文献

[1] 公维云.腰椎间盘积气的多层螺旋CT表现及其相关因素分析［J］.中华临床医师杂志（电子版）2013，7（9）：89-92.

五、腰椎间盘突出

见图 3-294 至图 3-299。

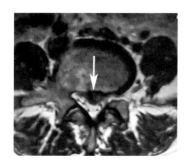
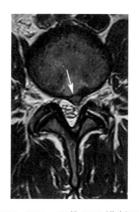
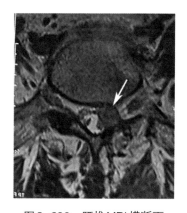

图 3-294　腰椎MRI横断面　　　图 3-295　腰椎MRI横断面　　　图 3-296　腰椎MRI横断面

椎间盘中央型突出（箭），压迫　　椎间盘旁中央型突出（箭），　　椎间盘左侧后方大块突出，压迫神经
　　　　硬膜囊　　　　　　　　　　压迫硬膜囊　　　　　　　根和硬膜囊，脱垂游离的髓核（箭）

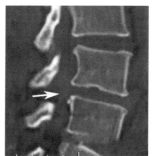
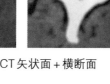

图 3-297　腰椎CT矢状面＋横断面

L$_{4\sim5}$椎间盘中央型突出（箭），压迫脊髓

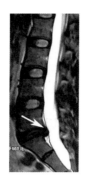
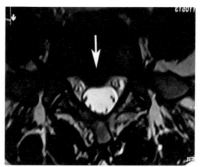

图 3-298　腰椎MRI矢状面＋横断面

L$_5\sim$S$_1$椎间盘中央型突出（箭），压迫硬膜囊

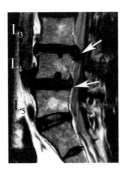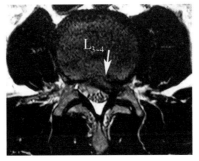

图3-299　腰椎MRI矢状面 + 横断面

L_{3-4}、L_{4-5}椎间盘旁中央型突出（箭），压迫左侧神经根和硬膜囊

　　椎间盘突出（disc herniation）可发生于脊柱任何部位，活动度较大的部位多见，故腰椎间盘突出最多见（约90%），其次是颈椎间盘突出，胸椎间盘突出最少见。详见第一章第七节"一、颈椎间盘突出（CDH）"。

（一）巨大型腰椎间盘突出（图3-300、图3-301、图3-302）

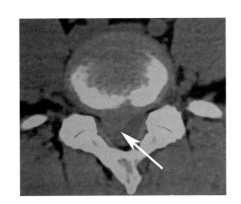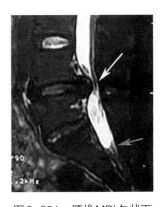

图3-300　腰椎CT横断面

大块椎间盘旁中央型突出（箭），压迫脊髓

图3-301　腰椎MRI矢状面

L_{4-5}大块椎间盘突出（长箭），压迫硬膜囊，硬膜囊的位置偏高（短箭）

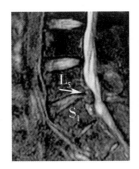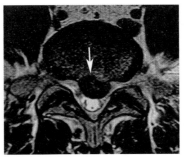

图3-302　腰椎MRI矢状面 + 横断面

$L_5 \sim S_1$大块椎间盘中央型突出（箭），压迫硬膜囊

〔分析与讨论〕

苏州中医院骨伤科主任姜宏教授从事骨伤科专业30余年，姜教授对髓核突出后再吸收有深入的研究和独到的见解，有些是对学科传统认识的颠覆。其学术成就和思想集中在《破裂型腰椎间盘突出症——MRI分析/临床转归预测/治疗策略》和《腰椎间盘突出症——重吸收现象与诊疗研究》这两本专著中。

腰椎间盘突出症保守治疗确实可以取得很好的疗效，无论突出、脱出甚或脱垂，原则上如果没有明显的马尾神经压迫或严重的神经根损害都可以保守治疗。临床中大家应该遇到过以下情况：①健康无症状的人在体检时发现有明显的椎间盘突出；②有症状的患者经过保守治疗症状消失而突出仍然存在；③保守治疗症状消失的患者随着时间推移突出的髓核吸收缩小。

指南主要观点：①大多数腰椎间盘突出症无论治疗与否，均能得到改善；②突出的椎间盘组织随时间推移，通常会出现缩小、萎缩和退变；③很多研究显示随着突出物减小，临床症状可逐渐改善。

姜教授提出巨大（椎间盘）突出保守治疗的5大疑惑：①巨大突出保守治疗等待重吸收是否安全？②巨大突出患者临床症状改善后，这种改善是否可持续？③巨大突出导致的临床症状是否有复发趋势？④保守治疗中是否会出现意外的神经损害或马尾损伤综合征？⑤保守治疗中椎管内巨大椎间盘是发生了重吸收还是仍然在椎管内？

〔典型病例〕

病例3.7.5.1

女，29岁，无明显外伤史，突发性腰痛2天，无下肢放射痛。

腰椎CT横断面（图3-303）：大块椎间盘中央型突出（箭），超过矢状径一半。

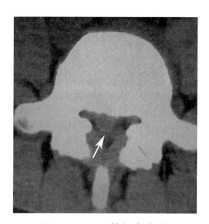

图3-303　腰椎间盘突出

病例3.7.5.2

男，35岁，劳累后腰痛，余无不适。查体：直腿抬高试验等均阴性。

腰椎CT横断面（图3-304）：L₅~S₁节段左侧大块椎间盘突出（箭），进入椎管内，占据侧隐窝，压迫硬膜囊。

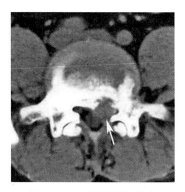

图3-304　腰椎间盘突出

病例3.7.5.3

男，23岁，小时候有腰椎外伤史。

腰椎MRI T_1+T_2 矢状面（图3-305）：L₄~₅椎间盘大块突出（箭）。

分析：此类大块突出有可能会被吸收，但需时较长，至少半年。

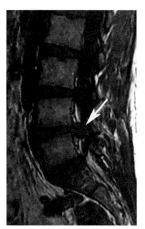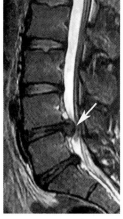

图3-305　腰椎间盘突出

病例3.7.5.4

女，23岁，2015年6月28日提重物，次日晨起突发剧烈腰痛，腰部活动明显受限，予西乐葆和妙纳治疗。1周后疼痛无缓解，又出现左下肢放射痛和麻木。2015年8月10日，在三甲医院行腰椎MRI（图3-306）示：腰椎退行性改变，L₃~₄、L₅~S₁椎间盘突出，L₄~₅椎间盘突出（左侧型），椎管狭窄。医院建议其手术，患者由于惧怕手术和时间问题，未行手术。后经休息和对症治疗，腰痛和下肢麻痛逐渐缓解。2016年7月18日复查腰椎MRI（图3-307）示：腰椎退行性改变；L₃~₄、L₄~₅、L₅~S₁椎间盘突出（箭），椎管狭窄，L₂、L₃椎体许莫氏结节，大块突出基本吸收。现除腰部偶有酸困感外一切都正常。

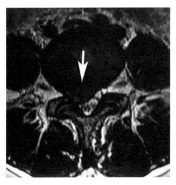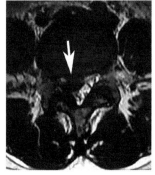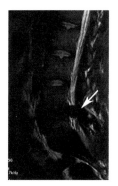

图3-306　第一次腰椎MRI

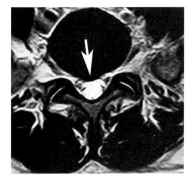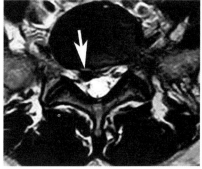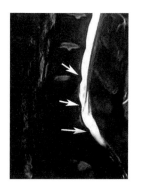

图3-307　第二次腰椎MRI

（二）许莫氏结节（图3-308至图3-311）

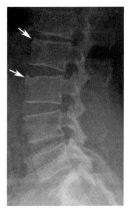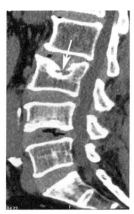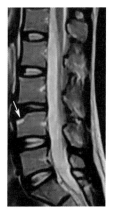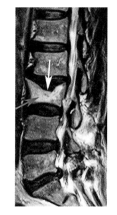

图3-308　腰椎X线侧位片	图3-309　腰椎CT矢状面+横断面	图3-310　腰椎MRI矢状面	图3-311　腰椎MRI矢状面
L_2、L_3椎体上缘前部凹陷（箭），密度变高，考虑许莫氏结节	L_4椎体上缘中间凹陷（箭），考虑许莫氏结节	L_4椎体上缘前部稍凹陷（箭），信号增高，考虑许莫氏结节	L_{2-3}椎间盘内的髓核向下突入L_3椎体内（箭），形成许莫氏结节；L_3椎体信号增高（灰箭），需要排除血管瘤、转移瘤等

[分析与讨论]

1.概述 许莫氏结节（Schmorl's node，SN）是由 Schmorl 于 1927 年首先提出，临床常见，发生率为 2%~76%，是一种特殊类型的椎间盘突出。SN 最常见于下胸椎和上腰椎，通常累及下终板，男性较常见。主要病因是椎体终板中间位置最薄弱，承载的负荷又较大，是脊椎运动单位中最容易受损的部分，常因终板发育异常，或椎体软骨下骨的异常引起。软骨终板减弱可能与发育有关，如脊索退化残留凹陷、骨化间隙的存在、营养血管的障碍、髓核异常应力或病变等，特别是青少年驼背，这解释了 SN 多见于儿童的原因。其他病因如创伤、椎间盘退行性病变、椎间隙感染、代谢性疾病或肿瘤等也可导致软骨终板或软骨下骨的力学结构薄弱，造成髓核突入椎体的松质骨内，形成压迹从而产生 SN。

2.临床表现 多数 SN 无明显临床症状，少数表现为腰痛。SN 可以是自发性的，也可能是轴向负荷所致，特别是运动员或外伤病例中易出现。但发生在 L_3 或 L_4 的 SN 往往提示病变与急性外伤无关，因为外伤通常波及 T_8~L_1 节段。

3.影像学 X 线价值有限，主要依靠 MRI。SN 在 MRI 上信号强度多数与椎间盘信号相近，少数低于相邻髓核信号，这与突出的髓核脱水、纤维化等继发改变有关。SN 周围低信号环与骨小梁增生硬化有关，高信号环一方面可能与黄骨髓脂肪性沉积有关，另一方面也可能与突出髓核的周围有炎症反应而呈现血管化状态，并致周围呈现骨髓水肿反应有关。

4.治疗 本病为良性、自愈性病变，多不需要手术治疗，仅简单的对症治疗即可，如非甾体类抗炎药、针灸、推拿和热疗等。但近些年来手术干预越来越多。

[**典型病例**]

病例 3.7.5.5

男，50 岁，因跳跃（幅度不大）致"岔气感"，做单杠牵引落地时疼痛剧烈，遂行 CT 和 MRI 检查。期间休息、支具固定，未做特殊治疗。

2020 年 7 月腰椎 MRI 矢状面（图 3-312）：T_9 稍压缩（箭），T_8~T_{10} 椎体水肿。

2020 年 11 月腰椎 MRI 矢状面（图 3-313）：水肿消失。

2021 年 4 月腰椎 CT 矢状面（图 3-314）：T_9 许莫氏结节形成（箭），考虑当时椎体破坏并椎间盘软骨板破裂，髓核突入 T_9 椎体，形成许莫氏结节。

体会：①椎体压缩的一种预后情况可能是许莫氏结节。②许莫氏结节不是先天形成的，应该是当时椎体破坏并椎间盘软骨板破裂，髓核突入 T_9 椎体，形成许莫氏结节。③针对此类"岔气"患者行辅助检查是必要的，不要盲目手法整脊。一般简单的休息和对症治疗，如理疗、活血化瘀中药、非甾体抗炎药（如扶他林片）以及针灸等均可。

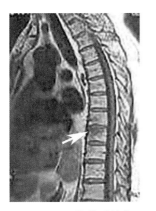 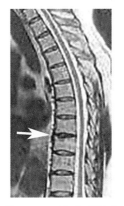 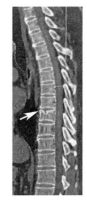

图3-312　许莫氏结节　　　　图3-313　许莫氏结节　　　　图3-314　许莫氏结节

（三）椎间盘钙化（图3-315、图3-316）

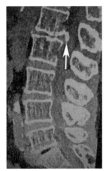 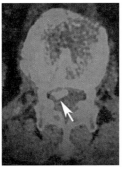 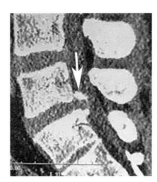

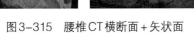

图3-315　腰椎CT横断面＋矢状面　　　　图3-316　腰椎CT横断面＋矢状面

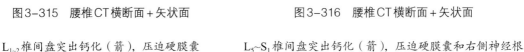

L_{1-2}椎间盘突出钙化（箭），压迫硬膜囊　　　$L_5{\sim}S_1$椎间盘突出钙化（箭），压迫硬膜囊和右侧神经根

〔分析与讨论〕

　　椎间盘钙化又称椎间盘矿化、椎间盘骨化，是椎间盘退变引起的一种病理改变，也被认为是促进椎间盘退变的原因之一。椎间盘退变与钙化的因果关系尚未明确，目前认为椎间盘钙化与椎间盘退变的严重程度呈正相关。中老年退行性椎间盘钙化，与儿童的椎间盘钙化发生机制不同，儿童的椎间盘钙化常表现为一种具有自发吸收趋势的自限性疾病（参考第一章第二节"十四、儿童钙化性椎间盘病（CDC）"）。

　　需要注意的是：①椎间盘钙化的发生机制尚不明确，还有待进一步研究，现阶段的研究多倾向于发现与其相关的影响因素，并没有系统阐述钙化的形成过程，未来的研究应偏向机制，及椎间盘钙化与其他病理性钙化的异同，如后纵韧带骨化、项韧带钙化、肌腱钙化、腹主动脉钙化等。②椎间盘钙化的药物治疗有待进一步研究。目前最安全、有效的药物预防方式为非甾体抗炎药，但其用药的剂量及最佳疗程尚不明确。③注意鉴别椎体后缘软骨结节、后纵韧带钙化和纤维环钙化。

参考文献

［1］徐增，孙斌，吴卉乔，等.椎间盘钙化研究进展［J］.中国脊柱脊髓杂志，2019，29（10）：936-939.

［典型病例］

病例3.7.5.6

女，36岁，长期慢性腰腿痛病史。

腰椎CT矢状面+横断面（图3-317）：L_5~S_1椎间盘突出（箭），后缘有一纵行的骨化影，考虑突出物局部钙化。

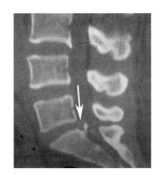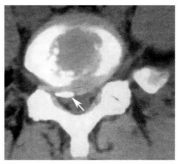

图3-317　椎间盘钙化

（四）合并椎体滑脱（图3-318、图3-319、图3-320）

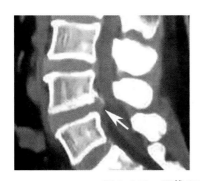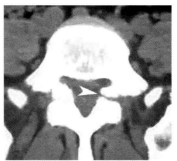

图3-318　腰椎CT矢状面+横断面

L_{4-5}椎间盘突出（箭），左侧椎弓根骨质不连续（箭头）

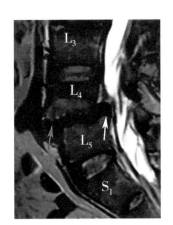

图3-319 腰椎MRI

L_{4-5}椎间盘突出（白箭），L_4向前滑脱（灰箭），考虑Ⅱ度滑脱

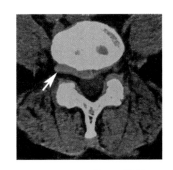

图3-320 腰椎CT横断面

椎间盘突出（箭），椎管矢状径稍长，考虑伴有椎体滑脱

［典型病例］

病例3.7.5.7

男，46岁，腰痛及一侧下肢放射痛。

腰椎CT矢状面（图3-321）：L_{4-5}椎间隙狭窄及椎间盘突出（白箭），L_4峡部裂（黑箭），断处稍有分离。

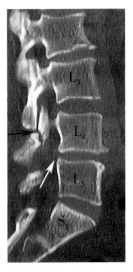

图3-321 腰椎CT矢状面

六、椎间盘退行性变

〔分析与讨论〕

椎间盘退行性变（intervertebal disc degeneration）包括椎间盘纤维环、髓核及软骨终板的退变，可出现真空征、椎间盘高度降低、许莫氏结节、终板炎、椎间盘钙化等改变，多见于颈椎、腰椎。

MRI是临床评估椎间盘退变的首选检查方法。目前最常用的是2001年Pfirrmann教授基于常规MRI的正中矢状面T_2像提出的腰椎间盘退变程度分级系统（即Pfirrmann分级系统，表3-18、图3-322）。其后2007年Griffit教授提出椎间盘退变改良Pfirrmann分级（表3-19、图3-323），将Ⅲ级分成2个级别，Ⅳ级分成3个级别，由原来的5个量级提升至8个量级。

表3-18　椎间盘退行性变Pfirrmann分级系统

分级	髓核结构	髓核与纤维环界限	髓核信号强度	椎间盘高度
Ⅰ	均匀，亮白色	明显	高（与CSF相当）	正常
Ⅱ	不均匀，可伴灰色水平带	明显	高（与CSF相当）	正常
Ⅲ	不均匀，灰色	不明显	中等	正常或略微降低
Ⅳ	不均匀，灰到黑	消失	中等到低	正常或中等降低
Ⅴ	不均匀，黑色	消失	低	椎间隙塌陷

注：CSF为脑脊液。

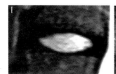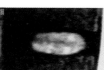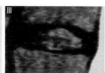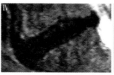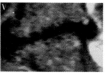

图3-322　腰椎MRI T_2正中矢状面（Pfirrmann分级系统）

表3-19　椎间盘退行性变改良Pfirrmann分级系统

分级	髓核及内层纤维环信号	后方纤维环内外层信号差别	椎间盘高度
1	均匀高信号，与CSF相当	明显	正常
2	高信号（>骶骨前脂肪，<CSF）± 髓核内低信号裂隙	明显	正常
3	高信号（<骶骨前脂肪）	明显	正常
4	中等高信号（略>外层纤维环）	不明显	正常
5	低信号（=外层纤维环）	不明显	正常
6	低信号	不明显	高度减小<30%
7	低信号	不明显	高度减小30%~60%
8	低信号	不明显	高度减小>60%

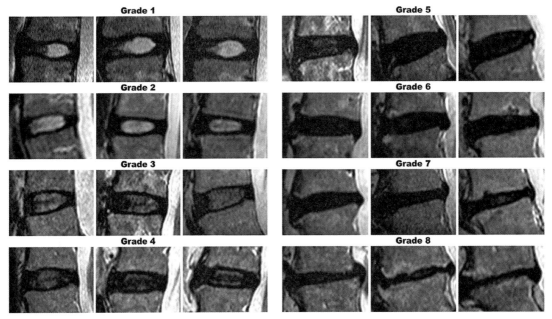

图3-323　腰椎MRI T$_2$正中矢状面（改良Pfirrmann分级系统）

参考文献

[1] Pfirrmann CW，Metzdorf A，Zanetti M，et al . Magnetic resonance classification of lumbar intervertebral disc degeneration [J]. Spine，2001，26（17）：1873-1878.

七、终板炎

见图3-324、图3-325。

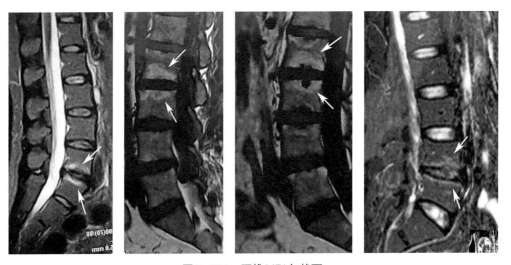

图3-324　腰椎MRI矢状面

L$_5$~S$_1$、L$_{2-3}$、L$_{4-5}$相对缘信号增高（箭），考虑终板炎

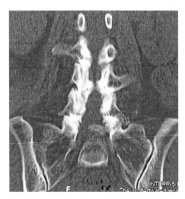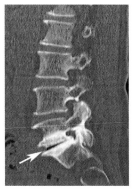

图 3-325　腰椎 CT 冠状面 + 矢状面

L_5~S_1 椎间隙变窄、积气（箭），L_5~S_1 相对缘骨质密度增高；余腰椎边缘骨质增生、硬化，可见小骨赘形成。考虑 L_5~S_1 椎间盘变性、L_5~S_1 相对缘终板炎，腰椎退行性变

［分析与讨论］

椎间盘由髓核、纤维环和软骨终板三部分组成，在椎体上、下各有一个软骨终板，平均厚度为 1mm（颈椎部约 0.51mm，胸椎部约 0.12mm，腰椎部 0.35~1mm），其可对椎体起保护作用，承受压力，调控椎间盘营养渗透。当椎间盘因各种因素发生退行性变后，会导致邻近的椎体疏松，并生成纤维组织，诱发骨硬化及脂肪浸润，称之为椎体终板炎。终板炎属于无菌性炎症性疾病，其常见的 MRI 表现为沿椎体终板及相邻椎体呈带状、斑片状及不规则三角形的信号异常，多表现为边缘清楚，称之为 Modic 改变。

Modic 改变是指脊柱终板及终板下骨质在 MRI 的异常信号改变，与腰椎退行性变有关。1988 年 Modic 等系统描述了这种信号改变的类型、分型标准及组织学变化（表 3-20），一般 I 型最常见。终板炎 MRI 有以下特点：①累及椎体的异常信号范围大，甚至全椎体，但无溶骨性或膨胀性骨破坏；②病变椎体终板缘不规则、增厚；③病变区可见 Schmorl 结节；④椎间盘强化，椎间隙不规则变窄；⑤椎旁及椎管均无炎性病变。

表 3-20　终板炎 Modic 分型

分型	MRI 表现	病理组织学
I 型	T_1 低信号，T_2 高信号，T_2 压脂序列高信号	终板破裂，邻近骨松质出现水肿及富含血管的纤维组织，提示病变处于活动期（炎症阶段）
II 型	T_1 高信号，T_2 中等 / 稍高信号，T_2 压脂序列低信号	邻近椎体中骨髓脂肪变性（黄骨髓替代红骨髓），提示病变处于稳定期（脂肪化阶段）
III 型	T_1 低信号，T_2 低信号	骨硬化、纤维化，提示病变处于痊愈期（骨质硬化阶段）

国内学者将终板炎分为 I ~ IV 期，即活动期、移行期、稳定期、痊愈期。其中活动期和移行期伴有一定临床症状，需要对症处理，而稳定期和痊愈期无明显临床表现，一般无需处理。

参考文献

［1］易成辉，刘玉华，刘少强．磁共振成像在腰椎终板骨软骨炎中的应用价值［J］．临床医药实践，2016，25（1）：37-39.

［2］李宏，任家庚，马小梅．腰椎终板炎CT及MRI成像效果分析［J］．中外医学研究，2020，18（15）：63-65.

［3］吕晓艳，王雪梅，李莉，等．腰椎终板Modic改变的MRI分型及鉴别诊断［J］．中国中西医结合影像学杂志，2015，13（4）：414-416.

八、椎管狭窄

见图3-326至图3-329。

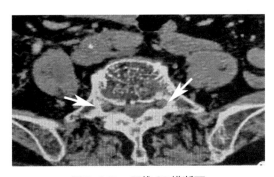

图3-326　腰椎CT横断面

椎弓根较短（箭），导致椎管狭窄

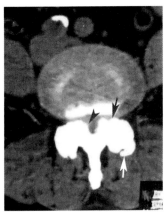 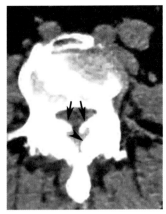 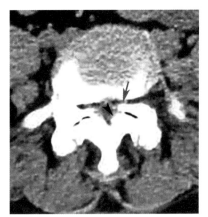

图3-327　腰椎CT横断面

上关节突增生内聚（箭），椎板增厚（箭头），使侧隐窝狭窄，椎管狭窄

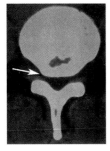 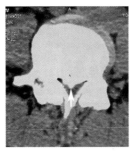

图3-328　腰椎CT横断面

椎体后缘钙化（箭），导致椎管狭窄

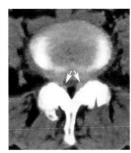 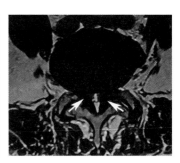

图3-329　腰椎CT/MRI横断面

黄韧带肥厚（箭），导致椎管狭窄

[分析与讨论]

（一）概述

椎管狭窄（spinal canal stenosis）系指因各种原因导致椎管管腔变窄，与内容物不相符，造成椎管内神经结构（脊髓、圆锥、马尾神经、脊膜）、血管等受压而出现相应的神经症状，可分为中央型椎管狭窄和侧方型椎管狭窄（侧隐窝和椎间孔）。多见于腰椎管和颈椎管。

根据病因，椎管狭窄可分为发育性（先天性）椎管狭窄、后天性（获得性）椎管狭窄和混合性椎管狭窄（表3-21）。先天性椎管狭窄发生率低，主要原因是退行性变。此外，还可分为生理性和病理性。前者包括腰部负荷的增加、腰部后伸、负压的增加等；后者主要包括发育性和后天性椎管狭窄。

表3-21　椎管狭窄病因分类

分类	病因	主要表现
发育性（先天性）椎管狭窄	遗传因素、骨骼发育异常、椎体前滑脱等	椎弓根增粗、变短；椎板增厚；椎管径线变短
后天性（获得性）椎管狭窄	退行性变、创伤、炎症、肿瘤、医源性等	椎体后缘骨质增生；椎间关节增生；椎间盘膨出或突出；韧带肥厚或钙化
混合性椎管狭窄	先天发育异常的基础上伴有后天病变所致	

（二）临床表现

发病缓慢而隐匿，数月至数年不等。具体见表3-22。

表3-22　椎管狭窄部位分类及临床表现

分类	临床表现
颈椎管狭窄	颈部不适，上肢无力伴有放射痛，双下肢无力，有踩棉花感，二便失禁
胸椎管狭窄	下肢无力、麻木，损伤平面以下感觉和运动功能障碍
腰椎管狭窄	神经源性间歇性跛行，慢性腰背痛，下肢神经症状（疼痛、麻木、肌肉萎缩、腱反射减弱等），症状与姿势关系密切（腰椎前屈症状缓解，后伸则明显）

（三）诊断与影像

见表3-23。

表3-23　椎管狭窄影像学诊断标准

分类	影像学	狭窄标准
颈椎管狭窄	X线	Torg比：>1正常，<0.82绝对狭窄
	X线/CT	椎管矢状径>13mm正常，10~13mm相对狭窄，<10mm绝对狭窄
腰椎管狭窄	X线/CT	椎管矢状径>18mm正常，15~18mm相对狭窄，<15mm绝对狭窄
	CT	侧隐窝矢状径正常>3mm，≤2mm狭窄
		黄韧带≥5mm肥厚
		椎弓根间距<20mm狭窄
		椎间孔宽度<2mm狭窄
		根据Jones-Thompson公式：椎管最大矢状径×最大横径/（同水平椎体最大矢状径×最大横径）=1/2~1/4.5，若<1/4.5，考虑椎管狭窄
	脊髓造影	硬膜囊矢状径<12mm相对狭窄，<10mm绝对狭窄
		硬膜囊矢状径12~14mm轻度狭窄，10~12mm中度狭窄，<10mm重度狭窄
		硬膜囊面积>100mm^{2}正常，76~100mm^{2}中度狭窄，<75mm^{2}重度狭窄
	MRI	脊髓可占据空间（SAC）=椎管前后径－脊髓前后径
		脊髓周围脑脊液间隙与脊髓前后径的比值
		狭窄征象：脊髓周围脑脊液消失、马尾神经冗余征、马尾神经沉降征、前方脑脊液空间闭塞（4级）、硬膜外脂肪增多等

（四）治疗

治疗主要分为保守治疗与手术治疗。保守治疗包括卧床休息（硬板床、侧卧位、下肢稍屈）、口服消炎止痛药、理疗、骨盆牵引、腰背肌群锻炼、腰围保护等。手术治疗包括椎板切除减压（间歇性跛行距离<200m，下肢神经症状，马尾神经综合征）及减压融合内固定（脊柱滑脱，脊柱不稳，关节突关节破坏>1/2）。此外，2001年Hansraj等提出以临床为基础的分型方法，将腰椎管狭窄分为典型腰椎管狭窄和复杂腰椎管狭窄。对于典型腰椎管狭窄原则上采用减压术治疗，复杂腰椎管狭窄原则上采用减压、融合和内固定治疗。

参考文献

［1］马锐，陈建常.腰椎椎管狭窄症的诊断与治疗现状［J］.检验医学与临床，2013，10（1）：72-75.

〔**典型病例**〕

（一）先天性椎管狭窄

病例3.7.8.1

男，33岁，反复腰痛数年。

腰椎CT横断面（图3-330）：L$_5$~S$_1$节段严重的骨性椎管狭窄（箭），建议手术治疗。

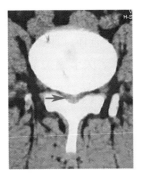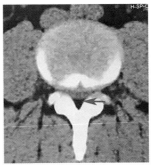

图3-330　腰椎CT横断面

病例3.7.8.2

男，26岁，典型的间歇性跛行。

腰椎MRI横断面（图3-331）：三叶草样的腰椎管狭窄（箭）。

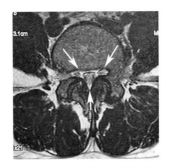

图3-331　腰椎MRI横断面

（二）关节突关节因素

病例3.7.8.3

男，75岁，间歇性跛行3月余。查体：左足拇指背伸无力。

腰椎CT横断面（图3-332）：双侧关节突关节明显骨质增生（箭），导致$L_{3\sim4}$节段椎管明显狭窄。

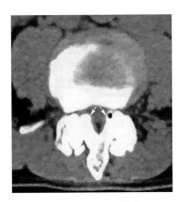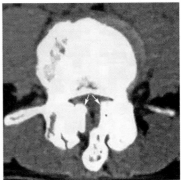

图3-332　腰椎CT横断面

病例3.7.8.4

女，42岁，腰痛数月，晨起明显，活动后缓解。查体：叩击腰部舒服。

腰椎CT横断面（图3-333）：严重的腰椎管狭窄、关节突关节的骨关节炎（箭）。

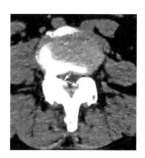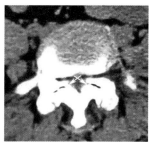

图3-333　腰椎CT横断面

病例3.7.8.5

男，61岁，单侧足下垂。建议手术扩大椎管减压治疗。

腰椎CT横断面（图3-334）：严重的L_{4-5}节段的骨性椎管狭窄（箭）。

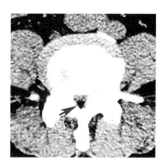

图3-334　腰椎CT横断面

病例3.7.8.6

女，57岁，间歇性跛行半年，初步诊断为椎管狭窄。

腰椎MRI T_2横断面（图3-335）：单节段的双侧关节突关节增生内聚所致椎管狭窄（箭），造成中央管和侧隐窝部明显狭窄。（左：病变节段的腰椎管狭窄；右：正常椎管节段）

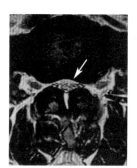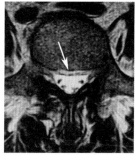

图3-335　腰椎MRI横断面

（三）纤维环钙化因素

病例3.7.8.6

男，61岁，严重的间歇性跛行，治疗前只能平卧，行走10米。有手术指征，但经过理疗、针刺、导入等相关治疗，现在可行走200米，翻身自如。

腰椎CT横断面（图3-336）：L_5~S_1节段的椎管严重的骨性狭窄，由L_5椎体后下缘和S_1椎体的后上缘形成的骨赘凸入椎管（箭），占据了本节段的椎管空间，形成骨性的椎管狭窄。

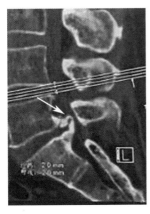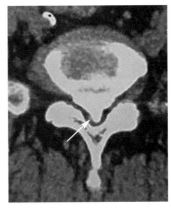

图3-336　腰椎CT横断面

病例3.7.8.7

男，35岁，典型的间歇性跛行。

腰椎CT矢状面＋横断面（图3-337）：严重的椎管狭窄和纤维环钙化（箭），考虑有过劳或严重外伤史。

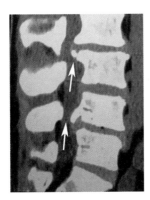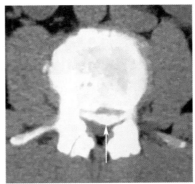

图3-337　腰椎CT矢状面＋横断面

（四）黄韧带增厚因素

病例3.7.8.8

女，67岁，间歇跛行和腰腿痛半年，加重1个月。不愿手术，给予骶管注射（2%利多卡因2ml，曲安奈德1ml，注射用水稀释至20ml）后症状基本消失。

腰椎CT横断面（图3-338）：黄韧带肥厚（箭）；椎体中央低密度影（箭头），考虑真空征；关节突关节增生内聚（灰箭），椎管狭窄。

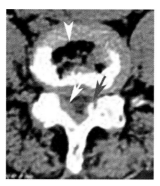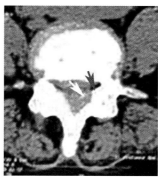

图3-338　腰椎CT横断面

（五）硬膜外脂肪过多因素

病例3.7.8.9

女，65岁，间歇跛行半年余，加重1周。

腰椎CT横断面（图3-339）：椎管内硬膜外脂肪过多，压迫硬膜囊（箭）。

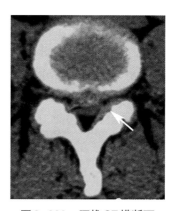

图3-339　腰椎CT横断面

第四章　骶尾椎

第一节　正常表现

中医骨伤科涉及骶尾骨、骶髂关节的病变如表4-1。其中，本章主要介绍：变异和畸形（如隐裂、骶裂孔变异、骶骨缺如、浮棘等）、骨折和脱位（如骶尾骨骨折、尾骨脱位等）、炎症（如感染、骶髂关节炎、致密性髂骨炎等）、肿瘤（如囊肿、多发性骨髓瘤、畸胎瘤、脊索瘤、转移瘤等）和软组织钙化（如骨赘、骨性融合等）。

表4-1　骶髂关节病变分类

类别	病种
骶髂关节损伤性疾病	骶髂关节损伤、扭伤、急性损伤、韧带损伤、创伤后骶髂关节痛和周围软组织劳损等
骶髂关节损伤伴位置改变性疾病	骶髂关节紊乱、错位、半脱位、脱位、微小移位、骨盆旋移、错缝、陈旧性错位、错动、扭伤和半脱位、骨错缝和骶髂关节滑膜嵌顿等
生产损伤性疾病	产后骶髂关节损伤、错位、错缝、功能障碍，产后骨盆环损伤综合征，妊娠期骨盆痛与非对称性骶髂关节松弛，分娩并发骶髂关节分离等
结缔组织疾病	致密性髂骨炎（OCI）、类风湿关节炎（RA）并骶髂关节改变、幼年强直性脊柱炎、强直性脊柱炎（AS）
肿瘤	各种转移性骶髂关节肿瘤、肉瘤、结核等
感染或结核	骶髂关节炎
其他	中老年或小儿骶髂关节错缝、关节松动症、骶髂关节内积气

一、骨盆X线解剖与临床

见图4-1至图4-6。

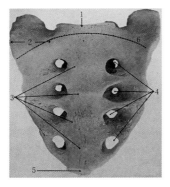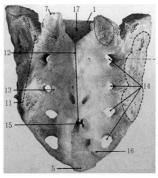

图4-1　骶骨骨骼标本（前面观、后面观）

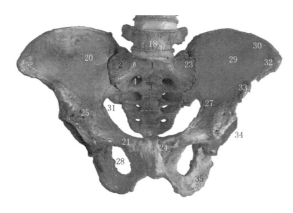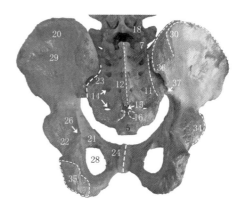

图4-2　骨盆骨骼标本（前面观、后面观）

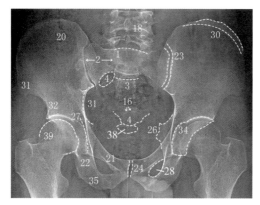

图4-3　骨盆X线正位片

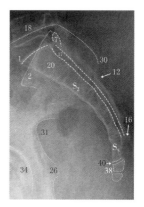

图4-4　骨盆X线侧位片

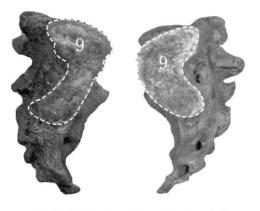

图4-5　骶骨耳状面（左：男；右：女）

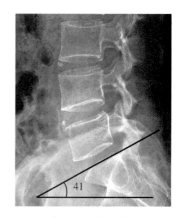

图4-6　腰骶角

1.岬　2.骶翼　3.横线　4.骶前孔　5.骶骨尖　6.骨盆上口界限（骶部）　7.上关节突　8.上关节突关节面
9.耳状面　10.骶粗隆　11.骶外侧嵴　12.骶正中嵴　13.骶中间嵴　14.骶后孔　15.骶管裂孔　16.骶角　17.骶管
18.L₅椎体　19.骶骨　20.髂骨　21.耻骨（上下支）　22.坐骨　23.骶髂关节　24.耻骨联合　25.耻骨弓
26.坐骨棘　27.髂耻隆起　28.闭孔　29.髂窝　30.髂嵴　31.坐骨大孔　32.髂前上棘　33.髂前下棘　34.髋臼缘
35.坐骨结节　36.髂后上棘　37.髂后下棘　38.尾骨　39.股骨头　40.骶尾关节　41.腰骶角

骨盆X线解剖与临床：

1.各骶椎逐渐融合约始于6岁，骨化顺序由上到下，由椎弓到肋突，最后是棘突和椎体。

2.骶骨呈倾斜状，上宽下窄，底部朝向前上，嵌合于两髂骨之间。由于身体重量与地面反作用力关系，使得骶髂关节紧密相接。骶骨底的运动朝向前下，而髂骨内侧面的运动朝向后上。这种排列与拱桥上拱心石作用相似，所施加的压力越大，其抵抗力就越大。耳状关节面上后方较前上方宽大，而下方前部较后部增宽；加之骶髂关节的关节面并非为矢状面，而是呈螺旋状，这种解剖结构特点，可增加骶骨屈伸时的稳定性，而骶骨的主要运动就是屈伸。

3.骶骨耳状面男性多呈"L"型，女性多呈"C"型。耳状面前宽后窄，可增加骶骨屈伸时的稳定性。关节面凹凸不平，骶、髂两侧关节面在外形上相对应嵌合，紧密靠拢。胎儿或婴儿时，关节面扁平光滑。随着年龄增加，关节内凸起和凹陷更加明显并发生相互交锁。男性比女性更明显，且关节面较女性更为粗糙。

4.尾椎数目3~6节不等，多为4节，近节最大，常与骶骨分离，其余各节逐渐变小，常融合，末端圆，可分叉；正常尾椎可表现为成角或非常不规则，但X线表现不影响治疗。多有跌倒时臀部先着地的病史。

5.耻骨联合位于左右耻骨联合面间，面上被覆透明软骨，借纤维软骨板连接成耻骨联合。软骨板内有一矢状狭窄的缝隙，为耻骨联合腔，腔内无滑膜被盖。耻骨上方有耻骨上韧带，前方有耻骨前韧带，后方有耻骨后韧带和张于两侧耻骨下支间的耻骨弓状韧带，这些韧带共同加固耻骨联合，以抗衡负重或遇受外力时的张力、压力及剪切应力。耻骨联合是骨盆环及骶髂关节的稳定结构。

6.骨盆观察：主骨盆环观察内外轮廓；两个小骨环形成闭孔；骶髂关节间隙应均匀一致，无高密度、无破坏、无融合等；耻骨联合的两侧耻骨上缘在同一水平，关节最大间隙不应超过5mm；骶孔的光滑皮质线（拱形上缘）任一处中断则提示存在骶骨骨折，须将受伤侧与未受伤侧骶孔进行比较；髋臼区结构复杂，容易漏诊，应双侧对比分析。

7.腰骶角是水平线与S_1上缘平面所形成的夹角，正常在30°~45°，一般女性略大；腰骶角超过正常范围，使脊柱负重后移，增加腰骶椎间盘、周围韧带和关节突关节劳损，常诱发腰痛或骶尾部痛等，导致骨盆前倾；≥49°时，可诊断为水平骶椎。

二、骨盆CT解剖与临床

见图4-7至图4-12。

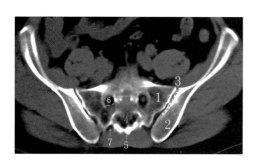

图4-7　骨盆CT横断面

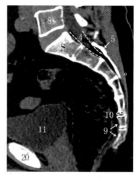

图4-8　骨盆CT矢状面

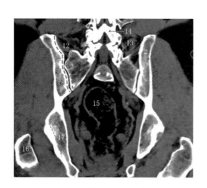

图4-9　骨盆CT冠状面

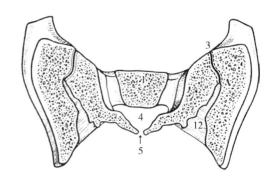

图4-10　骶髂关节横断面示意图

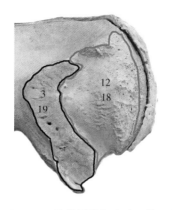

图4-11　髂骨骨骼标本（耳状面）

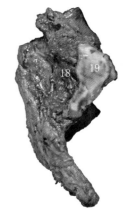

图4-12　骶骨防腐标本（耳状面）

1.骶骨　2.髂骨　3.骶髂关节　4.骶管　5.骶正中棘　6.骶前孔　7.骶后孔　8.L₅椎体　9.尾骨
10.骶尾关节　11.膀胱　12.骨间韧带　13.上关节突　14.椎弓板　15.直肠　16.股骨大粗隆　17.髋臼缘
18.骶髂关节骨间韧带附着区　19.耳状面区域　20.耻骨联合

骨盆CT解剖与临床：

1.骶髂关节由骶骨和髂骨的耳状面构成，左右各一。骶骨为凹面，髂骨为凸面，两关节面凹凸不平但相互嵌合。骶骨侧为较厚透明软骨覆盖，髂骨侧多为较薄纤维软骨覆盖，前者的厚度为后者的3倍。骶髂关节前1/3是关节间隙（滑膜关节腔），后上2/3为纤维连结（人体最强大的韧带——骨间韧带），属滑膜性微动关节，关节腔由后内斜向前外方向走行。关节囊较薄但关节周围有6（7）个方向不同的韧带组成稳定关节的坚韧结构。强行分离骶髂关节时，骨间韧带不会断裂，而是将骶骨耳状面的软骨撕脱。

2.对骶髂关节形状，在概念上有误解。许多人认为其关节面扁平且光滑，而这只是在胎儿或婴儿时才有。随年龄增加，在青春期，关节面即可出现不规则，甚至出现明显的骶髂关节退行性变，这在男性中更为明显。青少年时关节面边缘出现不规则，以后逐渐发生融合，一些老年标本则完全融合，这表明骶髂关节面的变化是终身不断增加的应力作用于骶髂关节的结果。

关节面凹凸增多是为了适应关节间强大应力作用，可有效增加摩擦系数，应力载荷是骶髂关节面粗糙的原因。关节面越粗糙，其摩擦系数越大，也就限制了关节面向前滑动。摩擦系数加大限制了关节间运动。即骶髂关节面形状的功能是减少韧带系统的应力，以增加骶髂关节的稳定性。摩擦系数是指两表面间的摩擦力和作用在其表面上垂直力的比值，与粗糙度有关（钢-钢：0.1~0.12；皮革-铸铁：0.3~0.5）。骶髂关节面摩擦系数是0.4。

3.骶髂关节运动与手法：许多人认为骶髂关节内有空腔，手法扳动时可闻及由空腔发出的"咔嗒"声并可用手察觉到。据信，有响声表明"脱位"关节已复位。但无证据支持推拿可明显改变骶髂关节解剖位置的假说。同样也无证据表明骶髂关节面可被分离得足以形成关节空穴，然而这些假说却很盛行。研究发现，推拿手法作用时发出的咔嗒声很可能是来自L_5或S_1的小关节或其附属结构，这些附属结构表浅松散，易扳动。因此，手法对骶髂关节的特异性作用，只是推测而已。

研究表明，骶髂关节运动存在性别差异，男性以位移为主，女性则是旋转。男性最大旋转幅度1.2度，女性2.8度。在骶骨前屈过程中，两侧髂骨的相对最大位移是1.0~1.5mm。许多人认为骶髂关节间存在较大运动，仅凭触诊和二维X线平片就可发现骶髂关节异常活动和半脱位；认为损伤和过度活动的耻骨联合，可造成骶髂关节的活动度增加，表现为双腿长短不一和骶骨不平等。无论是特异性的矫正手法，还是非特异性的矫正手法，目前尚无研究证实其能使偏移的骶骨或骨盆回复到正常位置。

4.注意：骶骨侧翼密度低于骶椎椎体，勿以为骨质破坏；S_1椎板常不融合，易形成脊柱裂。

三、骨盆MRI解剖与临床

见图4-13至图4-18。

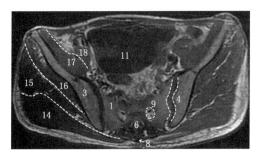

图4-13　骨盆MRI横断面

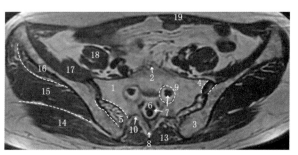

图4-14　骨盆MRI横断面

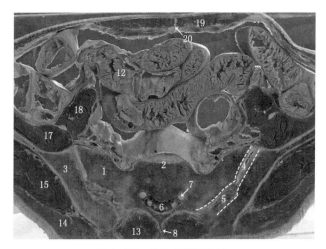

图4-15　骨盆横断面标本

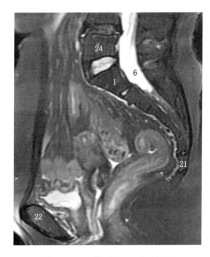

图4-16　骨盆MRI矢状面

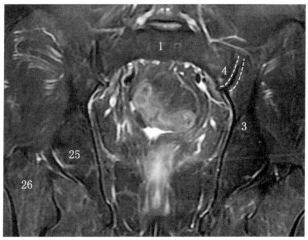

图4-17　骨盆MRI冠状面

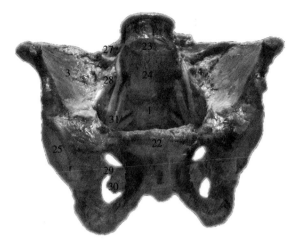

图4-18　骨盆防腐标本

1.骶骨　2.骶骨岬　3.髂骨　4.骶髂关节　5.骨间韧带　6.骶管　7.骶神经　8.骶正中棘　9.骶前孔　10.骶后孔　11.膀胱　12.肠道　13.竖脊肌　14.臀大肌　15.臀中肌　16.臀小肌　17.髂肌　18.腰大肌　19.腹直肌　20.白线　21.尾骨　22.耻骨联合　23.椎间盘　24.L₅椎体　25.髋臼　26.股骨　27.髂腰韧带　28.骶髂前韧带　29.骶结节韧带　30.骶棘韧带　31.坐骨神经

骨盆MRI解剖与临床：

1.骶髂关节周围韧带　骶髂关节前下1/3是滑膜关节，其余由韧带组成。骶髂关节部环绕数条复杂大韧带，限制骶髂关节运动，包括骶髂关节前韧带、骨间韧带、骶髂关节后韧带、骶结节韧带、骶棘韧带、髂腰韧带和耻骨联合。骶骨和髂骨结构、骶髂关节面大小和形状及韧带、肌肉组织等，都影响着骶髂关节的生物力学性质。这些解剖结构的作用是增加骨盆环的稳定性，使骶髂关节的活动减至最小。

骨间韧带填充着骶髂关节后上部不规则的关节间隙，这是人体最大、最坚韧的纤维联合。骶髂关节特殊骨结构和多个坚强韧带加固以及骨盆周围强大肌群的紧箍作用，使之极为稳固，惟有高能量外力作用，方可伤及骶髂关节。

2.骶髂关节相关肌组织　作为活动骶髂关节主要动力的肌肉，其与韧带和筋膜将腰椎和骶髂关节连为一个整体，韧带和筋膜是一些肌起始部，同时稳定着脊柱和下肢。静止和活动时，肌肉对骶髂关节面产生压力，构成了自身支架系统。自身支架系统对骶髂关节适应人体在各种活动时，克服对骶髂关节面造成巨大剪切力起重要作用，是稳定骶髂关节的必要结构。

参考文献

[1] Racoosin JA，Seymour SM，Cascio L，et al．Serious neurologic events after epidural glucocorticoid injection——the FDA's risk assessment.［J］.The New England Journal of Medicine，2015，373（24）：384950936.

[2] Wahezi SE，Lederman A，Algra J，et al．Human serum modifies aggregation properties of commonly used epidural steroids［J］.Pain Physician，2015，18（6）：E1131.

［3］Wahezi SE，Mohamed SE，Lederman A，et al．Aggregation properties of triamcinolone acetonide injection in human serum：considerations when performing epidural steroid injections［J］．Journal of Pain Research，2019（12）：1033-1039．

第二节　变异和畸形

一、骶椎隐裂（脊柱裂）

见图4-19至图4-24。

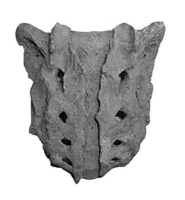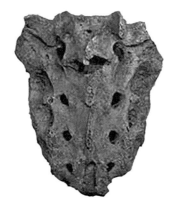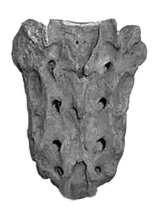

图4-19　骶椎隐裂骨骼标本

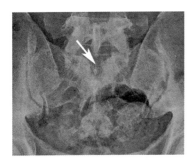

图4-20　骨盆X线正位片

弧形的骶椎隐裂，浮棘改变（箭）

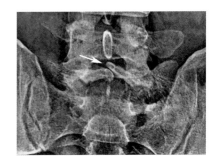

图4-21　骨盆X线正位片

S₁椎弓板未愈合（箭），考虑骶椎隐裂

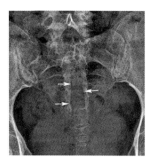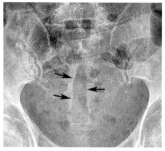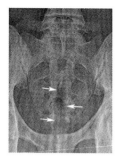

图4-22　骨盆X线正位片

从S_2骶椎向下，骶管后壁的骨骼完全缺失（箭），考虑严重骶椎隐裂

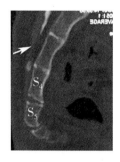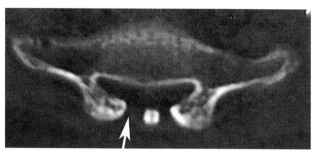

图4-23　骶椎CT矢状面

骶管后壁骨缺损（箭），考虑严重骶椎隐裂

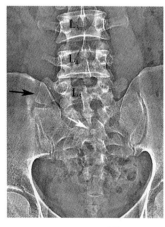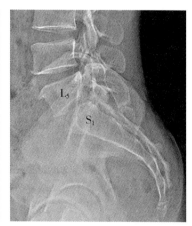

图4-24　腰椎X线正侧位片

S_1椎弓板未愈合（白箭），考虑骶椎隐裂；L_5右侧横突肥大（黑箭），$L_5\sim S_1$吻合棘

［分析与讨论］

脊柱裂（spinal bifida）又称先天性椎管闭合不全、脊柱神经管关闭不全（spinal dysrhaphism）、椎弓裂或椎板裂，是胎儿在胚胎发育过程中，椎管闭合不全而引起的一种

常见的先天性解剖学变异和畸形。详见第三章第二节"三、脊柱裂"。

骶椎隐裂（spina bifida occulta）病因尚不明确，可能与遗传、母体叶酸缺乏、宫内感染等因素有关。一般认为骶椎隐裂是一种正常变异，也有人认为骶椎隐裂是一种病理改变，会导致遗尿、腰痛、下肢麻木等。

需要注意的是：①骶椎隐裂是先天发育问题，为常见的解剖学变异，一般无需特别治疗；②对于骶椎隐裂，在进行侵入性治疗，如骶管注射时，需要注意穿刺部位不要过高，以免造成脑脊液漏；③骶管注射总量一般控制在20ml；④骶椎隐裂不能看作病变，特别是1~2度变异，或许3~4度的骶椎隐裂有可能引起腰痛。

参考文献

［1］齐向芹，马睿，贾守勤，等.国人腰骶椎隐裂发生率特点及相关因素［J］.医学与哲学（临床决策论坛版），2009，30（4）：29-30.

二、骶裂孔变异

见图4-25、图4-26。

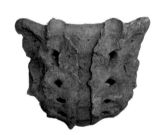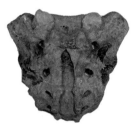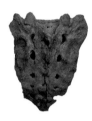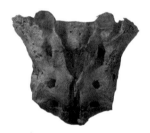

图4-25　骶裂孔变异骨骼标本

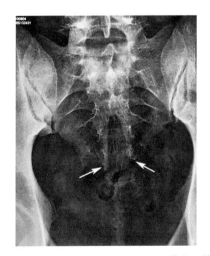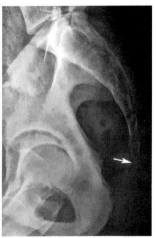

图4-26　骨盆X线正侧位片

尾椎位置不佳，骶裂孔过大，双侧骶角明显不对称（箭），在骶管注射定位时须注意

[分析与讨论]

骶裂孔一般呈三角形凹陷，上有厚的骶尾韧带覆盖，两旁骨性隆起为骶角，其间为骶裂孔。研究表明，骶管裂孔变异颇大。按骶裂孔形状可分为7种，其中呈三角形者占45%，各种不规则形裂孔占53%。按照骶管裂孔裂缺高度可分为5类，分别为骶全裂、骶裂至S_2、骶裂至S_3、骶裂至S_4、骶裂至S_5，其中骶裂至S_4最多见，超过半数。也可按两骶角是否对称、同高分为6类，分别为两骶角对称、两骶角不对称（偏左或偏右）、两骶角同高、两骶角不同高、骶角不明显、骶角融合，其中两骶角不对称（偏左）和两骶角不同高均超过1/4。

骶管穿刺一般多选用骶裂孔穿刺法，此法简单安全，距硬膜囊下端远，不易误入蛛网膜下腔或损伤静脉丛。其成功的关键是骶管裂孔的定位，而定位一般以骶角为标志。两侧骶角不同高时，以低侧骶角为准。两侧骶角不对称可使骶裂孔的开口偏向一侧，此时不宜沿中线进针，而出现单侧麻醉，影响治疗效果。

参考文献

[1] 叶永亮，梁善皓，童飞飞，等. 骶管裂孔的解剖学观测及其临床意义 [J]. 颈腰痛杂志，2007，28（4）：259-261.

三、骶骨发育不全（SA）

见图4-27、图4-28。

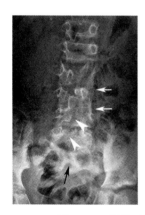 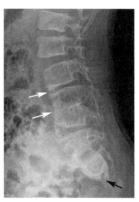 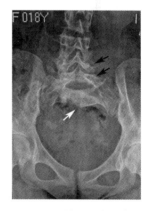

图4-27 脊柱及骨盆X线正侧位片　　　　图4-28 骨盆X线正位片

S_3 以下缺失（黑箭），L_5~S_1 两个节段有明显的隐裂（箭头），L_{3-5} 阻滞椎（白箭），相应节段的脊柱旋转侧弯　　骶骨下部先天性缺如（白箭），L_4、L_5 变异（黑箭）

[分析与讨论]

（一）概述

骶骨发育不全（sacralagenesis，SA），又称尾端发育不全或尾端退化综合征，是一种罕见的先天性畸形，指2个或2个以上骶骨椎体部分或全部缺失，其发生率约为0.01‰~0.05‰，且病因尚不明确。1852年Hohl首次对该病进行了报道，绝大多数为散发病例，男女发病比例无明显差别。Duhamel于1964年将其描述为尾部退化综合征（caudal regression syndrome，CRS）的一部分。SA也可以是Currarino综合征、VACTERL综合征及OEIS综合征的部分表现，故有人认为其与*HLXB9*基因异常有关。

本病临床表现多样，在部分或全部骶椎缺如的同时，常合并脊柱脊髓、神经根、泌尿系统、直肠肛门、下肢等多器官畸形。有研究分析了一家族内6例骶椎发育不全病例的临床和影像学资料。在MRI检查影像上，6例患者骶椎均不同程度缺如，其中2例伴有腰椎形态发育畸形，2例骶椎形态发育畸形，1例出现第4、5腰椎和第5腰椎、第1骶椎椎体骨质融合。在X线影像上，4例伴脊柱侧弯，6例均未见脊髓栓系、脊髓纵裂及脊膜膨出的征象。

（二）病因与发病机制

目前对SA的病因及发病机制尚无定论。不少学者将其归因于在胚胎发育时神经分化障碍所致。脊柱起源于中胚层及其所产生的体节，内、外胚层间出现异常粘连或脊索发育缺陷是导致SA的胚胎学基础。此外，由于体节呈节段性增生，S_1椎体可能源于偏头侧的体节，在尾突形成前已经形成，这或许可以解释多数情况下SA患者S_1椎体正常的原因。

研究发现SA可能与妊娠糖尿病、遗传因素、血管灌注不足等密切相关。此外也有大量学者针对SA的相关致病因素做了诸多研究，结果表明维甲酸、胰岛素、维生素缺乏、锂盐、酒精、苯丙胺、台盼蓝、脂溶剂、6-氨基烟酰酸、避孕药、胚胎创伤、严重的温度波动、孕期发热、辐射、压力等均有影响，这些通常被认为是致畸的危险因素。针对目前相关的病因及危险因素研究结果，孕妇应注意早期筛查糖尿病，且避免暴露于上述致畸环境中，早期筛查SA高危患儿。

（三）治疗

大多患者早期症状不典型，常延误诊治，且近年来国内外文献报道的有关SA的治疗方案差异甚大，手术风险及并发症风险较高，临床疗效大多不甚满意，存在着很大争议。

参考文献

［1］黄研生，牛兴邦，史少岩，等.骶骨发育不全的研究进展［J］.中国矫形外科杂志，2017，25（19）：1796-1799.

［2］田彤彤，吴海涛，王守安，等.家族性骶椎发育不全六例的临床及X线、MRI表现分析［J］.中华全科医师杂志,，2014，13（12）：1022-1025.

［3］董岚，蔡爱露.超声诊断胎儿骶骨发育不全的研究进展［J］.中国介入影像与治疗学，2018，15（9）：570-572.

［**典型病例**］

病例4.2.3.1

男，1岁3个月，无法行走。

脊柱及骨盆X线正位片（图4-29）：骶骨发育不全，S$_2$以下没有发育（黑箭），且有腰骶椎隐裂（白箭）。

分析：该患儿很可能还伴随着脊髓和腰骶神经根等神经组织结构的发育不良，建议进一步行MRI检查以明确诊断。

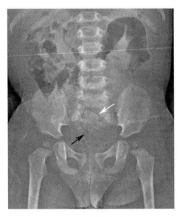

图4-29　骶骨发育不全

四、浮棘

见图4-30。

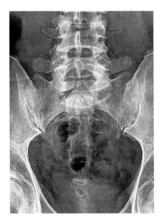 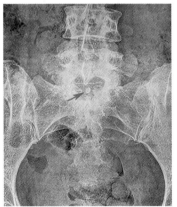

图4-30　骨盆X线正位片

S$_1$椎板发育不全，形成浮棘（箭）

［分析与讨论］

浮棘系指两侧椎板发育不良，互不连接，形成一定裂隙，棘突游离或漂浮，与椎间仅靠纤维相连的棘突变异，是隐性脊柱裂的一种特殊类型，临床少见。一般无明显症状，至青壮年后由于体重增加，或意外损伤后开始腰痛，特别是手提重物、久站、久行、久坐后出现腰痛，下肢麻木、无力，会阴部麻木、刺痛，卧床可缓解，过伸腰部或挺腹时加重，骶尾部正中棘突有压痛点。

有人认为，严重坐骨神经及会阴部症状者可考虑手术治疗；也有人认为不应轻易手术，单纯浮棘切除术早期疗效欠满意，主要由于浮棘下方的深部纤维组织多与硬膜粘连。将患侧局部松解，健侧行椎板间植骨可能是较好选择。

参考文献

[1] 徐印坎. 钩棘、浮棘——腰骶椎畸形 [J]. 颈腰痛杂志，2009，30（1）：34-35.

[2] 孔荣，孔繁锦. 手术治疗腰骶部隐裂浮棘体会 [J]. 颈腰痛杂志，1993，14（1）：24-25.

[3] 苏红军，黄继锋，陈庄洪. 棘突变异1例 [J]. 颈腰痛杂志，2005，26（2）：158-159.

五、水平骶椎

见图4-31。

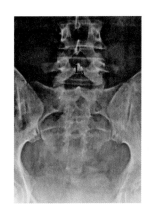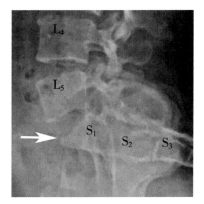

图4-31　骨盆X线正侧位片

侧位片提示腰骶角明显过大，骶椎几乎完全水平（箭）；正位片显示骶椎投影变短

分析：该患者很可能翘臀，腰骶角越大，脊柱越不稳，越容易出现腰痛。

［分析与讨论］

水平骶椎是指腰骶角＞45°的骶椎。该病由先天和后天因素经过长期缓慢的过程形成，肥胖或产后妇女多见，与髂腰肌和腹直肌过度疲劳、肌力减弱有关。正常情况下，人体的重力垂直于腰骶关节面，主要产生压力。当腰骶角增大，出现水平骶椎时，体重在$L_5 \sim S_1$产生向前滑动的剪力，引起腰骶不稳。表现为腰骶部酸胀乏力，弯腰时明显，不能长时间站立或行走，查体可见腰曲加深、骨盆前倾、骶骨后凸、菱形窝明显等。部分学者将水平骶椎导致腰骶部劳损，并继发腰椎、胸椎、颈椎损伤相关症状的症候群称为水平骶椎综合征。

腰椎X线正位片表现为骶骨投影变短，结构重叠；腰椎X线侧位片表现为腰骶部极度前屈，腰骶角明显增大，中晚期可出现L_5、S_1椎间盘退行性变，椎间盘突出，椎间隙变窄，椎体滑脱，椎间孔变小等。

参考文献

［1］张洪业，邹红梅，孟庆梅，等.水平骶椎的临床X线分析［J］.实用医学影像杂志，2007，8（5）：309-310.

［2］张晖，斯琴，柴瑞新.腰骶角增大致腰骶不稳的生物力学变化［J］.内蒙古医学杂志，2004，36（10）：773-774.

六、骶骨畸形

见图4-32。

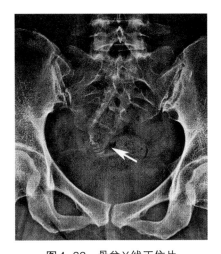

图4-32　骨盆X线正位片

骶尾骨向右侧歪斜（箭）

［分析与讨论］

有学者观察400例骨骼标本发现，其中48例骶骨具有一定程度的不正，占12%，或体部扭向一侧，或部分椎体呈轻度楔形，严重者呈锋利刺状等。骶骨解剖结构的严重变异可能会引起各种不同程度的神经压迫症状。

参考文献

［1］郭世绂.骶骨的畸形变异［J］.解剖学报，1957（1）：75-86，158-160.

七、尾骨畸形

见图4-33。

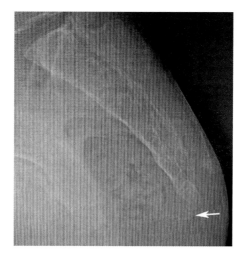

图4-33　骨盆X线侧位片

尾椎近水平状（箭），考虑解剖学变异，须排除骨折

［分析与讨论］

正常人体脊柱存在颈曲、胸曲、腰曲和骶曲4个生理弯曲，其中胸曲和骶曲凹向前方，在胚胎时已形成，并在出生后保持存在。骶曲自骶岬至尾骨尖为凹向前下，尾曲与骶曲曲度相同并相连续，以增加盆腔容积。通常可用Radilauer骶骨测量法测定：骶骨曲度指数＝骶骨最大深度（B）/腹侧弦（A）×100%；正常指数＞12%。

参考文献

［1］丛宇，赵建宁.尾骨反曲畸形1例报告［J］.中国矫形外科杂志，2010，18（21）：1845.

［2］毛毳，李永华，王伟，等.尾骨反弓畸形1例［J］.中国医学影像学杂志，2012，20（2）：96.

［典型病例］

病例4.2.7.1

男，43岁，臀部疼痛半月，坐位明显，无臀部摔伤史。

骨盆X线侧位片（图4-34）：尾骨过长（箭），考虑发育问题。

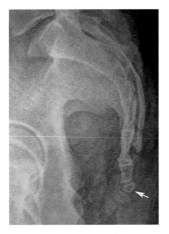

图4-34 尾骨畸形

第三节 骨折、半脱位和脱位

一、骶骨骨折

见图4-35。

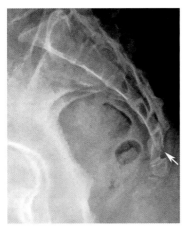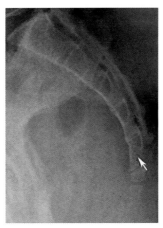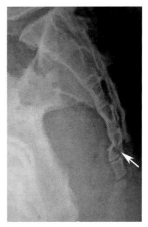

图4-35 骶尾椎侧位片

S$_5$椎体见斜行骨折线（箭），骨皮质不连续，考虑骶骨骨折

〔分析与讨论〕

（一）概述

骶骨（sacrum）由5块骶椎融合而成，从S$_2$至S$_5$体积逐渐减小，呈底朝上尖向下的倒三角形。骶骨是骨盆负重的中心，作为脊柱与骨盆之间的承接部分，在脊柱与骨盆环的稳定性中起着十分重要的作用。同时，骶骨是脊柱最膨大部位，与髂骨一起构成了整个脊柱的基石，是上半身旋转的轴心。因此，以骶骨为中心的腰椎、骶骨、髂骨连接既需要强有力的稳定又要提供一定的弹性微动，是人体最坚韧、最复杂的韧带骨结构复合体。

创伤性骶骨骨折多为高能量损伤，发生率占骨折的1%，占骨盆骨折的20%~30%，超过半数存在神经损伤。运动性应力骨折、老年骨质疏松性骨折及放疗后骨折逐渐增多。创伤性骶骨骨折95%均有合并损伤，常见并发症有直肠、膀胱功能障碍，运动功能减退，鞍区感觉丧失及腰骶部畸形等。

（二）分型

骶骨骨折分型：

1.按解剖形态，大致可分为纵行、横行及混合型骨折。由于骶骨解剖特点，骨折多发生在骶骨翼（较薄），故大多数为单独纵行骨折，常伴有前方耻骨上下支骨折；低位（S_{3-5}）骨折多为单独横行骨折；高位（S_{1-2}）多为高能量损伤且多有合并伤。

2. Denis 分型：目前应用最广泛的骶骨骨折分型，分为3型（表4-2）。该分型指出了不同骨折类型神经损伤的风险，但未提供手术治疗指导。

表4-2　骶骨骨折 Denis 分型

分型	表现	神经损伤
Ⅰ型（骶骨翼区骨折）	骨折线在骶孔外侧	< 10% 且多为 L_5 神经根
Ⅱ型（骶骨孔区骨折）	骨折线经过骶孔	20%~30% 且多为骶丛神经
Ⅲ型（骶管区骨折）	骨折线在骶孔内侧（常累及骶管）	> 50% 且多为马尾神经综合征

3.腰骶部损伤分类系统（LSICS）：2012年由 Lehman 等提出用于指导临床复杂骶骨骨折手术的治疗。LSICS 是仿照 SLIC 和 TLICS 设计的分类系统，其依据骨折形态、骶后韧带复合体（棘上韧带、棘间韧带、黄韧带、髂腰韧带、腰骶外侧韧带、小关节突关节囊）完整性和神经损伤后表现来综合评分（表4-3、表4-4、表4-5）。>4分需要手术，<4分可非手术治疗，=4分则医师根据具体情况自行决定治疗方案。

表4-3　骶骨骨折-骨折形态评分

骨折形态	评分
屈曲压缩	
后凸 ≤ 20°	1
后凸 > 20°	2
轴向压缩	
未累及骶管和骶孔	2
累及骶管或骶孔	3
移位或旋转（S_1、S_2 向前或后移位，腰骶小关节突骨折或脱位，垂直移位或不稳定）	3
爆裂或剪切损伤（粉碎性骨折或节段性骨缺失）	4

表4-4　骶骨骨折-骶后韧带复合体完整性评分

完整性	评分
完整	0
损伤	1
断裂	2

表4-5　骶骨骨折-神经损伤后表现评分

损伤情况	评分
无神经损伤	0
麻木或感觉异常	1
下肢肌力下降	2
大小便功能障碍	3
神经损伤症状进行性加重	4

（三）治疗

治疗上主要分为非手术治疗和手术治疗。非手术治疗包括卧床、体位复位、石膏或支具固定及牵引等。一般来说手术与否取决于骨盆的稳定性和神经系统受累程度。手术包括后路复位、固定融合，后侧或后外侧入路神经组织直接或间接减压。

需要注意的是：①臀部着地患者一定要常规检查胸腰段脊柱和骶尾部有无骨折，查体注意局部有无明显叩击痛；②保守治疗包括中药热敷、调理大便、禁止久坐等。

参考文献

［1］费军，刘华渝.骶骨骨折的分型及手术治疗［J］.创伤外科杂志，2019，21（2）：81-84.

［2］贾文超，薛飞，冯卫，等.骶骨解剖、骨折分型及不同内固定治疗的特点［J］.中国组织工程研究，2018，22（31）：5034-5040.

［3］郝永吉，夏建龙.骶骨骨折治疗现状［J］.吉林医学，2010，31（10）：1425-1426.

［典型病例］

病例4.3.1.1

男，26岁，从高处跌落，臀部着地，伤后20天仍臀部疼痛，坐位明显。查体：骶部无明显压痛，叩击痛明显。

骶尾椎X线侧位片（图4-36）：S_3腹侧面骨皮质不连续（箭），考虑S_3屈曲骨折。

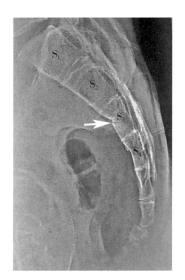

图4-36　骶骨骨折

病例4.3.1.2

女，75岁，不慎跌倒致右侧腰骶部及下肢疼痛1月余。曾行降钙素注射治疗，疼痛缓解。久站则疼痛加重。

腰椎CT矢状面＋冠状面＋横断面（图4-37）：腰椎生理曲度正常，L_1椎体呈楔形改变（长箭），考虑压缩性骨折；$L_5 \sim S_1$椎间隙明显变窄（箭头），考虑椎间盘突出；骶骨骨质密度减低，骨皮质不连续，右侧为著，见多发不规则透亮线（短箭），考虑骶骨骨折。

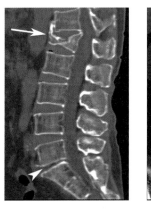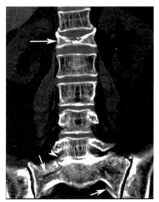

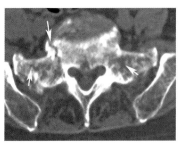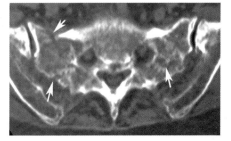

图4-37　骶骨骨折

病例4.3.1.3

男，15岁，高处坠落致全身疼痛1小时。1小时前患者从3楼坠落，双脚着地，致全身多处疼痛，肢体活动障碍，无意识障碍及体表活动性出血。生命体征尚平稳。

腰椎MRI矢状面+横断面+冠状面（图4-38）：骶骨左侧骨皮质不连续（箭），T_2呈高信号改变，考虑骶骨骨折、骨髓水肿。

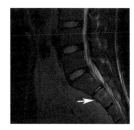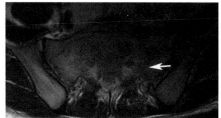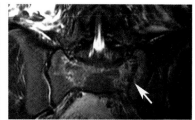

图4-38　骶骨骨折

二、尾骨骨折

见图4-39。

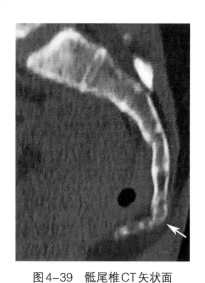

图4-39　骶尾椎CT矢状面

尾骨尖向前弯曲成角（箭），考虑尾骨骨折

［分析与讨论］

尾骨（coccyx）由3~5块（常见4块）尾椎融合而成，每块都有一个原始骨化中心，一般长度约3~10cm。尾椎的融合常在20岁以后，但Co_1常不与其他尾椎融合。尾骨呈倒置三角形，上为底、下为尖。尾骨虽然无运动功能，但由于周围韧带、肌肉直接或间接联系，且神经末梢较敏感，故尾骨骨折后局部疼痛明显且运动受限。尾骨骨折均为直接暴力所致，如摔倒臀部着地、撞击硬物等。由于女性骨盆下口较男性大，尾骨更易于受伤，故临床上多见于女性。

若尾骨骨折未及时治疗，易造成畸形愈合或不愈合；对育龄期女性来说，尾骨骨折向前移位可导致骨盆出口变小而难产；尾骨陈旧性骨折再行手法、理疗等治疗效果不佳；同时，有可能导致肛肠异常，误诊为肛肠综合征、结肠冗长症等。

治疗方面，一般采用肛内复位手法，严重者采取尾骨切除术。其他治疗如理疗、外用药、封闭等。

参考文献

[1] 马常青.手法复位为主治疗尾骨骨折48例［J］.中医外治杂志，2013，22（3）：25-26.

[2] 古园，张可帅.尾骨骨折97例临床治疗体会［J］.中国医药导报，2010，7（8）：164，167.

［典型病例］

病例4.3.2.1

女，65岁，意外跌倒致左髋疼痛伴活动受限20余天。查体：局部压痛。

骶髂关节CT矢状面（图4-40）：尾骨曲度异常（箭），向前上方移位，尾骨下方见囊状、密度不均影（箭头），内可见分层状改变，内后部密度较高，考虑尾骨骨折、尾骨后下方血肿。

骨盆CT三维重建（图4-41）：左股骨颈骨质断裂（箭），断端相互嵌插，远端向外上移位，考虑左股骨颈骨折。

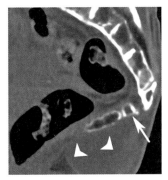
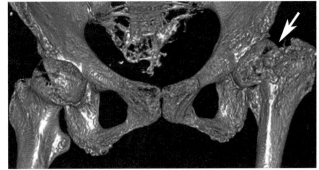

图4-40 骶髂关节CT矢状面　　　　　　图4-41 骨盆CT三维重建

三、尾骨脱位

见图4-42。

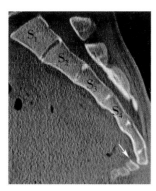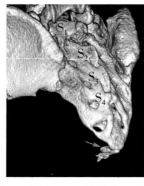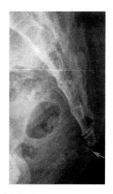

图4-42　骶尾椎CT矢状面＋三维重建＋X线侧位片

尾骨向前滑脱，弯曲成角（箭），考虑尾骨脱位

〔分析与讨论〕

尾骨脱位临床较常见，主要表现为骶尾部疼痛，影响患者起坐和行走。多见于外力撞击尾骨后，由于尾骨后肛提肌及尾骨肌对尾骨具有牵拉力，造成尾骨脱位远端移位引发疼痛。女性多于男性。

参考文献

［1］夏晓.尾骨脱位DR平片影像误诊分析［J］.航空航天医学杂志，2013，24（7）：823-824.

〔典型病例〕

病例4.3.3.1

女，13岁，骶尾部疼痛。

骶尾椎X线侧位片（图4-43）：尾椎呈水平状（箭），考虑尾骨脱位。

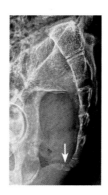

图4-43　尾骨脱位

四、曲度异常

〔分析与讨论〕

骶尾椎X线侧位片上骶尾骨呈向前的均匀弯曲，但骶尾骨变异较大，按不同弯曲形态可将其分为均匀弯曲型、骶骨成角型、尾骨成角型、尾骨脱位型4种类型（图4-44）。

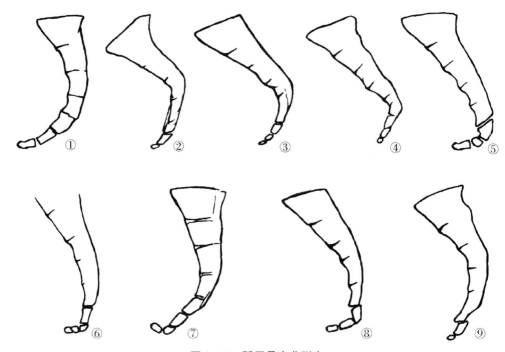

图4-44 骶尾骨弯曲形态

①均匀弯曲型 ②骶骨成角型（S_3） ③骶骨成角型（S_{4-5}） ④骶骨成角型（S_5） ⑤尾骨成角型（C_1）
⑥尾骨成角型（C_{1-2}） ⑦尾骨成角型（C_{2-3}） ⑧尾骨脱位型 ⑨尾骨脱位型

需要注意的是：①骶骨下部成角，前缘骨皮质凹陷，但无骨折透亮线，可能是骶骨成角型变异；②尾骨成角，向前倾斜，关节间隙尚可，无骨折片，易误诊为尾骨脱位；③尾骨向后滑移，易误诊为尾骨脱位。

参考文献

［1］张浩，李刚，鲁艺.骶尾骨正常变异的影像学分析［J］.中国矫形外科杂志，2004，12（18）：39-40.

〔典型病例〕

病例4.3.4.1

女，37岁，慢性腰痛。

骶尾椎X线侧位片（图4-45）：腰骶角增大，骶骨曲度异常（箭），考虑骶骨成角型变异。

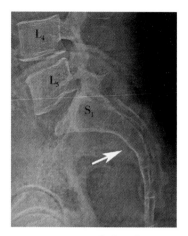

图4-45　曲度异常

第四节　炎症

骶髂关节部的常见疾病有强直性脊柱炎和致密性髂骨炎等，但也不乏各种恶性肿瘤转移到此造成的疼痛，以及局部感染性的疾病所致的疼痛，甚至是白血病等。骶髂关节感染多发生在一侧，而强直性脊柱炎和致密性髂骨炎多是双侧改变。影像学和实验室检查也可区分。

骶髂关节炎在临床较常见，可分为原发性和继发性两类。原发性受年龄、体质、遗传因素等影响，肥胖体形者易患。继发性原因较多，如：髋臼发育不良，扁平髋，股骨头骨骺滑脱，股骨头坏死，髋关节的化脓性、结核性关节炎，血友病，神经性髋关节病等，以及医源性、糖尿病、肢端肥大症、强直性脊柱炎、肿瘤等原因。查体：局部压痛、叩击痛，下肢"4字征"阳性等。

一、感染性骶髂关节炎

〔分析与讨论〕

化脓性骶髂关节炎临床较少见，主要表现为臀部和腰骶部疼痛，常伴有发热。有学者根据病原学将其分为非布鲁氏菌非结核性感染性骶髂关节炎、布鲁氏菌性骶髂关节炎、结核性骶髂关节炎。由于骶髂关节位置较深，感染途径常见以下三种：①血源性途径，病原菌从远处病灶进入滑膜血管；②病原菌因手术或创伤直接到达骶髂关节；③邻近软组织或骨感染播散。

影像学多表现为单侧受累，CT表现为关节面模糊、骨侵蚀、软骨硬化、骨赘形成和关节融合等；MRI表现为关节间隙增宽、骨髓和周围软组织高信号影；核素扫描可早期发现；同时，常伴有ESR、CRP显著升高。

此外，曾有文献报道继发于寄生虫感染如血吸虫属、粪类圆线虫（蛲虫）及肠蓝氏贾第鞭毛虫的反应性关节炎，但病例4.4.1.1中继发于美洲钩虫的反应性关节炎是首次报道。

参考文献

［1］王倩，王振华，范春杨，等.化脓性骶髂关节炎1例并文献复习［J］.中国医刊，2018，53（5）：511-514.

［2］陈丰哲，程凯，李安宁，等.1例骶髂关节型布鲁氏菌病并文献复习［J］.复旦学报（医学版），2018，45（2）：277-280.

［3］朱晓松，龚跃昆，李世和.骶髂关节化脓性感染［J］.昆明医学院学报，2001，22（3）：60-62.

［典型病例］

病例4.4.1.1

男，24岁，在佐治亚州农场接触土壤后出现右臀部痒疹，应用羟喹、苯海拉明、扑灭司林软膏及头孢氨苄等治疗后，患者的皮疹几周后仍蔓延至背部和腹部。皮肤科医生诊视，可见皮肤幼虫移行、并有外周血嗜酸性粒细胞增多（21%）及皮肤活检示嗜酸性粒细胞浸润，诊断为皮肤幼虫移行症。患者同时伴有逐渐加重的背痛及新出现的右髋部疼痛。应用伊维菌素片成功治疗了患者的皮疹和嗜酸性粒细胞增多。但经骶髂关节糖皮质激素注射和服用大剂量消炎痛仍未能缓解患者的后背痛，很快须应用阿达木单抗进行治疗。

骶髂关节MRI冠状面（图4-46）：单侧骶髂关节炎，骶髂关节有小范围侵蚀（圈），符合反应性关节炎诊断。

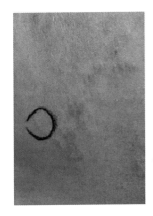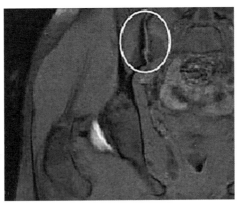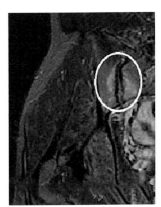

图4-46　感染性骶髂关节炎

图稿来源：美国艾森豪威尔陆军医疗中心，Harris　M．Baloch博士

病例4.4.1.2

男，27岁，左侧腰骶部剧烈疼痛。体温正常，血常规：白细胞12.57×10^9/L，中性粒

细胞增高。初步考虑为骶髂关节感染。

骨盆MRI横断面（图4-47）：左侧骶髂关节高信号（箭），以骶骨侧为著，有明显的炎性水肿。

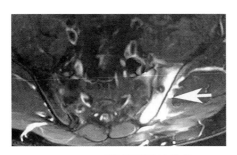

图4-47　感染性骶髂关节炎

二、强直性脊柱炎（AS）

见图4-48至图4-54。

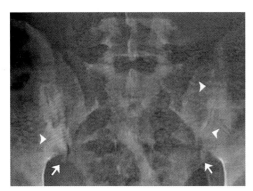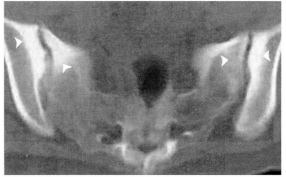

图4-48　骨盆X线正位片＋骶髂关节CT横断面

轻度骶髂关节炎，关节面模糊，两侧密度增高（箭头），下缘见骨赘形成（箭），考虑AS Ⅱ级

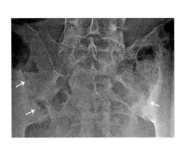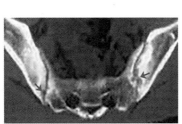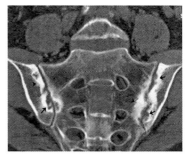

图4-49　骨盆X线正位片＋骶髂关节CT横断面＋冠状面

中度骶髂关节炎，关节面侵蚀（箭）、硬化（箭头）、囊变，关节间隙变窄，考虑AS Ⅲ级

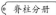
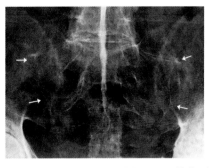
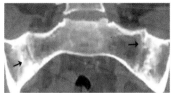
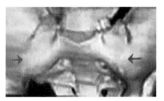

图4-50　骨盆X线正位片+骶髂关节CT横断面+三维重建

骶髂关节骨性强直（箭），考虑AS Ⅳ级

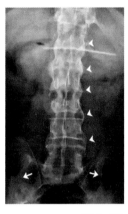
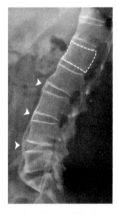
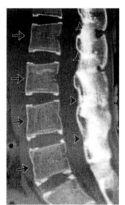

图4-51　腰椎X线正侧位片+CT矢状面

双侧骶髂关节完全融合（白箭），腰椎方椎（虚线），韧带肥厚，骨桥形成（白箭头），呈竹节样改变（灰箭），附件骨性融合（灰箭头），考虑晚期AS（Ⅳ期），累及腰椎

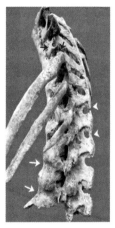
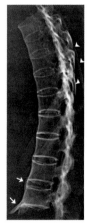

图4-52　胸腰椎骨性标本+胸腰椎X线侧位片

前纵韧带钙化、骨赘形成（白箭），方椎形成，棘上韧带、棘间韧带钙化（白箭头），肋椎关节、肋横突关节骨化（灰箭），考虑晚期AS

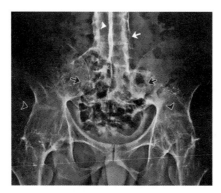

图4-53　骨盆X线正位片

双侧骶髂关节完全骨性强直（灰箭），双侧股骨头与髋臼骨性融合（灰箭头），腰椎骨性融合呈竹节样改变（白箭），棘突骨性连结（白箭头），考虑晚期AS，累及股骨头

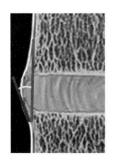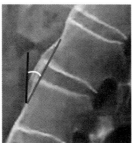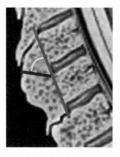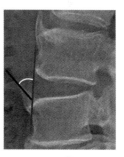

图4-54　AS与DISH骨赘示意图与腰椎X线侧位片

AS韧带骨赘与椎体前方的垂直线形成的角度＜45°，DISH椎体骨赘则＞45°

〔分析与讨论〕

（一）概述

目前诊断骶髂关节疾病缺乏客观依据，多为主观性。有客观诊断依据的疾病为强直性脊柱炎和致密性髂骨炎等，本处最常见疾病是强直性脊柱炎，而致密性髂骨炎很可能是强直性脊柱炎的一个亚型。

强直性脊柱炎（ankylosing spondylitis，AS）是一种主要侵犯脊柱，并累及骶髂关节和周围关节的慢性疾病，主要特点是几乎所有病例均会造成包括骶髂关节在内的中轴骨及其关节周围组织的侵袭性无菌性炎症和韧带钙化。AS病程长而隐蔽，发病多样，早期容易误诊。因病情不能逆转、致残率高，严重影响健康，给社会及家庭带来沉重的负担。晚期可出现脊柱强直、严重驼背畸形等。AS主要累及青少年，发病年龄越小，致残率越高，具有遗传性。

（二）临床表现

本病的临床特点是炎性痛，即静止痛，患者夜间痛和晨起痛或晨僵，活动可缓解。专科检查主要有4字试验阳性，骶髂关节叩击痛，Schober试验、指地距离、胸廓活动度和枕墙距受限。

（三）辅助检查

1.骨盆X线正位片可确诊，但骶髂关节CT横断面和冠状面显示更清晰，因此CT在诊断AS中的价值最大，除非儿童及少年很早期的病变（需MRI确诊）。

骨盆X线平片是检查AS的首选方法，该检查简便、经济、实用，但早期诊断难。骶髂关节结构复杂，关节面凹凸不平，不规则，不同个体间差异大，关节间隙为"S"形走行，加之盆腔组织影响，造成关节前后位重叠，细微结构显示欠佳。任何角度均不能显示完整的骶髂关节间隙。X线显示的关节间隙，是与射线平行的部分；而与射线不平行的关节间隙就不能显示出来。加之X线空间分辨力差，对前后位置关系难以确认，增加了观察的难度。李义凯教授经过多年临床经验总结，提出骨盆X线出现以下特征往往提示AS（表4-6）。

表4-6　骨盆X线正位片AS特异性征象

标志	描述
关节间隙	模糊、变窄、融合
关节面	破坏、侵蚀、囊变
关节骨质	密度增高、发白
骶髂关节下缘	密度增高、骨赘形成

骶髂关节炎X线分级纽约标准见表4-7。

表4-7　纽约标准的骶髂关节炎X线分级

0级	正常
Ⅰ级	可疑变化
Ⅱ级	轻度异常，可见局限性侵蚀、硬化，但关节间隙无变化
Ⅲ级	明显异常，为中度或进展性骶髂关节炎，伴有以下1项或以上改变：侵蚀、硬化、关节间隙增宽或狭窄，或部分强直
Ⅳ级	严重异常，完全性关节强直

脊椎X线正侧位片AS特异性征象见表4-8。

表4-8　脊椎X线正侧位片AS特异性征象

征象	病理	参考
Romanus病变（椎角炎）	椎体终板前缘的骨质侵蚀	/
亮角征	Romanus病变发生硬化	图4-51
方椎	椎体前缘凹形消失	图4-51至图4-53
韧带骨赘	椎间盘纤维环外层纤维骨化	图4-51至图4-53
竹节椎	晚期AS椎体边缘韧带骨赘连接成"竹节椎"	图4-51至图4-53

CT表现：充分显示关节面下骨质毛糙、关节面骨质侵蚀破坏伴增生、硬化，关节间隙不规则、狭窄、消失甚至骨性强直。

MRI表现：①滑膜逐渐增厚，T_2信号略高，增强后滑膜可强化，早期关节软骨炎性水肿T_1低信号、T_2高信号；②骶髂关节积液T_1低信号、T_2高信号；③骶髂关节软骨破坏T_1低信号、T_2信号强度不均匀增高；④骶髂关节面下脂肪沉积，T_1和T_2带片状高信号；⑤骶髂关节骨性强直，增生的骨小梁T_2信号减低。

DISH骨赘与AS韧带骨赘的鉴别方法见表4-9。

表4-9　DISH骨赘与AS韧带骨赘鉴别方法

鉴别方法	DISH 骨赘	AS 韧带骨赘
骨赘与椎体前方的垂直线形成的角度	> 45°	< 45°

注：详见图4-54。

2.血沉（ESR）、C反应蛋白（CRP）可反映AS活动情况，用于评估疾病活动度和疗效判定。约90% AS患者HLA-B27阳性，正常人群4%~8%HLA-B27阳性，这点需要注意，以HLA-B27阳性与否来确诊AS并不可靠。

（四）诊断

AS 100%累及骶髂关节，而AS诊断的金标准是骶髂关节的改变，因此骨盆X线正位片和骶髂关节CT横断面至关重要。在出现不可逆畸形变之前早期诊断AS很重要，目前被广泛用于诊断的是修订纽约标准（表4-10）。

表4-10　1984年强直性脊柱炎的修订纽约标准

诊断	临床标准	A.发病年龄常低于40岁，腰痛、僵硬3个月以上，活动后可改善，休息无改善
		B.腰椎在矢状面和冠状面活动均受限
		C.与同年龄和性别正常人标准相比，胸廓扩张受限
	放射学标准	双侧骶髂关节炎≥2级或单侧3~4级（见表4-7）
分级	1.肯定AS	符合放射学标准和1项以上临床标准
	2.可能AS	A.符合3项临床标准
		B.符合放射学标准而不具备任何临床标准（除外其他原因所致骶髂关节炎）

AS与其他疾病的鉴别见表4-11。

表4-11　AS与其他疾病的鉴别

鉴别诊断	好发人群	好发部位	影像学鉴别点
AS（强直性脊柱炎）	青少年或中青年，男＞女	最先累及骶髂关节，后向上发展	骶髂关节骨质侵蚀、硬化、融合，方形椎、竹节椎、椎小关节硬化
OCI（致密性髂骨炎）	产后妇女	骶髂关节	多累及髂骨，骨质密度增高，骶骨多正常，关节间隙正常，无骨质破坏

鉴别诊断	好发人群	好发部位	影像学鉴别点
DISH（弥漫性特发性骨肥厚）	中老年人	胸椎＞颈椎＞腰椎	椎体流动性骨化，韧带附着点处钙化，不累及骶髂关节
RA（类风湿关节炎）	中年女性	颈椎（C_{1-2}）	累及寰枢关节、寰枕关节，齿状突骨质破坏
OA（骨关节炎）	中老年人	下颈椎和腰骶段	椎间隙受累狭窄，椎间盘退行性变
OPLL（后纵韧带骨化症）	中年人，亚洲人多见	颈椎（C_{4-5}）	后纵韧带骨化，多合并DISH
骶髂关节结核	/	骶髂关节	多累及一侧骶髂关节，以骨质破坏为主，软骨下硬化不明显

（五）儿童型AS的特殊性

青少年和儿童强直性脊柱炎的早期发病特点可表现为膝关节和踝关节疼痛。虽然AS 100%累及骶髂关节，诊断金标准是骶髂关节影像学改变，但儿童AS的早期症状主要是下肢大关节疼痛，如髋、膝和踝关节的疼痛，以及膝关节滑膜炎（关节积液）或跟腱炎等。这些易与生长痛相混淆，使得许多AS患儿被误诊和误治。

（六）性别差异

AS一直被视为男性为主导的自身免疫性疾病，但随着诊断技术的提高，发现男女比例缩小，提示女性可能是被忽视的群体。一般认为女性发病比男性晚，病情轻，但女性的发病率逐渐上升。实际上女性AS的发病率并不低，但是多数女性AS患者发病较轻，病变不典型，易被误诊。从最早文献记录男女发病比例10∶1，到最近几年文献报道为2∶1，可见女性AS的发病率确实不低。职业、妊娠对发病均无影响，而性激素的作用尚不肯定。

有研究对女性AS的临床特点等进行了分析，发现女性AS具有诱因多、遗传史隐匿、多外周关节受累（主要是下肢大关节，如膝关节、踝关节及跟腱），以及病变较轻、易合并虹膜睫状体炎、X线示骶髂关节改变不明显等特点，临床易误诊。病情不典型、临床医生认知水平有限及诊断思维局限是导致其误诊的重要原因。临床应采取仔细病史采集、详细专科查体和及时更新专业知识等多项措施，如进行ESR、CRP和HLA-B27等实验室检查以及骶髂关节的CT平扫或骨盆X线正位片等，这样才能把控好诊治时机，以提高女性AS诊治正确率。

（七）AS与其他疾病的异同

1.脊柱僵硬性疾病包括AS和弥漫性特发性骨肥厚（DISH），共同的特征为进行性脊柱僵硬。AS为*HLA-B27*基因相关的炎症性疾病，由于骶髂关节、椎间盘及小关节突的慢性炎症而致脊柱强直，发病率为0.1%~1.4%，发生骨折及神经损害风险很高。临床医生对DISH认识不足，其病因不明，主要特点为韧带和附丽点的骨化，以脊柱明显。与50岁以上、肥胖和2型糖尿病有关。AS和DISH本身有不同程度的背痛，加之外伤往往轻微，其骨折的诊断较困难，神经损害可能延迟出现，且并发症发生率和死亡率高。然而，这类患者预后差的确切原因尚不明确。一项回顾性队列研究提示，AS和DISH患者脊柱骨折后，并发症和死亡率均高于正常骨折病例。

2.临床观察表明，一半以上的致密性髂骨炎（OCI）其实就是AS。汕头大学医学院曾庆馀等人的研究：对X线诊断的33例OCI患者全部进行骶髂关节CT扫描，CT未能确诊的病例进行细针穿刺活检。结果：17例经CT或病理检查证实骶髂关节炎。临床特点：①80%以上HLA–B27阳性；②年龄较OCI病例轻；③有1/3为男性，女性多为未婚或未育者；④临床都有骶髂关节炎的症状和体征；⑤实验室检查多有γ球蛋白、ESR、CRP、碱性磷酸酶（ALP）升高。而OCI病例HLA–B27阳性率同一般人群，均为女性，且多为经产妇，少有骶髂关节炎体征或实验室检查异常。结论是X线诊断的OCI病例中，不少病例可能是早期骶髂关节炎，应注意深入检查。

（八）治疗原则

治疗原则是早期发现，早期治疗，减少致残。根据李义凯教授多年的临床经验，对于轻中度AS患者遵循三个基本原则，即改善病情、消炎止痛、以动防残。

1.改善病情　针对早期AS或外周关节炎，建议长期联合服用柳氮磺吡啶肠溶片（1g，3~4次/天）、甲氨蝶呤，服用后多饮水。在慢性作用药起效前，过渡性使用小剂量激素以抗炎镇痛。

2.消炎止痛　选用合适的非甾体类抗炎药（NSAIDs），长期服用NSAIDs，控制炎症，减轻疼痛，为运动疗法奠定基础。主要有醋氯芬酸片、消炎痛片、尼美舒利、扶他林、西乐葆等。

3.以动防残　由下至上进行锻炼，防止疾病导致中轴骨僵化。如：摇腿盘腿打坐法、腰转呼啦圈、背靠墙站立、最大呼吸训练、颈椎米字操等。

此外，对于炎症反应明显，疼痛明显、难以控制者，可注射益赛普等生物制剂。其他药物包括中药活血化瘀、抗风湿类药物等。注意预防感冒、腹泻等，以免引起机体炎症反应，加重疾病发展。

需要注意的是：有极少数患者是以颈部疼痛症状来就诊，包括青少年患者。

参考文献

[1]路占忠，刘进子，安晓蓓，等.女性强直性脊柱炎临床特征及误诊分析[J].临床误诊误治，2020，33（11）：15-19.

[2]潘宏伟，李满意.女性强直性脊柱炎40例临床分析[J].风湿病与关节炎，2012，1（1）：51-53.

[3]宋维亚.女性强直性脊柱炎40例临床分析[J].中国妇幼健康研究，2017，28（4）：457-458.

［典型病例］

病例4.4.2.1

女，20岁，未婚，腰骶部疼痛半年。查体：4字试验阳性。

骨盆X线正位片（图4-55）：双侧骶髂关节密度增高（箭头），髂侧为著，左侧骶髂关节下缘骨赘形成（箭），考虑AS Ⅱ级。

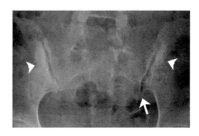

图4-55　AS

病例4.4.2.2

女，42岁，腰骶部疼痛数年，晨起明显。查体：骶髂关节叩击痛。

骨盆X线正位片（图4-56）：骶髂关节骨密度增高（箭），髂侧为著，关节间隙变窄，下缘骨赘形成（箭头），考虑AS Ⅲ级。

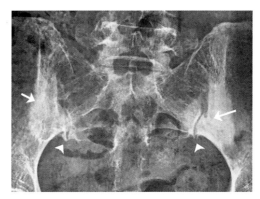

图4-56　AS

病例4.4.2.3

男，20岁，腰痛半年。查体：骶髂关节叩击痛明显，4字试验阳性。

骨盆X线正位片（图4-57）：骶髂关节骨密度增高（箭），髂侧为著，关节侵蚀、破坏（箭头），考虑AS Ⅲ级。

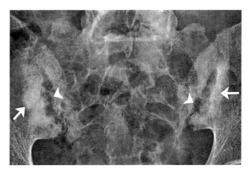

图4-57　AS

病例4.4.2.4

男，23岁，腰痛伴活动受限2年余，患者诉未做过任何检查。查体：腰椎活动严重受限。

腰椎X线正位片（图4-58）：双侧骶髂关节骨性融合（黑箭），关节间隙消失，多节段腰椎骨赘形成（白箭），考虑AS IV级。

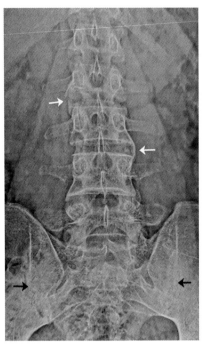

图4-58　AS

病例4.4.2.5

女，26岁，腰骶部疼痛4月余，晨起明显。查体：骶髂关节叩击痛。

骶髂关节CT横断面（图4-59）：双侧骶髂关节的髂骨侧骨质密度增高（箭），考虑AS II级。

注意：对此类患者常诊断为致密性髂骨炎，但仔细观察其髂骨侧关节面毛糙，结合临床表现和体格检查，考虑为AS。

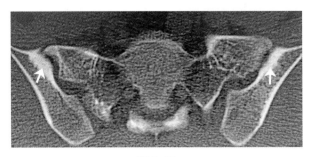

图4-59

病例4.4.2.6

女，29岁，确诊AS 10余年，腰骶部疼痛、晨僵加重2年余。10年前首次确诊后仅进行简单的间断服用非甾体类抗炎药，如扶他林或西乐葆等来缓解疼痛，未进行正规的治疗和功能锻炼。近2年症状逐渐加重。查体：指地距离10cm，4字试验阳性，骶髂关节叩击痛明显，腰部活动度尚可。

骶髂关节CT横断面（图4-60）：骶髂关节面明显硬化、破坏（箭），以髂骨侧破坏明显，考虑AS Ⅲ级。

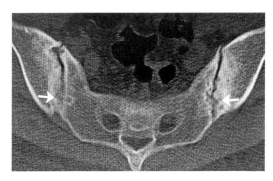

图4-60 AS

病例4.4.2.7

男，43岁，确诊AS多年。以晨起腰骶部僵硬、疼痛，活动后缓解为主，长期服用非甾体类抗炎药和柳氮磺吡啶肠溶片，疗效尚可，近期上述症状加重。查体：4字试验阴性，骶髂关节处轻度叩击痛，直腿抬高试验阴性。

骶髂关节CT横断面（图4-61）：双侧骶髂关节重度炎性改变，骨质密度增高（长箭），关节面轻度破坏，关节间隙变窄（箭头），右侧骶髂关节韧带部发生两处骨化（箭），骨化的骨间韧带将骶骨与髂骨连接成为整体，考虑AS Ⅲ～Ⅳ期。

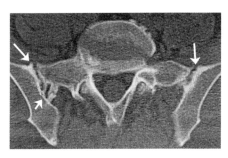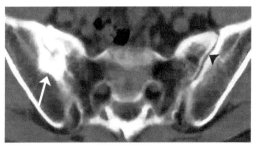

图4-61 AS

病例4.4.2.8

男，47岁，晚期AS，就诊时病变已发展到颈椎。

颈椎X线正侧位片（图4-62）：前纵韧带广泛性钙化（箭），关节突关节模糊（箭头），考虑AS累及颈椎。

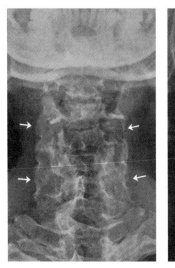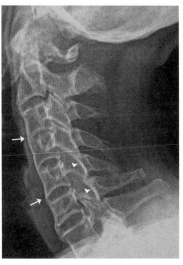

图4-62　AS

病例4.4.2.9

女，53岁，颈痛3个月。

颈椎、胸椎和腰椎X线片（图4-63）：双侧骶髂关节完全骨性强直（灰箭），颈椎、胸椎、腰椎骨质疏松，周围韧带钙化（白箭），形成方形椎，考虑晚期AS。

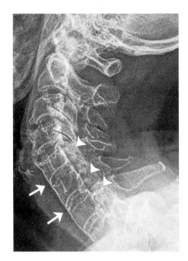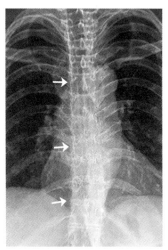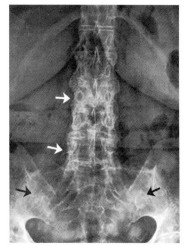

图4-63　AS

病例4.4.2.10

男，45岁，确诊AS 20余年，双侧肩关节疼痛半年余。既往曾因"双侧股骨头坏死"行双侧髋关节置换术。

胸部X线正位片（图4-64）：双侧肱骨头骨质侵蚀、破坏、囊变（箭），考虑双侧肱骨头无菌性坏死。

注意：AS累及髋关节很常见，但很少累及肩关节。

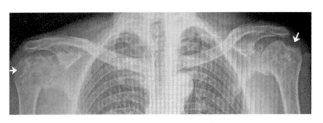

图4-64　AS

病例4.4.2.11

男，22岁，足跟痛1年余，对症治疗有效但一直未治愈。

足部X线侧位片（图4-65）：跟骨骨刺形成（箭）。

骨盆X线正位片（图4-66）：骶髂关节间隙模糊，上部融合（箭），下缘有骨赘形成（箭头），考虑AS。

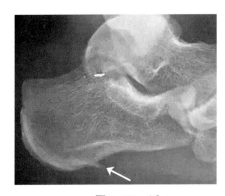

图4-65　AS

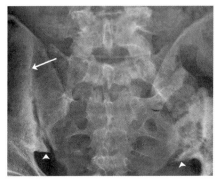

图4-66　AS

病例4.4.2.12

女，40岁，腰骶部酸痛20余年。

骨盆X线正位片（图4-67）：双侧骶髂关节间隙完全消失，出现骨性融合（箭）；耻骨联合和两侧坐骨结节附丽点局部骨密度增高，局部骨骼表面毛糙（箭头），考虑晚期AS。

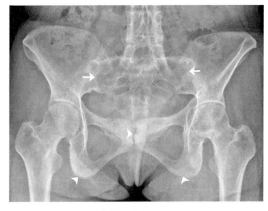

图4-67　AS

三、致密性髂骨炎（OCI）

见图4-68、图4-69、图4-70。

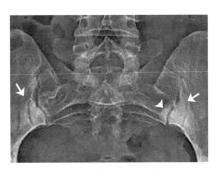

图4-68　骨盆X线正位片

骶髂关节髂骨侧密度增高（箭），左侧骶髂关节骶骨侧部分密度增高（箭头），关节间隙尚可，考虑OCI

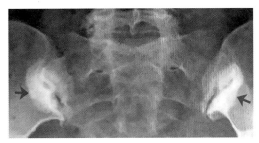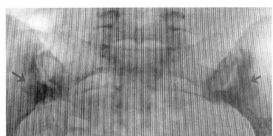

图4-69　骨盆X线正位片

骶髂关节髂骨侧密度增高（箭），关节间隙尚可，考虑OCI

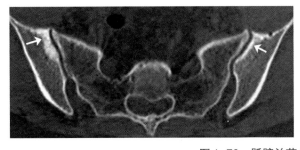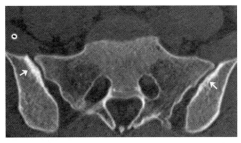

图4-70　骶髂关节CT横断面

骶髂关节髂骨侧密度增高（箭），关节间隙尚可，考虑OCI

［分析与讨论］

致密性髂骨炎（osteitis condensans ilium，OCI）是一种主要累及骶髂关节髂骨侧的良性慢性炎症，好发于20~34岁育龄期女性，多见于妊娠后期或产后，再次妊娠可复发。其病因尚不明确，可能与妊娠、感染、机械性劳损等因素有关。

影像学特征与病理特点为骶髂关节髂骨下部、毗邻骶骨部位，呈双侧倒三角形骨质密度增高，骶髂关节面光整，关节间隙无受累，周围软组织密度、形态未见明显异常。骨盆X线正位片已明确是发生在骶髂关节耳状面的骨硬化区，且不会侵犯到关节间隙。而CT对关节面侵袭、骨质囊变及骨松质硬化的诊断率高于X线。

该病临床上可见长期慢性炎性腰背痛，常于行骨盆正位片检查后发现，但目前临床诊断标准不明确，仅凭骨盆X线正位片常致误诊。通过查阅文献，总结分析李义凯教授多年临床经验，发现超过50%在骨盆X线正位片上表现为OCI的患者，最后诊断为强直性脊柱炎（ankylosing spondylitis，AS），但两者在治疗、预后等方面存在显著差异。因此，当骨盆X线正位片提示OCI时，应进一步行骶髂关节CT平扫和相关的实验室检查（HLA-B27、ESR、CRP、IgA）以明确诊断，了解疾病活动情况。研究表明，AS患者多表现为HLA-B27阳性，ESR、CRP、IgA升高，与OCI患者有显著性差异。此外，还可以通过体格检查进行鉴别，如OCI患者4字试验与骶髂关节叩击痛往往表现为阴性，而AS则为阳性。

[典型病例]

病例4.4.3.1

女，18岁，产后8个月，腰骶部疼痛3月余。

骨盆X线正位片（图4-71）：骶髂关节髂骨侧密度增高（箭），关节间隙尚可，考虑OCI，不排除AS，建议进一步行骶髂关节CT平扫。

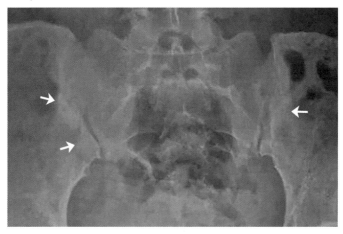

图4-71 OCI

病例4.4.3.2

女，51岁，腰臀部酸痛3年余。查体：双侧4字试验可疑阳性，腰骶部轻度叩击痛。

骨盆X线正位片（图4-72）：骶髂关节髂骨侧密度增高（箭），关节间隙尚可，考虑OCI；L_5~S_1处密度变高（箭头）。

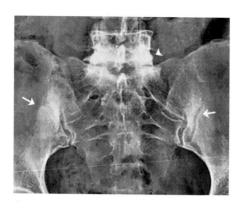

图4-72　OCI

病例4.4.3.3

女，21岁，产后8个月，腰骶部疼痛3月余。

骨盆X线正位片（图4-73）：双侧骶髂关节髂骨侧骨密度明显增高（箭），关节间隙尚可，考虑OCI。

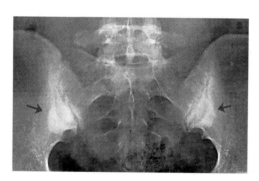

图4-73　OCI

病例4.4.3.4

女，23岁，劳累后腰骶部疼痛半年余，无明显晨僵和静止痛。查体：4字试验阴性。

骨盆X线正位片（图4-74）：双侧骶髂关节髂骨侧大片区域骨密度明显增高（箭），关节间隙尚可，考虑OCI。

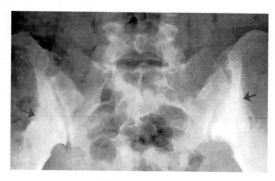

图4-74　OCI

第五节　肿瘤与类肿瘤

　　骶尾椎肿瘤多数为转移瘤，原发性肿瘤较少见。转移瘤：①血行转移：骶骨体积较大且含有骨髓造血成分，因而常见血行转移，原发瘤部位包括肺、乳腺、前列腺和肾脏。②椎管转移：骶管位于椎管最低处，部分中枢神经系统肿瘤可通过蛛网膜下腔播散至此，如高级别星形细胞瘤、室管膜瘤、髓母细胞瘤、松果体实质肿瘤和脉络丛肿瘤等。③直接蔓延：邻近骨盆肿瘤的直接蔓延，包括直肠癌、前列腺癌、子宫癌等。原发性肿瘤常见有脊索瘤（50%）、巨细胞瘤、软骨肉瘤、尤文肉瘤、类癌、原始神经外胚瘤等。患者往往表现为骶部疼痛、骶丛神经或马尾神经综合征。

一、骶管囊肿

　　见图4-75、图4-76、图4-77。

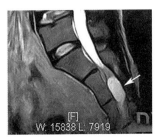
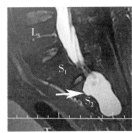
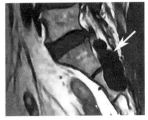
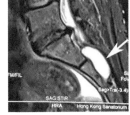
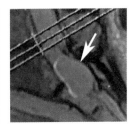

图4-75　腰骶部MRI矢状面

不同水平骶管内的形状各异的骶管囊肿（箭）

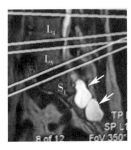
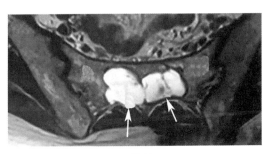

图4-76　腰骶部MRI矢状面＋横断面

$S_1 \sim S_3$水平椎管内见2个不规则高信号影（箭）；2个并排的囊肿压迫骶管周围骨质，使骶骨骨质被侵蚀变薄，考虑骶管囊肿

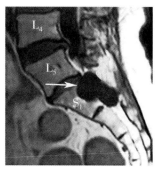 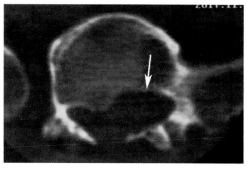

图4-77　腰骶部MRI矢状面＋骶骨CT横断面

S_1水平椎管内见分叶状均匀低信号影（箭），压迫前方骶骨，造成骨质改变，考虑骶管囊肿

〔分析与讨论〕

（一）概述

骶管囊肿（sacral Tarlov cyst）是骶管内囊性病变的总称，包括神经束膜囊肿、脊膜囊肿、脊膜憩室、蛛网膜囊肿等多种类型，属于发病率较高的椎管内良性肿瘤，是临床常见疾病，也是引起腰腿痛的少见原因之一。MRI应用后该病检出率大大增加，研究提示，骶管囊肿在所有骶管MRI检查中占13.2%，成年女性多见，平均每个患者（2±1.2）个囊肿，症状性骶管囊肿约占1%。

骶管囊肿首先由Tarlov于1938年尸检中发现，起源于背根神经节附近神经根袖的神经束膜和神经内膜之间，是神经根袖的囊性扩张，囊肿通过漏口与蛛网膜下腔相通，脑脊液随着动脉搏动进入，最终由于流出不畅或液体静水压而逐渐扩大，咳嗽、怀孕等可能会导致囊肿增大。

（二）临床表现与分型

骶管囊肿生长缓慢，病程较长，多数无明显症状，部分患者有明显症状，称为症状性骶管囊肿。主要表现为会阴部疼痛（尤其是体位改变时），大的囊肿可以引发腰痛、骶尾部麻木和股后痛甚至神经源性跛行等神经功能损害的表现，常误诊为骶髂关节疾病。

Narbors等根据囊肿内是否含有神经根及所在位置，将骶管囊肿分为3种类型，具体见表4-12。

表4-12　骶管囊肿Narbors分型

分型		特征	MRI
I型 （不含神经根的硬膜外囊肿）	I A型 （硬膜外脊膜囊肿/ 硬膜外蛛网膜囊肿）	中下胸段脊髓背侧；多具有家族性，青年人多见，疼痛和不明确的感觉障碍	脊髓受压、硬膜外脂肪推移
	I B型 （骶管脊膜膨出/ 隐性骶管脊膜膨出）	S_{1-3}水平；多发性，成年人多见，一般无症状，不伴有神经功能障碍	与硬脊膜囊之间有脂肪相隔

续表

分型		特征		MRI
Ⅱ型 （含神经根的硬膜外囊 肿/Tarlov神经束膜囊 肿/脊神经根憩室）	Ⅱ A型	成年人多见，神经源性 跛行、下腰痛、坐骨神 经痛、慢性会阴部痛	颈、胸、腰椎神经根 S_{2-3}水平脊神经节或其 远端	病变位于硬脊膜 囊侧方，囊内有 神经根
	Ⅱ B型			
Ⅲ型 （脊神经根硬膜内囊肿/ 脊髓硬膜内脊膜囊肿）	先天性型	胸段脊髓背侧，成年人多见，有脊髓压迫症状		脊髓受压，周围 为脑脊液信号
	后天获得型			

（三）影像学

囊肿为膨胀性病变，脊柱X线平片可见病变区椎管腔扩大，椎弓根变薄，椎弓根间距加宽；MRI是目前诊断和鉴别骶管囊肿的首选方法，是骶管囊肿诊断的"金标准"。可清楚显示囊肿的部位、大小、形态、数目，同时可与腰椎间盘突出症、腰椎椎管狭窄、骶管内肿瘤相鉴别。MRI水成像检查可显示囊肿于硬膜囊处起源，可用于术前定位漏口，最大程度减小术区切口。一般来说，囊肿呈长条状囊袋形、卵圆形和不规则形等，囊液信号与脑脊液信号相似。大部分为骶管内卵圆形囊肿；囊肿边界清楚，囊壁较薄，信号与脑脊液相似，囊肿主要位于S_{1-3}椎管平面内。

（四）治疗

单纯骶管囊肿而无临床症状或临床症状轻微者无需特殊处理，可先行观察。对有症状者应在除外椎间盘突出、椎管狭窄或骶管内肿瘤的前提下积极治疗，主要采用介入和手术。根据分型采取不同的手术方法。术中要特别注意保护神经，妥善处理带活瓣的交通孔。

参考文献

［1］中华医学会神经外科学分会.骶管囊肿诊治专家共识［J］.中华神经外科杂志，2019，35（4）：325-329.

［2］朱含硕，沈霖，陈正，等.漏口内口封堵并带蒂肌瓣填塞治疗症状性骶管囊肿的疗效分析［J］.中国临床神经外科杂志，2020，25（5）：274-276.

［典型病例］

病例4.5.1.1

女，26岁，骶尾部明显疼痛，会阴部酸痛不适。

腰骶部MRI矢状面+横断面（图4-78）：S_2水平椎管内见巨大椭圆形高信号影（箭），明显压迫骶骨，考虑骶管囊肿。

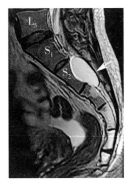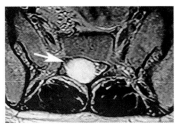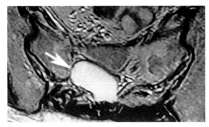

图4-78　骶管囊肿

病例4.5.1.2

女，29岁，长期慢性腰骶部疼痛，劳累后加重，休息后缓解。

腰骶部MRI矢状面+横断面（图4-79）：L_5至S_5水平椎管内见巨大椭圆形混杂高信号影（箭），明显压迫骶骨，考虑骶管囊肿。

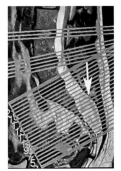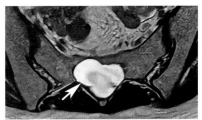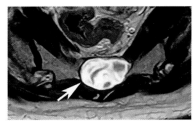

图4-79　骶管囊肿

二、多发性骨髓瘤（MM）

〔分析与讨论〕

多发性骨髓瘤（multiple myeloma，MM）是骨髓中浆细胞异常增殖的恶性肿瘤，MM分泌的单克隆免疫球蛋白会导致相关器官或组织受损，临床常表现为贫血、肾功能不全、高钙血症和骨质破坏。详见第三章第五节"五、多发性骨髓瘤（MM）"。

〔典型病例〕

病例4.5.2.1

女，47岁，腰骶部疼痛数月。查体：叩击痛明显。实验室检查：血沉103mmol/L。

骶髂关节CT横断面（图4-80）：双侧髂骨内有局限性的溶骨性改变（箭），考虑多发性骨髓瘤。

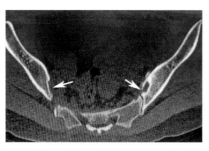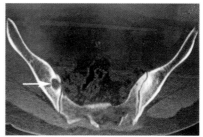

图4-80　多发性骨髓瘤

三、骨软骨瘤

见图4-81、图4-82。

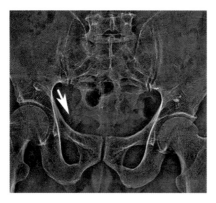

图4-81　骨盆X线正位片

骶骨右侧有一条状的骨性凸起（箭），考虑骨软骨瘤，须排除骶骨翼、变异等。建议CT进一步检查

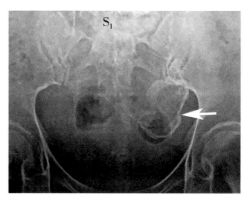

图4-82　骨盆X线正位片

骶骨左侧有一个巨大的、密度均匀的骨性凸起（箭），考虑骨软骨瘤，须排除发育畸形等。建议CT进一步检查

［分析与讨论］

骨软骨瘤（osteochondroma）系指发生在骨表面、覆以软骨帽的疣状骨性隆起，是最常见的良性骨肿瘤（38.5%），占全部骨肿瘤的12%。有单发和多发之分，单发骨软骨瘤又称外生性骨疣（exostosis）、骨软骨性外生骨疣，多发骨软骨瘤又称遗传性多发性骨软骨瘤（3%~5%恶变）、干骺续连症。好发于10~30岁，女性多见。好发于长骨干骺端，股骨下端和胫骨上端约占50%。早期一般无症状，仅可扪及小硬结；增大后可有轻度压痛和畸形，靠近关节可引起活动障碍。

脊椎内骨软骨瘤较少见，好发于颈椎（尤其是C_2）。多位于椎体后部（椎弓、棘突＞横突、椎板），可延伸至椎管内压迫脊髓。X线和CT可明确诊断，为边界清楚的骨性肿物，中间密度较低，髓腔与骨质连续，并有一层较薄的软骨帽，偶见带蒂。MRI表现为病变中央（成熟黄骨髓）T_1、T_2高信号，骨皮质T_1、T_2低信号，软骨帽T_1高/低信号、T_2不规则高信号。应注意软骨肉瘤无软骨帽。

多为偶然发现，一般呈无痛性、缓慢生长，可能会引起脊髓、神经根或血管刺激症状。出现生长加快、软骨帽增厚超过1.5cm提示恶变（软骨肉瘤）。骨软骨瘤一般难以自行缓解，可选择手术切除，罕见复发。

参考文献

［1］吴杰，马立峰，戴贺，等.骶骨骨软骨瘤一例报告［J］.中国骨肿瘤骨病，2007，6（3）：184，186.

［2］黎昌华，陈伟，蔡萍，等.骶骨软骨瘤1例［J］.医学影像学杂志，2005，15（7）：626.

四、畸胎瘤

见图4-83。

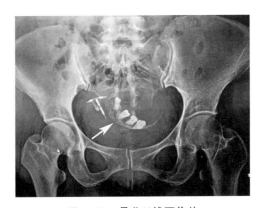

图4-83　骨盆X线正位片

骨盆内骶尾部可见肿物影，内有骨、牙齿阴影（箭），考虑骶尾部畸胎瘤

［分析与讨论］

畸胎瘤（teratoma）病因尚不清楚，可能与胚胎期生殖细胞异常分化等因素有关。详见第一章第五节"八、畸胎瘤"。

临床表现根据畸胎瘤所发生的部位而不同，一般有颅内畸胎瘤、胃畸胎瘤、睾丸畸胎瘤、卵巢畸胎瘤和骶尾部畸胎瘤等。卵巢畸胎瘤转移的发生率高。转移方式为沿腹膜扩散，常见的转移部位有盆腔及腹腔腹膜、大网膜、肝表面、横膈、肠及肠系膜等。转移灶大多数为表面种植。骶尾部畸胎瘤的大小不一，患者多有排尿、排便困难。有时可见臀部肿大，骶尾部可有包块。由于肿瘤多偏向一侧向臀部生长，故臀部常显得不对称。有时肿瘤从会阴部膨隆突起。直肠受压或受牵扯者可有便秘或大便失禁。直肠指诊时可触及骶前肿物。

五、脊索瘤

见图4-84。

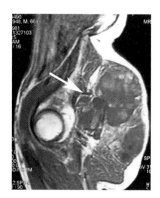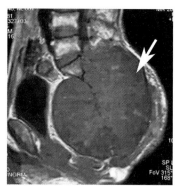

图4-84   骶尾椎MRI矢状面

骶尾椎前方的巨大混杂信号肿物（箭），考虑脊索瘤

[分析与讨论]

脊索瘤（chordoma）系一种起源于胚胎残留脊索组织的低度恶性肿瘤，生长缓慢，临床较少见，多见于40岁，男性稍多。胎儿发育至3个月时，脊索开始退化和消失，仅残留在椎间盘内，形成髓核。如果脊索的胚胎残留在上述部位滞留到出生后，可逐渐演变成肿瘤。在胚胎期间，脊索上端分布于颅底的蝶骨和枕骨，部分达到颅内面，并与蝶鞍上方的硬脑膜相衔接。脊索的下端分布于骶尾部的中央及中央旁等部位。因此脊索瘤好发于这两处，尤以颅底蝶枕区、骶尾部和颈椎多见，骶尾部最常见。临床主要表现为疼痛，可伴有周围组织压迫症状。

影像学：

1. X线   常见于骶尾骨交界处，可侵犯一侧或两侧骶孔，导致骶孔扩大，可穿破骨皮质向盆腔蔓延；也可见于颈椎和枕骨交界处，多侵犯椎体、椎弓根，导致椎体压缩性骨折、椎间隙变窄。

2. CT   一片边界清楚的、轻度膨胀的溶骨性骨质破坏区，有明显的软组织肿块，内部可见钙化灶、囊变等，增强扫描不均匀强化。

3. MRI T_1呈不均匀的以低信号为主的混杂信号，T_2及压脂像呈不均匀高信号，增强扫描中等强化。

[典型病例]

病例4.5.5.1

男，65岁，发现骶尾部肿物1年余。

骶尾椎MRI平扫+增强+CT平扫+三维重建（图4-85）：骶尾部直肠后方可见一软组织肿物影（箭），病灶T$_1$等/稍低信号，T$_2$高信号，其内见条状低信号分隔影，增强扫描后病灶不均匀强化，其内见条状分隔影，病灶向后累及骶部皮下软组织；S$_4$~Co$_1$骨质破坏，病灶部分突入骶椎椎管内呈"反引号"征，病灶与直肠分界尚清楚。考虑脊索瘤，黏液成分丰富，请结合临床和病理学检查。

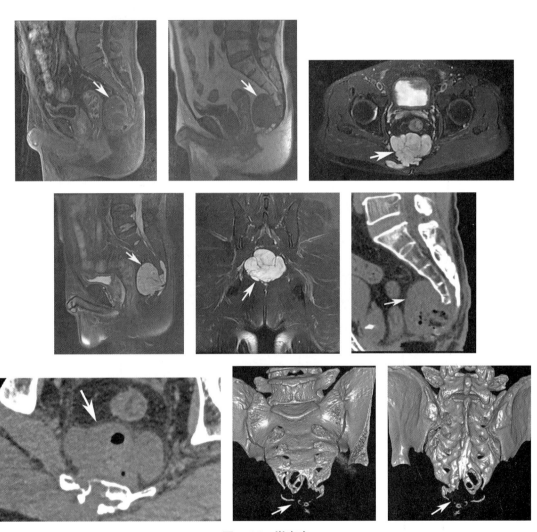

图4-85　脊索瘤

病例4.5.5.2

男，64岁，腰骶部疼痛2个月。

骶骨CT矢状面+横断面（图4-86）：骶尾椎及相邻双侧髂骨体后部局部形态失常，结构消失，可见大片状不均匀高、低混杂密度影（箭），边缘见成骨性改变；病灶呈膨胀样、花环样改变（箭），与周围软组织分界不清，累及双侧骶髂关节。考虑脊索瘤可能性大。

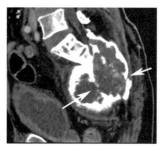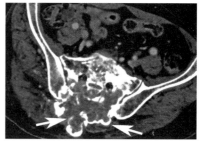

图4-86 脊索瘤

病例4.5.5.3

男，22岁，腰痛伴左下肢放射痛2月余，行走尚可。查体：左下肢直腿抬高试验（+）。

骶尾椎MRI矢状面+冠状面+横断面（图4-87）：$S_{1\sim4}$椎体破坏（箭），信号异常，T_1低信号，T_2不均匀高信号，形态不规则，边界欠清，增强扫描明显强化；椎管内、外周围软组织信号不均（箭头），增强扫描呈不均匀明显强化；考虑脊索瘤。

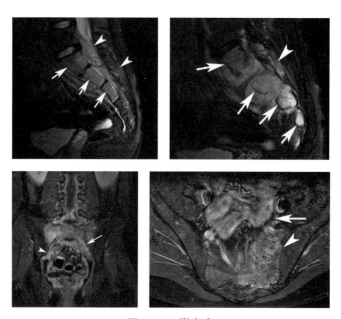

图4-87 脊索瘤

六、转移瘤

〔分析与讨论〕

恶性肿瘤的脊柱转移发生率为30%~40%，其中前列腺癌、乳腺癌的脊柱转移发生率高达50%以上，多为中老年男性。详见第一章第五节"九、转移瘤"、第二章第五节"三、转移瘤"、第三章第五节"十一、转移瘤"。

[典型病例]

病例4.5.6.1

男，49岁，腰痛数月，以"腰肌劳损"给予针灸、按摩无效，后确诊肺癌转移。

腰骶椎MRI矢状面（图4-88）：S_{1-2}骶椎破坏，呈混杂高信号影（箭），考虑转移瘤。

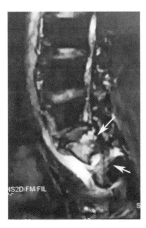

图4-88 转移瘤

病例4.5.6.2

女，45岁，右侧腰骶部疼痛1月余。

骨盆X线正位片（图4-89）：骶髂关节的下缘处骨密度增高影（箭），考虑转移瘤，易与肠道和盆腔内容物混淆。

骨盆MRI横断面（图4-90）：直肠右侧见类圆形混杂低信号影（箭），考虑转移瘤。

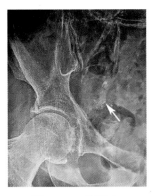 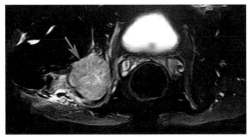

图4-89 转移瘤   图4-90 转移瘤

病例4.5.6.3

女，76岁，宫颈癌放疗后2年余，腹痛伴下肢疼痛反复发作1月余。

盆腔MRI横断面（图4-91）：骶椎1~3椎体信号不均，见斑片状长T_1、长T_2信号影（箭），呈斑片状明显强化，左侧为著，考虑骶骨转移瘤。

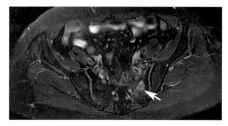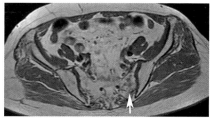

图4-91 转移瘤

病例4.5.6.4

女，83岁，确诊肺癌1年余，骶尾部疼痛3月余。

腰骶椎CT矢状面+冠状面+横断面（图4-92）：腰椎轻度左侧弯，L_1椎体见斑片状低密度影（箭头），L_4椎体下缘、L_5椎体上缘见片状高密度影（箭头），L_2椎体变扁（箭头），其内可见团块状高密度影。S_{1-3}骨质破坏（箭），局部见斑片状低密度肿物，周围软组织稍肿胀，边界欠清晰，考虑骶骨转移瘤。

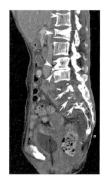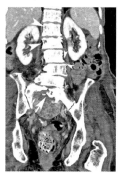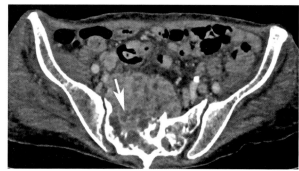

图4-92 转移瘤

第六节 退行性改变

见图4-93、图4-94。

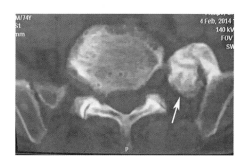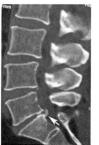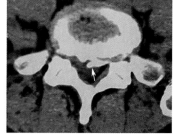

图4-93 骶髂关节CT横断面　　　　　图4-94 腰椎CT矢状面+横断面

左侧髂骨大块骨赘形成（箭），考虑骶髂关　　S_1椎体后上缘骨赘突入椎管（箭），导致椎管狭窄
节炎性变所致

〔典型病例〕

病例4.6.1.1

女，31岁，腰骶痛3月余，疼痛晨起明显。查体：无明显的骶髂关节叩击痛，4字试验阳性。

骶髂关节CT横断面（图4-95）：右侧骶髂关节间隙前缘有骨赘形成并融合（箭）。

分析：一般AS是双侧病变，单侧病变很少见。

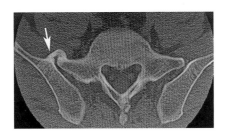

图4-95　骶髂关节CT横断面

主要参考书目

［1］李义凯. 软组织痛的基础与临床［M］. 香港：世界医药出版社，2011.

［2］Raby N，Berman L，Lacey G. 急诊放射诊断指南［M］. 王滨，主译. 2版. 北京：北京大学医学出版社，2007.

［3］周军，范国光. X线诊断报告书写技巧［M］. 北京：化学工业出版社，2015.

［4］王云钊，曹来宾，兰宝森. 骨骼肌肉疾病影像诊断图谱［M］. 福州：福建科学技术出版社，2003.

［5］程晓光. 骨与关节影像诊断必读［M］. 北京：人民军医出版社，2007.

［6］张彦，屈辉. 骨伤科影像读片解析——颈腰椎疾病［M］. 北京：人民卫生出版社，2004.

［7］陆一农. 颈肩腰腿痛病案集［M］. 北京：人民军医出版社，1988.

［8］弗雷施米特. 骨放射学——正常与早期病理表现的界定［M］. 徐文坚，刘吉华，肖德贵，主译. 5版. 济南：山东科学技术出版社，2005.

［9］王云钊. 中华影像医学·骨肌系统卷［M］. 北京：人民卫生出版社，2002.

［10］尹志伟，侯键. 骨伤科影像学［M］. 北京：中国中医药出版社，2014.

［11］徐爱德，徐文坚. 骨关节CT和MRI诊断学［M］. 济南：山东科学技术出版社，2002.

［12］龚洪翰，曾献军，何来昌. 骨骼肌肉病变CT与MR对比临床应用［M］. 北京：人民卫生出版社，2014.

［13］Fleckenstein P，Tranum-Jensen J. 影像解剖学［M］. 郝强，陈宏颉，林玲，译. 福州：福建科学技术出版社，2003.

［14］辛春，辛天闻. 临床实用影像解剖彩色图谱［M］. 北京：北京大学医学出版社，2010.

［15］胡春洪，崔磊. 脊柱四肢影像图解：正常解剖-常见变异-常见病变［M］. 北京：人民军医出版社，2011.

［16］杨克勤. 骨科手册［M］. 上海：上海科学技术出版社，1983.

［17］杨克勤. 脊柱疾患的临床与研究［M］. 北京：北京出版社，1993.

［18］赵定麟，王义生，赵杰，等. 疑难骨科学［M］. 北京：科学技术文献出版社，2008.

［19］赵小义，严鹏霄，熊雪顺，等. 临床骨外科学［M］. 北京：中国医药科技出版社，2010.

［20］詹红生. 中西医结合骨伤科学［M］. 北京：中国中医药出版社，2013.

［21］姜宏. 腰椎间盘突出症：重吸收现象与诊疗研究［M］. 南京：江苏科学技术出版社，2012.

［22］陈孝平，汪建平. 外科学［M］. 北京：人民卫生出版社，2014.

［23］王振常，鲜军舫. 头颈部影像学——颅底卷［M］. 北京：人民卫生出版社，2016.

［24］曾庆馀. 强直性脊柱炎和其他血清阴性脊柱关节病［M］. 北京：华夏出版社，1994.

［25］格特姆，奥韦，帕里泽尔. 脊柱与脊髓影像诊断学［M］. 孟悛非，主译. 北京：人民卫生出版社，2009.

［26］沈孝翠，辛春. 脊柱与四肢影像检查技术［M］. 镇江：江苏大学出版社，2017.

（李义凯教授交流平台，liyikai1962）